Dr Paul BARBARIN

Médecin-major de 2e classe
Chirurgien de l'hôpital Marie-Hélène
et de l'hôpital Heine-Fould

Manuel de Chirurgie de Guerre
A l'usage des Infirmières

Anatomie.
Pratique Chirurgicale. – Opérations. – Appareils

AVEC 124 FIGURES DANS LE TEXTE

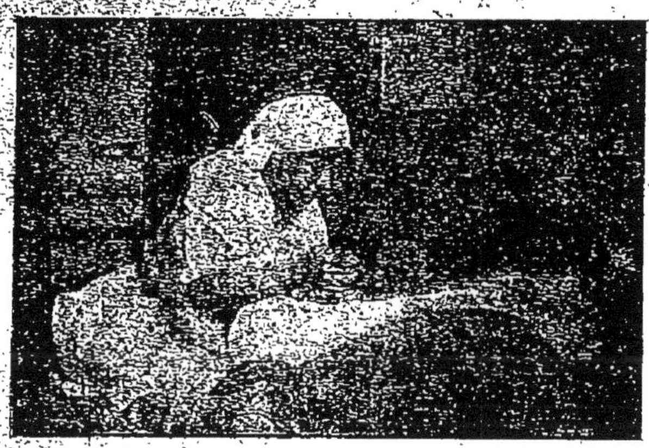

PARIS
OCTAVE DOIN ET FILS, ÉDITEURS
8, PLACE DE L'ODÉON, 8

1916

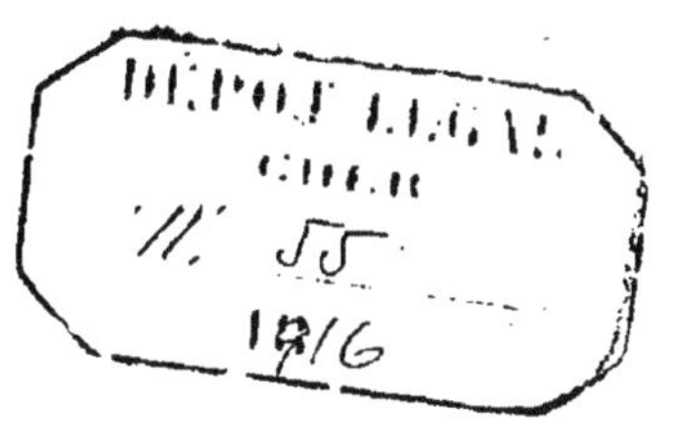

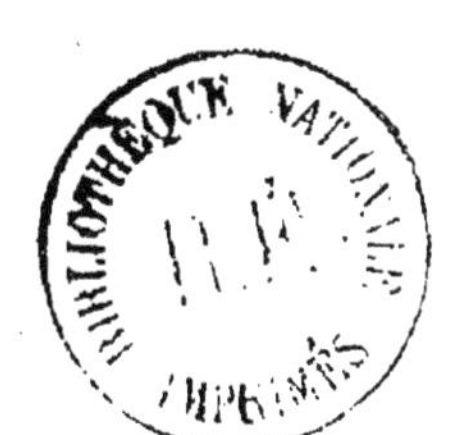

MANUEL

DE

CHIRURGIE DE GUERRE

A L'USAGE DES INFIRMIÈRES

MANUEL

DE

CHIRURGIE DE GUERRE

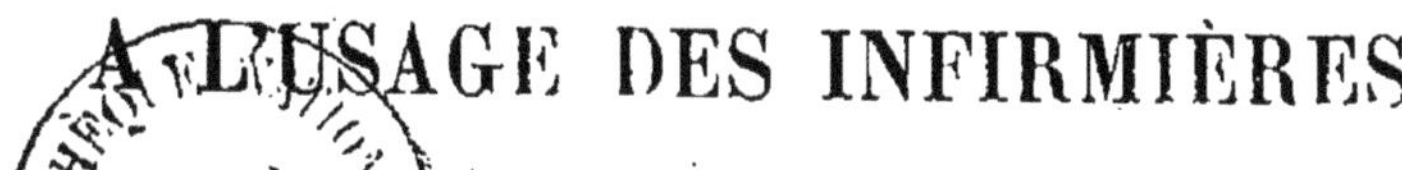

A L'USAGE DES INFIRMIÈRES

ANATOMIE

PRATIQUE CHIRURGICALE. — OPÉRATIONS. — APPAREILS

PAR

LE DOCTEUR PAUL BARBARIN

MÉDECIN-MAJOR DE 2e CLASSE
CHIRURGIEN DE L'HÔPITAL MARIE-HÉLÈNE
ET DE L'HÔPITAL HEINE-FOULD

Précédé d'une Préface de M. le Professeur S. POZZI

AVEC 124 FIGURES DANS LE TEXTE

PARIS
OCTAVE DOIN ET FILS, ÉDITEURS
8, PLACE DE L'ODÉON, 8

1916

LETTRE-PRÉFACE

PAR

LE PROFESSEUR S. POZZI

Mon cher ami, si vous avez désiré seulement que je vous apporte ici le témoignage de mon estime et de ma sympathie, la tâche m'est facile et douce, et voilà qui est fait. Mais si vous avez espéré que je rédige une préface véritable pour votre ouvrage, vous serez déçu :

L'homme n'écrit pas sur le sable
A l'heure où souffle l'aquilon

disait le poète cher à ma jeunesse, Alfred de Musset. Et l'aquilon souffle, hélas, âprement, à travers nos campagnes de France, semant les ruines, mais impuissant à semer l'épouvante dans le cœur de notre noble nation.

Quelques lignes donc, seulement, mon cher ami, pour vous remercier d'avoir rédigé ce ma-

nuel avec autant de conscience, de soin et de compétence. Il faut vous savoir gré d'avoir mené à bien cette œuvre délicate, d'être à la fois élémentaire et savant, clair et technique, utile à l'infirmière qui débute et à celle qui, déjà fort instruite, a besoin de rafraîchir sa mémoire et de préciser un point particulier.

Je vous avoue que j'ai admiré la manière dont vous avez résolu ce difficile problème. Je suis persuadé que votre livre aura le succès qu'il mérite, et si mon suffrage peut y contribuer, je m'en réjouirai sincèrement.

En terminant, mon cher ami, je veux, comme vous l'avez si bien fait vous-même dans votre charmant Avant-Propos, m'incliner avec reconnaissance et avec respect devant la phalange vêtue de blanc de nos infirmières françaises. Elle forme véritablement une Armée du Salut *dans les « années terribles » que nous traversons de nouveau.*

Laissez-moi répéter ici ce que je disais, au mois de juillet dernier, dans une Conférence sur la Chirurgie de guerre : « Comment ne pas rendre hommage au superbe élan de patriotisme et de dévouement qui a soulevé toutes les classes du peuple depuis le début de la guerre ? Les ambulances des trois Croix-Rouge sont sorties du sol dans toute la France ; des centaines d'infirmières volontaires se sont enrôlées pour prodiguer leurs soins aux blessés. Comme un feu qui purifie, le souffle de la guerre a consumé tous les éléments frivoles de la nation. Il a brûlé toutes les scories et mis à nu, dans le creuset de l'épreuve, l'or des âmes françaises. Les plus humbles besognes ont été enoblies par les mains les plus délicates. C'est ainsi que les horreurs de la guerre ont trouvé leur contre-partie dans les dévouements qu'elle a révélés..... »

Mais il ne suffit pas qu'une infirmière soit dévouée, il faut aussi qu'elle soit instruite, et c'est à cela que votre excellent Manuel *apportera une contribution précieuse. Il sera le livre de chevet de nos hospitalières pendant cette sanglante période. Et plus tard, après la guerre, — après la victoire — il restera, non seulement comme un souvenir de votre science professionnelle et de votre patriotisme, mais, aussi comme un* vade-mecum *pour les infirmières des Hôpitaux et des Ambulances de la Paix solidement et durablement assise sur le triomphe du Droit.*

Vous avez, sous un titre modeste, fait une œuvre durable, mon cher ami ; je vous complimente de grand cœur.

Votre dévoué,

Professeur S. POZZI.

AVANT-PROPOS

DU RÔLE DE L'INFIRMIÈRE

Depuis quinze ans, j'ai le très grand honneur de diriger des écoles d'infirmières.

Il m'a toujours paru, malgré certaines critiques et certaines exagérations, qu'il n'était pas inutile à la femme ou à la jeune fille du monde d'approcher et de soulager la douleur et un secret espoir me disait qu'un jour nous pourrions mettre en valeur toutes les richesses de sacrifice que renferme l'âme de la femme française si injustement taxée de frivolité.

Le jour est venu. Dans un élan guerrier, toute la nation s'est levée et depuis dix-huit mois donne au monde l'exemple d'un pays qui, pris à la gorge avec une sauvagerie sans exemple, est près d'étouffer ceux qui l'étreignent.

Dès le début de cette guerre sans merci, dans les châteaux, dans les villes, dans les chaumières, la mère ouvrit les bras pour laisser échapper ceux qu'elle avait bercés vingt ans, la femme montra la frontière à son mari, la sœur apporta son sourire à ceux qu'il fallait encourager pour la prochaine bataille, puis toutes, solitaires, songèrent à leur devoir et vinrent en foule s'offrir à soigner les blessés.

Combien étaient ignorantes de ce nouveau rôle !

Combien y apportaient avec leur bonne volonté, une fragilité qui devait les arrêter en quelques jours !

Combien enfin n'avaient pas compris que d'autres devoirs leur interdisaient de se donner toutes à l'œuvre nouvelle et ne purent l'accomplir qu'imparfaitement !

C'est à celles qui ont tenu bon et qui sont restées sur la brèche que je m'adresse. L'aube glorieuse n'est pas encore levée et la nuit est longue. Ce que nous avons entrepris doit être poursuivi jusqu'au bout ; nous aurons à cœur de montrer que la ténacité dans l'héroïsme est une nouvelle vertu française. Et puisque nos arsenaux, nos armées, nos escadres augmentent patiemment et sûrement leur puissance, à nous qui avons charge de protéger et de sauver ceux qui ont mis entre les barbares et nous la cuirasse de leur poitrine, à nous médecins et infirmières revient le devoir de rendre plus vigilante notre préparation, plus complète et plus rapide notre action. C'est pourquoi j'ai pensé qu'il était temps encore de m'adresser aux infirmières françaises pour leur dire ce que j'ai vu en seize mois de chirurgie dans la zone des armées, ce que je ne connaissais pas, ce que beaucoup d'entre elles ne peuvent pas connaître.

Après la guerre, un autre devoir nous appellera : celui de coordonner toutes les forces vives qui se sont révélées aux yeux du monde surpris.

La préparation au combat, nous le savons maintenant, est insuffisante si elle ne s'aide pas de la mobilisation industrielle, de la mobilisation scientifique. A celle-ci doit s'ajouter la mobilisation des « forces féminines » dont l'emploi méthodique nous permettra de donner à toutes nos formations hospitalières ou ambulancières, à tous nos ouvroirs l'appoint merveilleux des Sociétés enfermées aujourd'hui dans des limites trop étroites, aussi bien au point de vue de l'utilisation qu'à celui du recrutement.

Mais c'est l'œuvre de demain, de demain qui verra toutes les femmes de France, *sans distinction d'aucune sorte*, s'enrôler dans l'armée où se mobilisera, avec des cadres solides, sur toute l'étendue du territoire, une immense légion de blanches amazones, protégeant de leurs mains étendues tous ceux qui, grâce à leurs soins, reconstitueront à la Nation de nouvelles forces vives.

Oui, demain, toutes les femmes de France, seront unies, j'en ai la conviction, sous la protection de l'Etat ou des organisations régionales et l'armée de charité vaudra certes en courage et en abnégation la sublime armée combattante.

Mais nous n'en sommes pas là et c'est pour aujourd'hui que j'écris ce petit manuel où un peu hâtivement sont condensés les enseignements de la guerre actuelle.

Bien des paragraphes paraîtront trop élémentaires, d'autres fastidieux. Mais j'ai eu, avant tout, le souci des détails même infimes et ce livre n'est pas pour les savantes.

Je demande aux autres de chercher ici l'indication pratique qui, dans les moments d'hésitation et d'isolement, leur permettra de savoir ce qu'elles doivent faire et surtout ce qu'*elles doivent ne pas faire.*

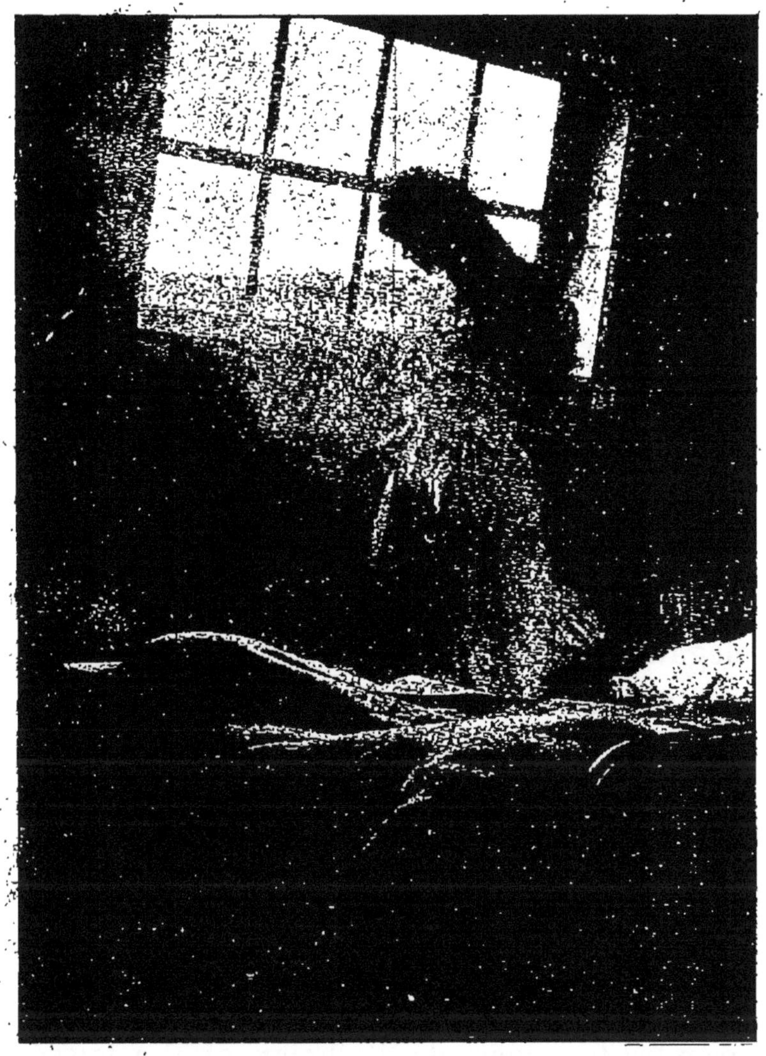

Mais je voudrais avant qu'elles lisent les chapitres suivants, leur donner à celles-là (aux inexpérimentées, aux hésitantes) quelques conseils sur la façon dont elles doivent comprendre leur rôle, car il m'a semblé que toutes ne le savaient pas parfaitement.

L'infirmière qui reçoit mission de soigner les blessés et qui entre dans une formation hospitalière doit prendre immédiatement ce qu'on a appelé l' « esprit militaire » et qui n'est que la conscience de la discipline, de l'abnégation et de l'obéissance passive.

Elle sera donc vis-à-vis de l'autorité militaire ou médicale un soldat qui ne discutera ni les ordres, ni les prescriptions, qui saura *écouter*, *obéir* et *se taire*.

Elle exclura de sa tenue professionnelle toute élégance déplacée, toute recherche de coquetterie et devra se souvenir que, dans son service, elle n'est pas une femme mais l'infirmière chargée de telle salle ou de tels lits.

Vis-à-vis des blessés, elle n'oubliera pas que si elle doit être bonne et miséricordieuse elle doit bannir de ses conversations toute familiarité. Elle doit, près de l'homme blessé, prendre la place de l'officier qu'il a laissé là-bas, sous les balles, l'officier qu'il respectait, qu'il aimait et à qui il obéissait aveuglément parce qu'il avait foi en lui. Il faut que le blessé ait « *confiance* et *respect* ».

Il aura confiance en son infirmière parce qu'elle lui épargnera la souffrance, parce qu'elle saura le calmer, placer à point sous sa tête pesante l'oreiller qui le soulage, parce qu'elle veillera à ce qu'il ne manque ni de soins ni de douceurs et si, parfois, il pleure de se sentir isolé dans sa détresse, il arrêtera ses larmes en rencontrant un regard qui lui rappellera celui de sa mère.

Mais il respectera l'infirmière parce que, dans la beauté de ses vêtements blancs, elle sera la *Dame de Tout Secours*.

Lorsque, pantelant, il aurait tendance à se lamenter sur l'inutilité de sa blessure, elle sera là pour glorifier près de lui ceux qui défendent leur foyer en défendant le pays ; elle vantera le courage de ceux qui montreront à leur chevet les marques glorieuses de leur héroïsme ; elle fera taire les propos aigris ou découragés de quelques rares égarés, et si, d'aventure, elle était elle-même portée à se laisser aller à la défaillance, à succomber à la tristesse des heures mauvaises, elle pensera aux mères, aux épouses et aux sœurs de tous ces glorieux morts pour la liberté et la justice, à toutes ces femmes qui ne sauraient oublier et qui crient « vengeance » et, étouffant toute morbide faiblesse, tendue dans une énergie constante vers le but qu'il faut atteindre à tout prix, elle ne se lassera pas de répéter à ceux qu'elle soigne comme à ceux qui retournent au front :

JUSQU'AU BOUT — TANT QU'IL FAUDRA — POUR LA VICTOIRE DE NOTRE « DOUCE FRANCE ».

Novembre 1915.

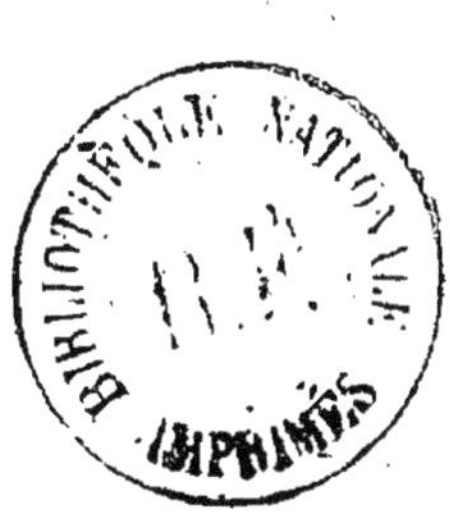

PREMIÈRE PARTIE

ANATOMIE ET PHYSIOLOGIE

CHAPITRE PREMIER

LE SQUELETTE. — LES ARTICULATIONS

Généralités. — Le corps de l'homme et des animaux est formé d'une multitude de parcelles qu'on appelle des cellules. Chez certains animaux très petits, visibles seulement au microscope, le corps est formé d'une seule cellule.

Celle-ci jouit de la propriété de se mouvoir, elle enveloppe les particules nutritives qu'elle rencontre et les digère, elle prend à l'air certains gaz qui son utiles à son existence. A mesure qu'on s'élève dans l'échelle des êtres, les cellules se multiplient, se groupent. Chaque groupe a une fonction particulière, se différencie des voisins. C'est ainsi que se forment les tissus et les organes que nous étudierons chez les animaux supérieurs.

Le mouvement étant une des principales conditions de la vie, certains groupes cellulaires ont pour rôle de créer ce mouvement : ce sont les *muscles*.

D'autres doivent donner au corps la solidité qui lui permet de supporter les chocs avec les corps voisins et de résister à la pression de l'air. Ces derniers groupes cellulaires constituent *les os* et les *cartilages*.

L'ensemble des os s'appelle le *squelette*.

Etude du squelette en général.

Les différentes parties du corps de l'homme sont : la *tête*, le *tronc*, les *membres*. A chacune de ces parties correspond une partie du squelette. Mais, avant d'en faire l'énumération, il nous faut voir ce qu'on désigne sous le nom d'os.

Un *os* est une masse constituée de cellules qui se sont entourées de substance calcaire et forment ainsi un tissu très dur. Il existe chez l'animal vertébré et chez l'homme un grand nombre d'os.

De ces différents os, nous voyons que les uns sont longs et cylindriques, d'autres sont courts et trapus, d'autres enfin sont plats et minces.

Les os *courts* et les os *plats* sont constitués par un tissu dense et ne présentent, à l'intérieur, aucune cavité.

Au contraire, si nous coupons dans la longueur un os *long*, nous voyons qu'il est creusé en son centre d'une cavité qui va jusqu'aux extrémités et finit dans ces extrémités sans s'ouvrir à l'extérieur : c'est le *canal médullaire* qui contient la *moelle* osseuse. La portion cylindrique de l'os qui enveloppe la moelle est très dure — c'est le *corps* de l'os. Les *deux extrémités* au contraire sont *spongieuses*, plus ou moins poreuses.

Si nous examinions un os frais, nous verrions qu'il est entouré complètement par une membrane mince qui s'appelle le *périoste*. Ce périoste est très important — c'est lui qui, en les nourrissant, permet aux os de vivre, de s'accroître et de s'épaissir à mesure que le corps grandit.

Tout autour du périoste un manchon plus ou moins considérable de parties molles, protège l'os et le sépare de la peau.

Si l'os se brise, c'est lui qui, reformant de nouvelles couches osseuses, viendra le consolider. Lorsqu'il est détruit, l'os ne se reproduit plus qu'imparfaitement.

Les os se forment surtout dans les premières années de la vie et peu à peu deviennent solides par l'apport de tissu calcaire. Dans certaines maladies, ce tissu se forme mal et l'os, restant mou ; a tendance à se courber : c'est ce qu'on voit dans le *rachitisme*.

Etude des principaux os.

SQUELETTE DE LA TÊTE. — Le squelette de la tête comprend en réalité deux parties : le *crâne* et la *face*. Les os du *crâne*, os plats, forment par leur réunion une boîte sphérique, qui contient le cerveau et le cervelet dont l'ensemble constitue l'encéphale.

Ces os sont intimement unis, engrenés les uns dans les autres. Les principaux sont : le *frontal* en avant, formant l'os du front, l'*occipital* en arrière formant l'os de la nuque, les *pariétaux* interposés entre le

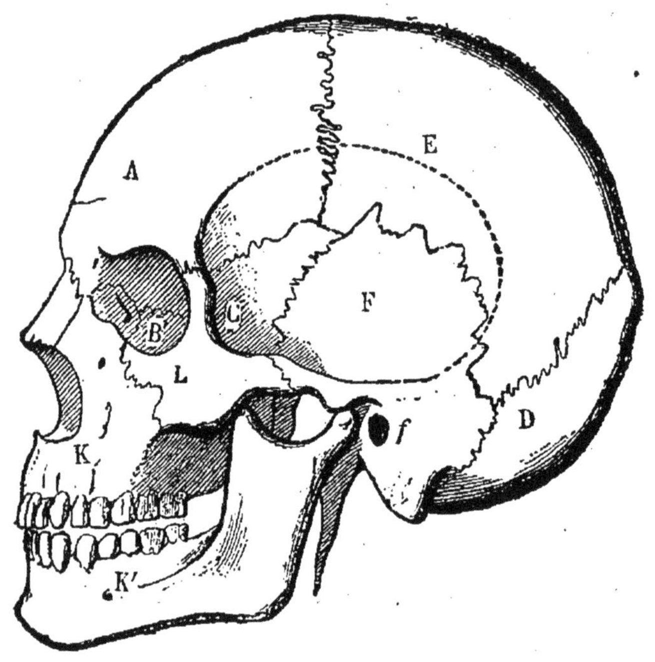

Fig. 1. — Squelette de la tête (de profil) (d'après Pizon).

A. Frontal ; B Ethmoïde ; C Sphénoïde ; D. Occipital ; E. Pariétal ; F. Temporal ; *f* Apophyse mastoïde ; K. Maxillaire supérieur ; K'. Maxillaire inférieur ; L. Os molaire.

frontal et l'occipital et, au-dessous, sur les côtés, les *temporaux* formant les os des tempes. Le frontal participe à la formation des cavités des yeux (*cavités orbitaires*). L'occipital présente un trou volumineux qui donne passage à la moelle lorsqu'elle va se continuer avec l'encéphale. Les temporaux très importants renferment les cavités de l'*oreille* qui communiquent avec l'extérieur par le conduit auditif. En arrière de celui-ci ils présentent une partie renflée, saillante, qui porte le nom d'*apophyse mastoïde* et qui s'enflamme souvent dans les suppurations de l'oreille.

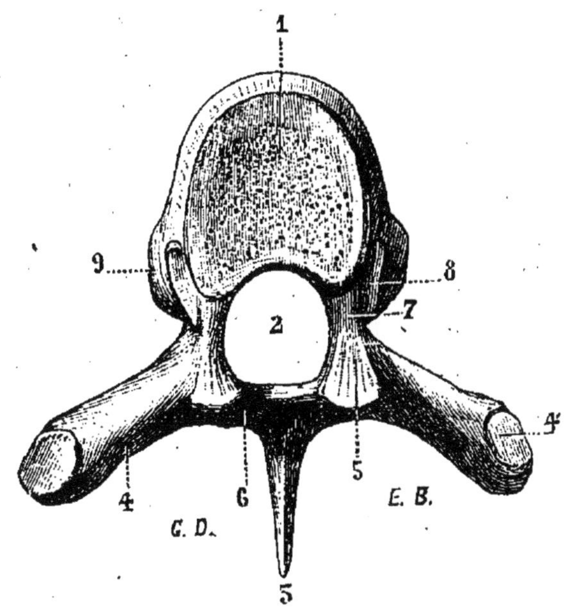

Fig. 2. — Vertèbre (d'après TESTUT)

1 Corps ; 2 Trou vertébral ; 3 Apophyse épineuse ; 5 Apophyse articulaire ; 6 Lame.

Pour mémoire, citons les noms des autres os du crâne placés à la partie inférieure de la boîte crânienne : le *sphénoïde*, *l'ethmoïde*. Les *os de la face* sont très nombreux. Les principaux sont les *maxillaires* qui forment les mâchoires et portent les dents. Le *maxillaire supérieur* est soudé au crâne, le *maxillaire inférieur* est libre et jouit de mouvements.

Le maxillaire supérieur et le temporal sont unis par un pont saillant qui constitue la pommette : l'*arcade zygomatique.*

Entre les différents os du crâne et de la face ou à l'intérieur de ces os, se trouvent des cavités qui logent des organes importants. Ce sont : les *cavités orbitaires* ou orbites qui logent les yeux — les *fosses nasales* qui permettent à l'air de pénétrer dans le corps — la *bouche* qui loge la langue et les dents. D'autres cavités annexées à celles-ci s'appellent les *sinus* : *sinus frontal*, *sinus maxillaire.*

SQUELETTE DU TRONC. — Le squelette du tronc se compose d'une longue colonne de petits os superposés et fortement unis entre eux, la *colonne vertébrale.*

Dans la partie inférieure du tronc, il n'existe pas de squelette pour les régions latérales et pour la région antérieure.

Dans la partie supérieure, ce squelette existe ; il est représenté sur les parties latérales par les *côtes* ; en avant par le *sternum.*

LA COLONNE VERTÉBRALE est constituée par un grand nombre d'os qui portent le nom de *vertèbres.* Chaque *vertèbre* a un double rôle : 1° avec l'aide des autres vertèbres, soutenir le corps et par la segmentation considérable lui permettre des mouvements étendus ; 2° servir d'enveloppe et de protection à un cylindre nerveux sans lequel la vie serait impossible : la *moelle épinière.*

Aussi chaque *vertèbre* présente-t-elle comme parties principales, une masse cylindrique qui s'appelle le *corps* et un ensemble de petites saillies qui, par leur réunion, forment un anneau limitant un orifice arrondi ; la superposition des différentes vertèbres fait que cet orifice devient un véritable canal où passe la moelle : le *canal rachidien*. En arrière l'anneau vertébral est fermé par les *lames* qui se continuent par une saillie que présente chaque vertèbre et qui est l'*apophyse épineuse*.

Suivant les régions qu'elles occupent, on désigne les vertèbres sous le nom de *vertèbres cervicales* (au cou), *dorsales* (au dos), *lombaires* (aux reins). Au-dessous de ces vertèbres qui sont indépendantes les unes des autres, il en existe quelques-unes qui sont soudées entre elles pour former les deux os qui terminent en bas la colonne vertébrale : le sacrum et le coccyx. La première vertèbre cervicale est en contact avec le crâne au niveau de l'occipital, le trou occipital continuant le canal rachidien. Il existe sept vertèbres cervicales, douze dorsales, cinq lombaires.

Cotes. — Les *côtes* sont des os plats qui, partant de la colonne vertébrale, s'enroulent en demi-cercle autour du tronc pour venir en avant prendre point d'appui sur un os aplati en forme d'épée romaine et étendu de haut en bas : le *sternum*. Cependant les dernières côtes restent libres. Il existe *douze côtes* de chaque côté. La colonne vertébrale, les côtes et le sternum forment le squelette du thorax.

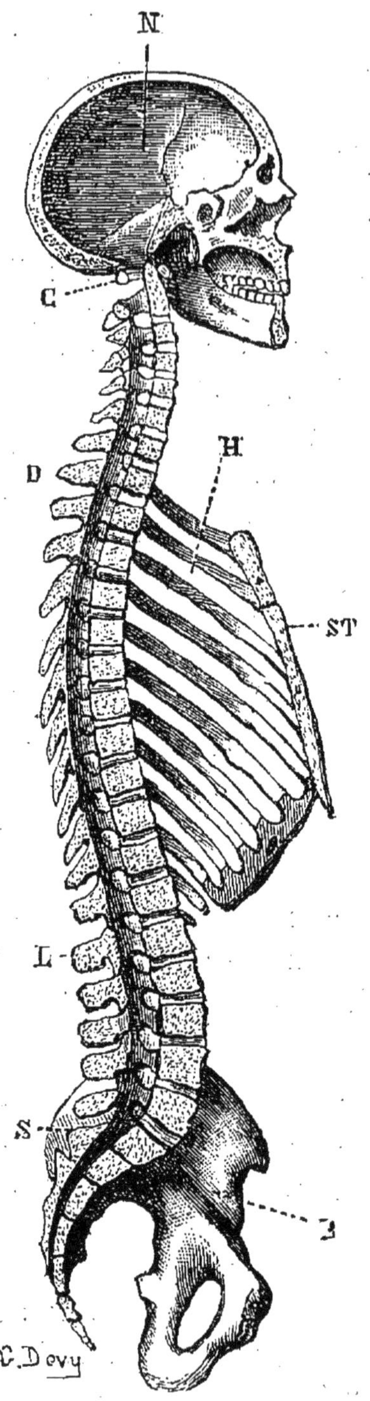

Fig. 3. — Colonne vertébrale (d'après Testut)

C. Vertèbres cervicales ; D. Vertèbres dorsales ; L. Vertèbres lombaires ; S. Sacrum ; ST. Sternum ; H. Côtes.

SQUELETTE DES MEMBRES. — On divise les membres en deux *membres supérieurs* et deux *mem-*

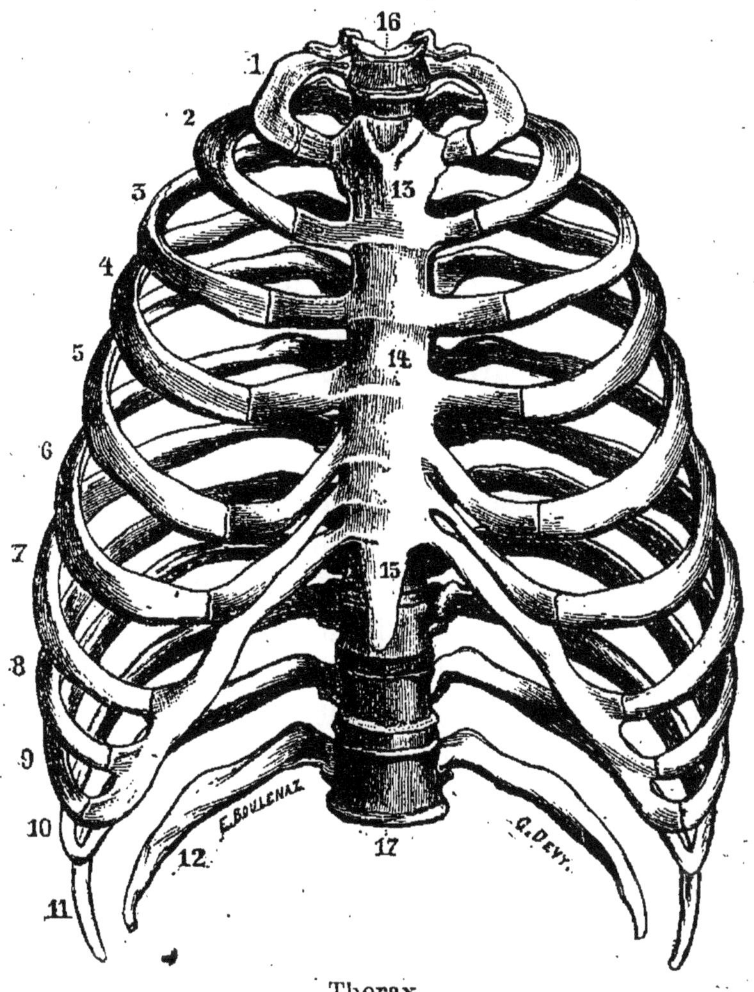

Thorax.

Fig. 4. — Côtes (de 1 à 12) ; Sternum (de 13 à 15) Colonne dorsale (16 à 17).

bres inférieurs. Ces membres sont rattachés au tronc : les *membres supérieurs* par la *ceinture scapulaire*, les *membres inférieurs* par la *ceinture pelvienne* ou *bassin*.

Membre supérieur. — Chaque membre supérieur présente une ceinture scapulaire formée, en arrière, par l'*omoplate*, en avant, par la *clavicule*.

L'*omoplate* est un triangle aplati à pointe inférieure, fixé à la partie supérieure du thorax de chaque côté de la colonne vertébrale. La *clavicule* est un petit os allongé et obliquement placé entre l'omoplate en arrière et le sternum en avant.

Au-dessous, l'*humérus*, os long et cylindrique, forme le squelette du bras et présente un *corps*, une extrémité supérieure arrondie ou *tête*, une extrémité inférieure avec deux saillies semi-sphériques, *les condyles*.

Le *radius* en dehors, le *cubitus* en dedans forment le squelette de l'avant-bras. Au cubitus est soudé une saillie postérieure qui lui permet d'embrasser l'extrémité inférieure de l'humérus, l'*olécrâne*.

Au-dessous, le squelette de la main est représenté par un certain nombre de petits os, os du *carpe* et du *métacarpe* qui donnent attache au squelette des doigts formé par les *phalanges :* chaque doigt possède trois phalanges, sauf le pouce qui n'en a que deux.

Membre inférieur. — Chaque membre inférieur offre une demi-ceinture pelvienne formée en avant et sur les côtés par l'*os iliaque*, en arrière par le *sacrum*. La cavité formée en dessous de la ceinture pelvienne est le bassin. L'*os iliaque* comprend trois parties : l'*ilion*, le *pubis* et l'*ischion* réunis au niveau de la cavité *cotyloïde*. La ceinture est soudée en avant entre les deux pubis.

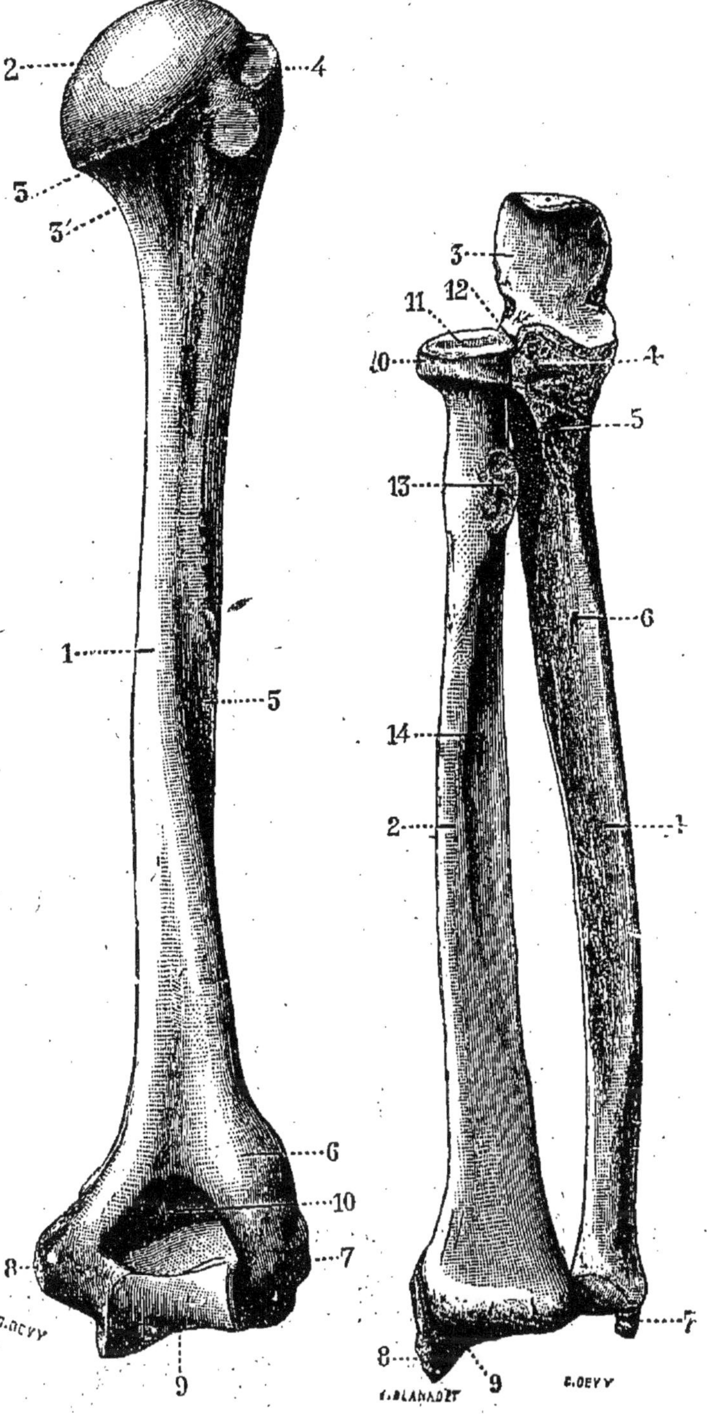

Fig. 5. — Bras
(d'après TESTUT).

Fig. 6. — Avant-bras
(d'après TESTUT).

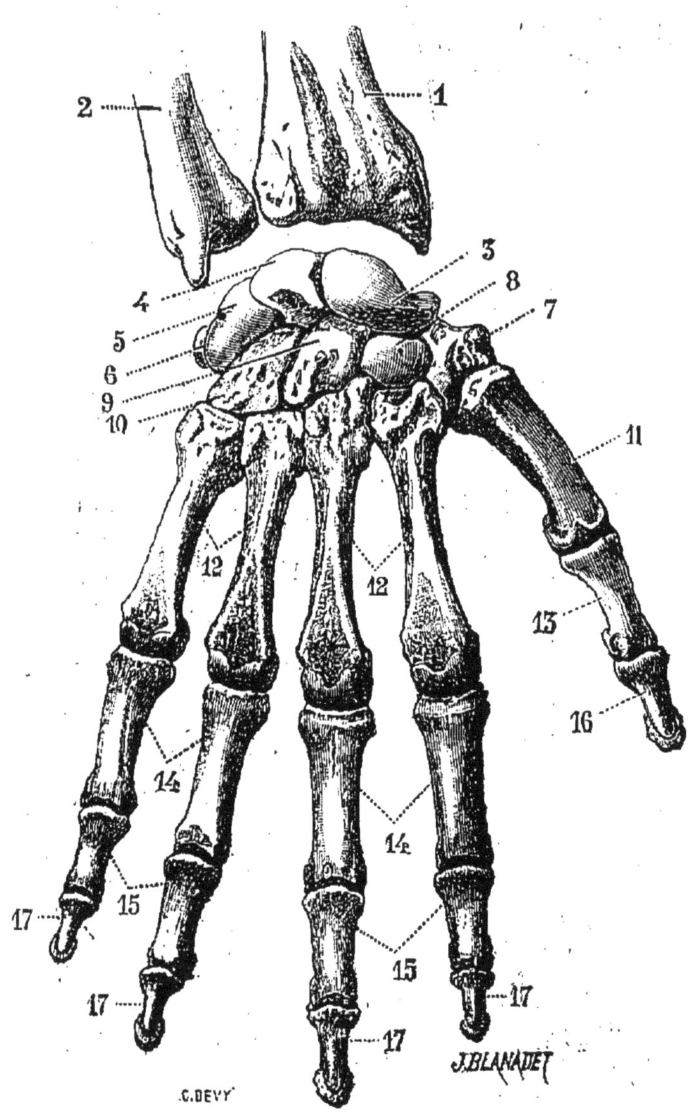

Fig. 7. — Main (d'après TESTUT).

1 Radius ; 2 Cubitus ; de 3 à 10 Carpe ; 11 et 12 Métacarpiens ; 14 Phalange ; 15 Phalangine ; 17 Phalangette.

L'*ischion* fortement épaissi en bas présente une saillie arrondie qui nous reçoit dans la station assise.

Le *fémur* est l'os de la *cuisse* et présente : un corps cylindrique, une extrémité supérieure ou *tête* rattachée au corps par une partie rétrécie, le *col*, une

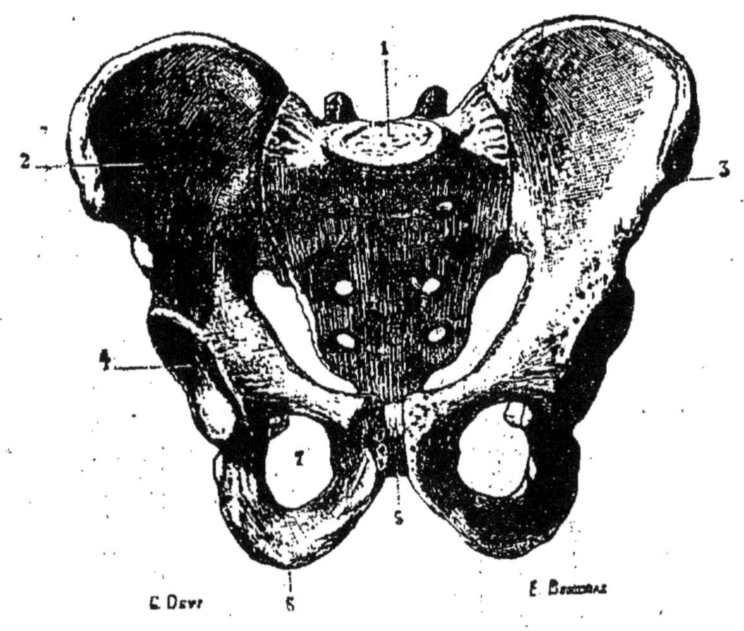

Fig 8. — Bassin (d'après Testut).

extrémité inférieure arrondie en deux *condyles* qui constituent en partie le genou.

Le *tibia* en dedans, le *péroné* en dehors, forment le squelette de la *jambe* et se terminent en bas par deux extrémités coniques et aplaties latéralement qui emboîtent les os du pied : ce sont les *malléoles*. La partie supérieure du tibia, étalée et épaissie porte le nom de *plateau tibial* et reçoit l'extrémité inférieure du fémur.

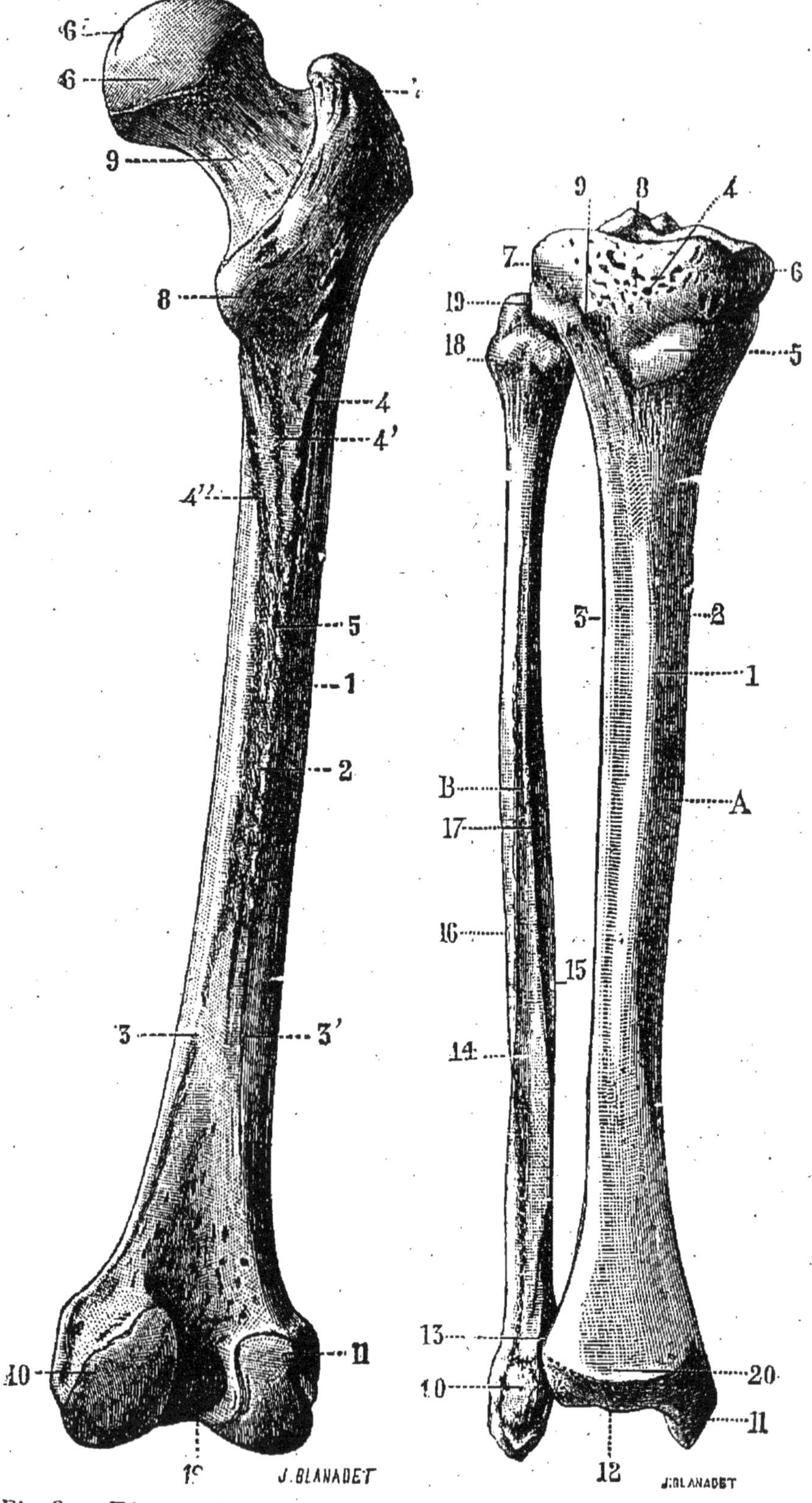

Fig. 9. — Fémur (d'après Testut). Fig. 10. — Jambe (d'après Testut).

Entre le tibia et le fémur, en avant, on voit un petit os aplati, la *rotule*.

Le *squelette du pied* comprend un grand nombre d'os constituant : le *tarse*, le *métatarse* et les *doigts*. Les principaux os du tarse sont : l'*astragale* et le *calcanéum*. Les doigts possèdent, comme à la main, trois phalanges, sauf le pouce qui n'en a que deux.

Dans *les blessures de guerre*, les os éclatent souvent sous le choc du projectile animé d'une grande vitesse : il se produit un nombre plus ou moins grand de fragments qu'on appelle des *esquilles*.

Lorsque ces *esquilles* restent adhérentes au périoste et aux tissus environnants, elles peuvent continuer à vivre et se soudent peu à peu au reste de l'os.

Lorsqu'elles sont séparées du périoste, elles deviennent libres, ne reçoivent plus pour les vaisseaux le sang qui leur est nécessaire ; elles meurent et constituent alors des *séquestres*. La mort de l'os s'appelle la *nécrose* osseuse. L'os qui meurt se *carie*.

Les articulations.

Les différents os du squelette ne sont pas simplement superposés ou mis en contact ; il en résulterait une stabilité bien fragile du corps : ils sont unis par un système de liens solides dont l'ensemble forme pour chaque groupe d'os, le plus souvent pour deux os réunis par leurs extrémités, une sorte de sac fermé présentant en certains points des renforcements qu'on appelle *ligaments*.

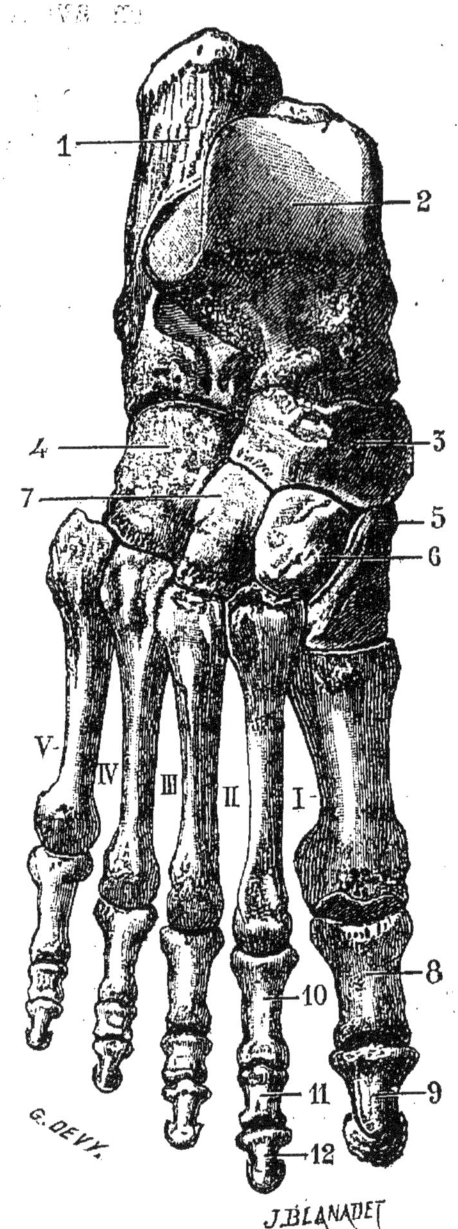

Fig. 11. — Pied (d'après Testut).

1 Calcanéum ; 2 Astragale ; 3, 4, 5, 6, 7 Tarse ; de I à V Métatarse ; de 8 à 12 Orteils.

L'ensemble des extrémités osseuses et des ligaments forme ce qu'on appelle les *articulations*.

Etudions une articulation que nous prendrons comme type : l'articulation du genou par exemple. Au genou, l'*extrémité inférieure du fémur*, arrondie en deux condyles, repose sur l'*extrémité supérieure du tibia*, légèrement aplatie, pour recevoir ces deux condyles. Si nous examinons une articulation unissant les os frais, nous voyons que ces os ne sont pas directement en contact. S'ils frottaient en effet l'un contre l'autre, ils ne tarderaient pas à s'user. Aussi chacune des extrémités est-elle recouverte d'une légère couche d'un tissu très dense, élastique, très lisse au toucher et qu'on appelle *cartilage*. Pour faciliter les mouvements de ces cartilages l'un sur l'autre (dans les rouages d'une machine, l'huile est nécessaire) il existe une petite quantité d'un liquide filant, qui s'appelle la *synovie*. Mais ces mouvements seraient tout à fait désordonnés et les surfaces articulaires perdraient leur position respective, si celle-ci n'était assurée par un manchon de *ligaments* qui ; parti de l'extrémité inférieure du fémur, sur tout son pourtour, va s'attacher sur tout le pourtour de l'extrémité du tibia c'est la *capsule articulaire*.

Les mouvements du tibia sur le fémur doivent se faire surtout d'avant en arrière et les mouvements de côté sont très limités ; aussi, alors que la *capsule articulaire* est relativement mince en avant et en arrière, elle est renforcée sur les côtés par de *forts ligaments* qui limitent les mouvements de latéralité.

PRINCIPALES ARTICULATIONS

Vertèbres. — Les articulations des os de *la colonne vertébrale* entre eux sont extrêmement solides et ne leur permettent que des mouvements d'inclinaison en avant, en arrière et sur les côtés. Ces mouvements sont plus ou moins étendus suivant l'âge et suivant les sujets.

Côtes. — *Les côtes*, fixées très solidement à la colonne vertébrale et au sternum, peuvent seulement s'élever et s'abaisser pendant la respiration.

Tête. — *Les os de la tête* sont unis par des articulations si serrées, qu'elles ne permettent aucun mouvement : ce sont des sutures. Seul, le *maxillaire inférieur* possède une articulation libre qui lui laisse surtout les mouvements d'abaissement et d'élévation nécessaires à la mastication des aliments : il s'articule, en avant de l'oreille avec le *temporal.* La *tête* est très mobile sur la *colonne vertébrale.* Cependant elle est très solidement fixée aux deux premières vertèbres cervicales par des ligaments puissants.

Les deux ceintures scapulaire et *pelvienne* doivent avoir surtout une très grande résistance : leurs ligaments sont courts et très solides.

Membres. — *Les articulations de beaucoup les plus importante, sont celles des membres* : ce sont, en effet, les membres qui doivent avoir des mouvements très étendus : *membre supérieur* pour la préhension des objets, la lutte, la défense ; *membre inférieur* pour la marche.

De haut en bas, les articulations du membre supérieur sont :

Epaule. — *L'articulation de l'épaule* entre l'omoplate (*cavité glenoïde* et la *tête* arrondie de l'humérus), articulation très mobile qui peut exécuter tous les mouvements.

Coude. — *L'articulation du coude* qui réunit les *condyles* huméraux au cubitus et au radius. De forts ligaments la brident sur les côtés et lui permettent seulement des mouvements de flexion (qui portent l'avant-bras en avant), d'extension (qui portent l'avant-bras en arrière).

Avant-bras. — *Les articulations du radius et du cubitus* entre eux, donnent à la main des mouvements étendus de *pronation* (le dos de la main étant en avant et le pouce en bas) de *supination* (la paume de la main étant en avant, le pouce en haut).

Poignet. — *L'articulation du poignet*, entre le radius et les petits os de la main, possède également de très forts ligaments latéraux et peut surtout se fléchir et s'étendre.

Main. — Ce sont également les mouvements principaux des phalanges articulées entre elles.

Les articulations du membre inférieur sont :

Hanche. — *L'articulation de la hanche* entre l'os iliaque (cavité cotyloïde) et le fémur (tête du fémur). Comme l'épaule l'articulation de la hanche a des mouvements très étendus.

Genou. — *L'articulation du genou* a déjà été étudiée schématiquement. Ajoutons seulement qu'elle est complétée et protégée en avant par un petit os, la rotule. Elle a seulement des mouvements de flexion et d'extension.

Cou de pied. — *L'articulation du cou de pied ou tibio-tarsienne* se fait entre l'extrémité supérieure du tibia et du péroné, prolongée par les deux malléoles et les deux os principaux du pied : l'astragale et le calcanéum. Ses mouvements sont la flexion et l'extension.

Pied. — *Les articulations du tarse* permettent surtout l'adduction et l'abduction du pied.

Les phalanges sont unies entre elles et avec les os du pied comme les phalanges de la main.

On appelle *arthrites* les inflammations des articulations.

Les épanchements liquides dans la cavité articulaire sont *l'hydarthrose* (épanchement séreux) l'hémarthrose (épanchement de sang). La rupture des ligaments est *l'entorse*, la disjonction articulaire, la *luxation*.

Les articulations que nous venons d'énumérer ont pour rôle de permettre et de faciliter les mouvements, mais non pas de les créer.

LES ORGANES QUI DÉTERMINENT LES MOUVEMENTS SONT LES MUSCLES

Les *muscles* sont à la fois élastiques et contractiles c'est-à-dire que, si l'on prend un muscle qui possède sa longueur normale, il est susceptible d'être allongé par une traction comme un morceau de caoutchouc, c'est *l'élasticité*. L'élasticité des muscles est peu importante.

Revenu à sa longueur normale, il peut, au contraire, se raccourcir très fortement, c'est ce qu'on nomme la *contractilité*. C'est la contractilité qui permet aux muscles d'agir en rapprochant deux segments d'un membre. Les muscles se présentent surtout au niveau des membres en forme de *fuseaux*, quelquefois ils sont aplatis, formant des *bandes*, quelquefois ils sont étalés en *nappe*.

Allant se fixer sur les os qu'ils doivent mouvoir, ils se durcissent à leurs extrémités. Leur aspect de masses charnues rouges se modifie : ils deviennent blancs, nacrés, très durs, et très résistants : ces portions résistantes s'appellent tendons.

Il existe des muscles dans presque tous nos organes. Ce qui distingue ces muscles des muscles du tronc, de la tête et des membres c'est que nous ne pouvons régler leur action. S'il nous est possible, en effet, lorsque nous le voulons, de fermer la main, de plier la jambe, nous ne pouvons faire battre notre cœur plus vite ou contracter notre estomac. *Les muscles des membres obéissent à la volonté, les muscles des viscères* (organes de l'intérieur du corps) *n'obéissent pas à la volonté.*

Le rôle important des muscles des membres est de déterminer les mouvements, de régler à leur convenance l'action des articulations. Réunis d'ordinaire en groupes, ils amènent suivant la contraction de tel ou tel groupe la *flexion* ou l'*extension* d'un membre. Ils peuvent le rapprocher (*adduction*) ou l'éloigner du corps (*abduction*). Ils peuvent, en agissant à tour de rôle, lui imprimer un mouvement de *rotation* en cercle autour d'un point fixe qui est l'épaule ou la hanche (*circumduction*). Il est donc très important de connaître les différents groupes musculaires.

CHAPITRE II

LES MUSCLES

La connaissance des groupes musculaires est extrêmement précieuse.

Dans un grand nombre de maladies, les muscles sont atteints : dans les *paralysies*, ils deviennent impuissants à se contracter, dans certains chocs ou certaines chutes, ils sont froissés, déchirés. A la suite de l'immobilisation prolongée d'un membre, les muscles diminuent de volume et en même temps de puissance (*atrophie musculaire*). Il faut agir par le massage, par l'électricité pour rendre à ces muscles leur action et leur vigueur.

Comment le faire si leur situation exacte n'est pas connue ?

Tête. — La tête, avons-nous dit, possède deux groupes musculaires principaux. Les muscles qui sont en avant abaissent la tête, la fléchissent : ce sont les muscles *fléchisseurs* dont les plus importants s'ap-

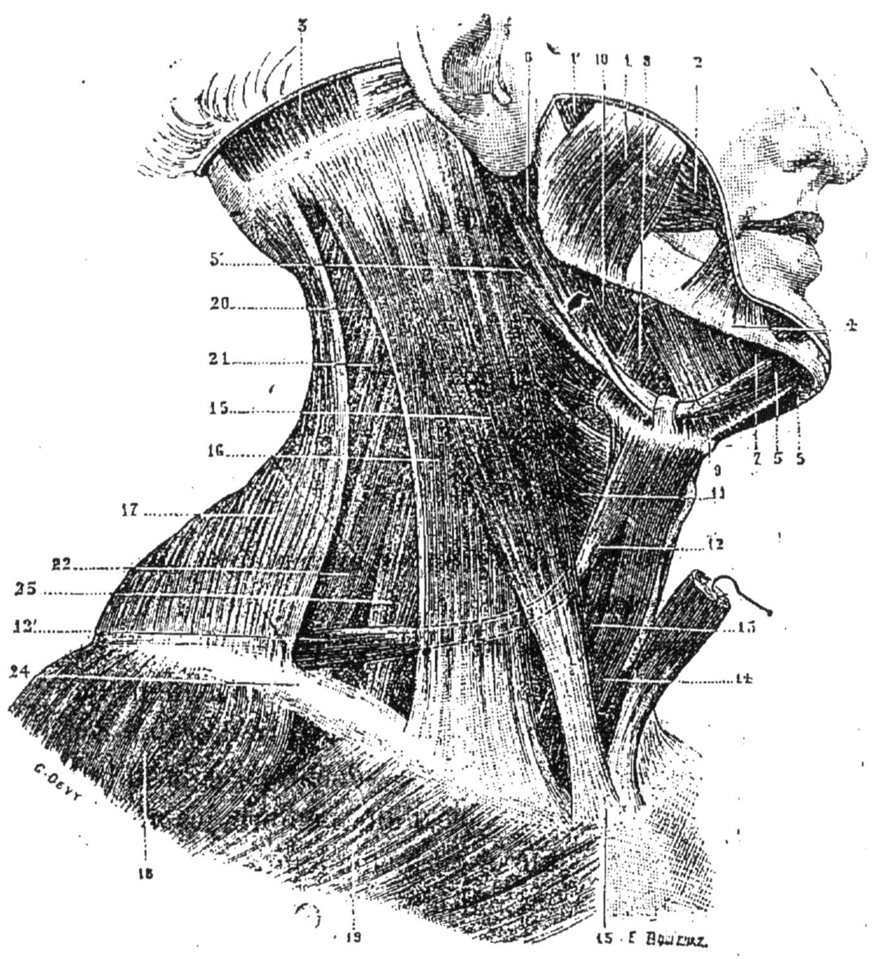

Fig. 12. — Muscles du cou (d'après Testut).

1 Masticateurs ; 15 et 16 Sterno-cleido-mastoïdien.

pellent *sterno-mastoïdiens* parce qu'ils se fixent en bas sur le sternum, en haut sur l'apophyse mastoïde. Lorsque les muscles fléchisseurs se contractent d'un seul côté, ils abaissent la tête de ce côté. C'est ce qui

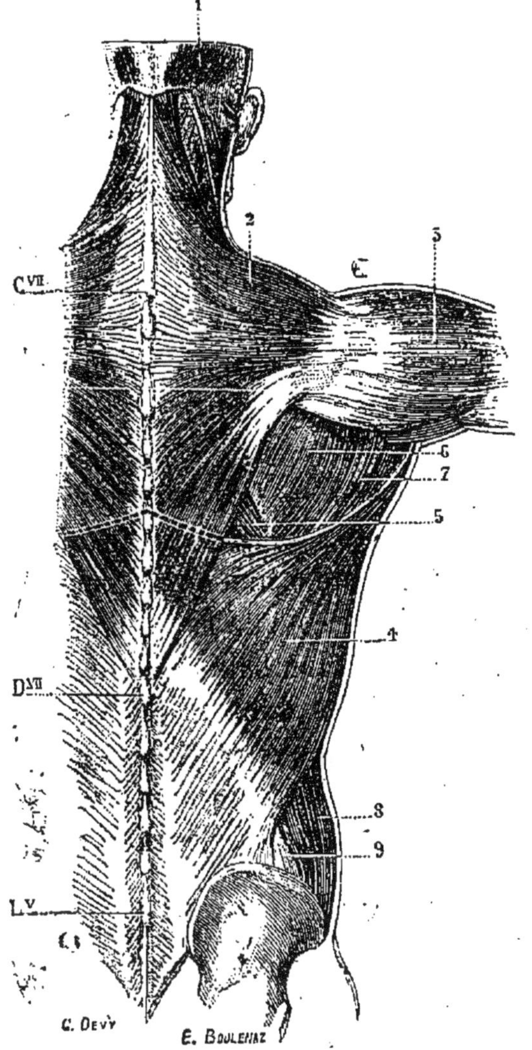

Fig. 13.— Muscles du tronc (région postérieure) (d'après Testut).
2 Trapèze ; 3 Deltoïde.

se produit dans le torticolis où les muscles, sous l'influence de causes diverses, se raccourcissent et sont incapables de reprendre leur situation première.

Les muscles qui sont en arrière redressent la tête. Ce sont les extenseurs.

Les plus importants s'appellent les muscles *de la nuque* et se trouvent de chaque côté de la colonne vertébrale. Ils peuvent redresser directement la tête en arrière ou l'incliner à droite et à gauche.

Les muscles de la mâchoire, allant du crâne au maxillaire inférieur, tirent celui-ci en haut et, par ce mouvement, appuient les dents les unes contre les autres (muscles masticateurs).

Colonne vertébrale. — Les muscles *extenseurs* de la colonne vertébrale sont placés surtout en arrière. Ils vont d'une vertèbre à une ou plusieurs autres. Ils forment, de chaque côté de la colonne vertébrale, surtout dans la région lombaire, des masses très puissantes et très épaisses dont la lésion même légère peut déterminer des douleurs violentes et l'impossibilité pour le tronc de faire un mouvement.

Les muscles *fléchisseurs* vertébraux sont en avant.

Les muscles des membres sont beaucoup plus importants et plus nombreux et ils déterminent des mouvements très étendus.

Epaule. — Au membre supérieur, les *muscles de l'épaule* enveloppent complètement l'articulation de l'omoplate avec l'humérus. Ils sont surtout développés en dehors où se trouve un très fort muscle *extenseur* et *abducteur* (deltoïde).

En dedans et allant du bras à la poitrine sont les muscles *pectoraux* (muscles adducteurs).

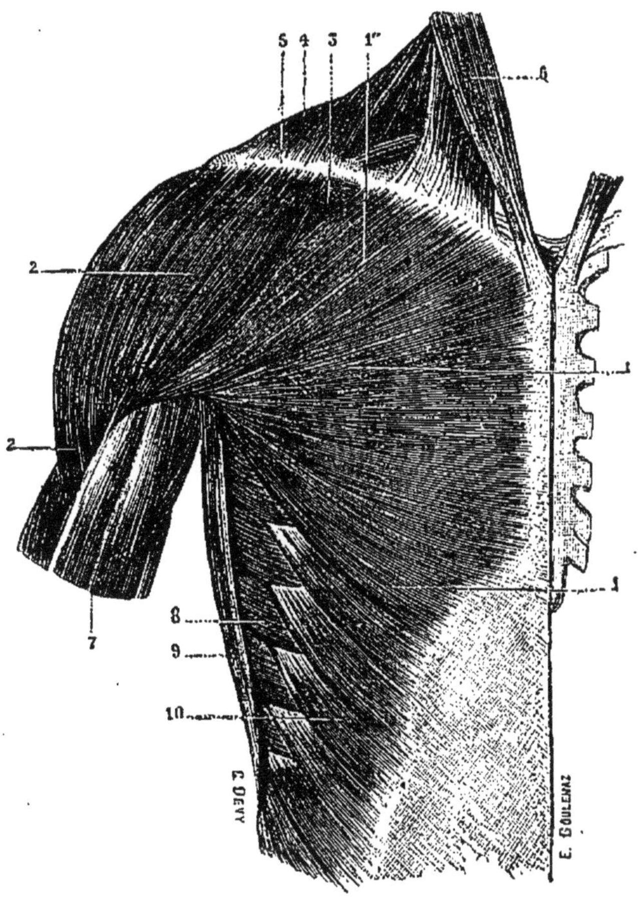

Fig. 14. -- Muscles du thorax et de l'épaule (d'après Testut

1 M. pectoraux ; 2 M. Deltoïde.

Les muscles de l'épaule ont tendance à porter le bras soit en dehors, soit en haut, soit en avant, soit en arrière. Les muscles pectoraux le portent très fortement en dedans. Si le bras est fixé en extension, les pectoraux tirent sur leurs insertions costales pour

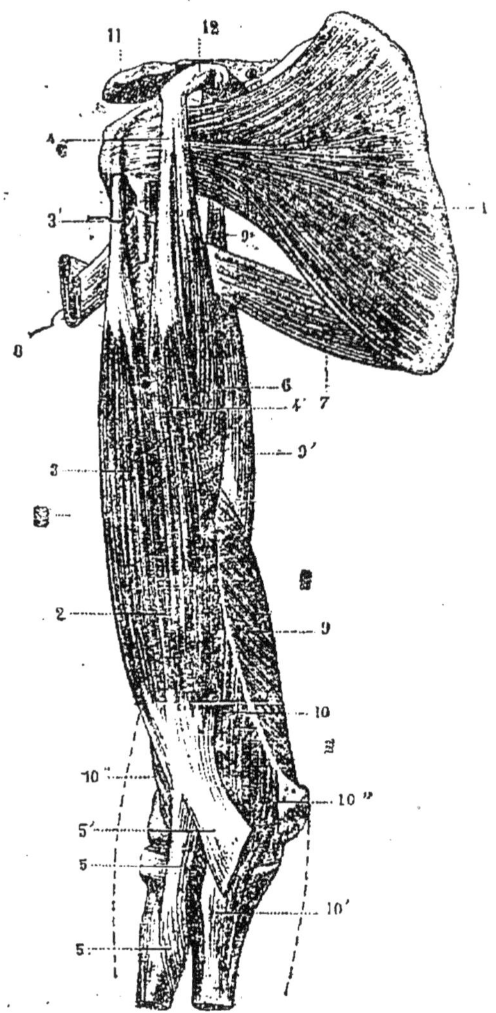

Fig. 15. — Muscles du bras (d'après Testut).
2 Biceps.

élever les côtes et augmenter ainsi le diamètre de la poitrine (*muscles inspirateurs*).

Bras. — Au bras, nous trouvons des muscles qui

vont du bras à l'avant-bras pour déterminer la flexion de l'avant-bras sur le bras ou, au contraire, l'extension de l'avant-bras sur le bras.

Les muscles *fléchisseurs* sont en avant, le plus important est le *biceps*.

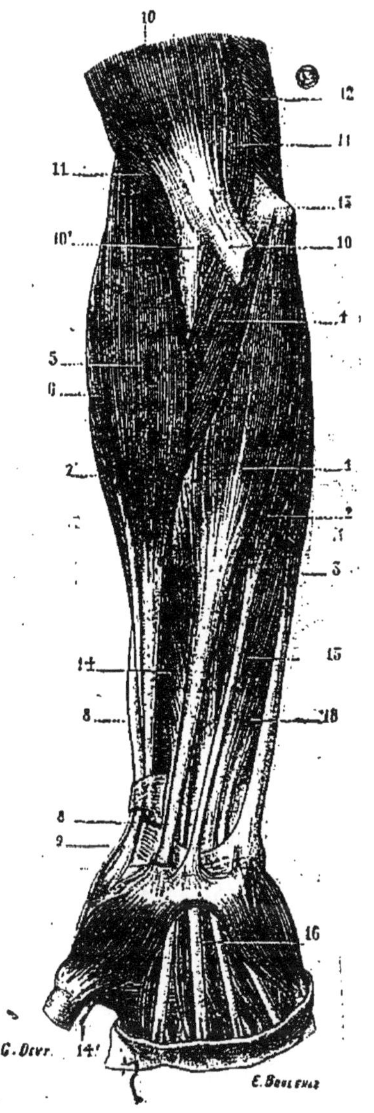

Fig. 16 — Muscles de l'avant-bras (face ant.) (d'après Testut). 15, 16, 18 M. fléchisseurs.

Avant-bras et main. — Les muscles *extenseurs* sont en arrière (*triceps*).

L'articulation du poignet, avons-nous dit, a surtout des mouvements de flexion et d'extension. Les muscles *fléchisseurs* sont en avant, les *extenseurs* en arrière. A la main également, les muscles *fléchisseurs* des phalanges se trouvent en avant, les muscles *extenseurs* en arrière. Le pouce et le petit doigt, ayant des mouvements beaucoup plus étendus, possèdent deux groupes ux de muscles ; 'éminence *thénar* pour le pouce, l'*éminence hypothénar* pour le petit doigt qui sont capables de déterminer tous les mouvements dont jouissent ces doigts.

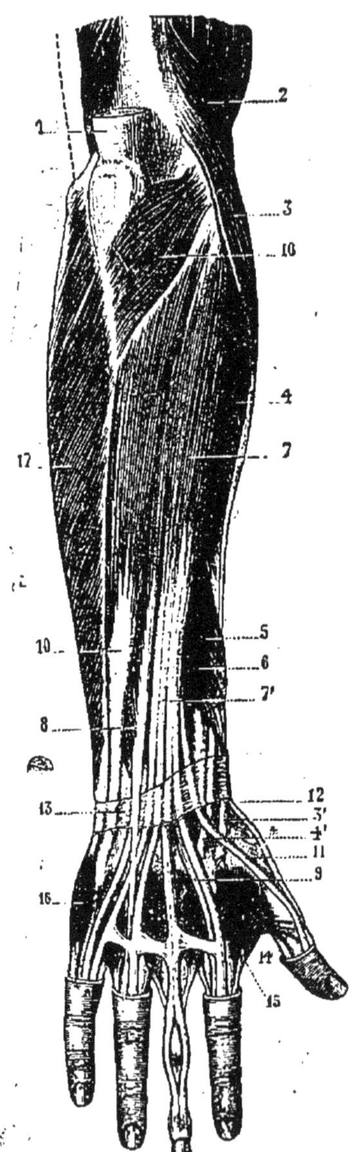

Fig. 17. — Muscles de l'avant-bras (face post.) (d'après TESTUT).

Hanche. — Les muscles du membre inférieur sont groupés comme ceux du membre supérieur, mais les muscles les plus importants de la hanche ne se trouvent pas en dehors ; ils sont en arrière ; ce sont les muscles *fessiers* qui, maintenant la cuisse droite sur le bassin, nous permettent de nous tenir debout. Ils sont aussi *abducteurs*.

D'autres muscles rapprochent une cuisse de l'autre, ce sont les muscles *adducteurs*. Le muscle *psoas* est le principa *fléchisseur*.

Jambe. — Les muscles *fléchisseurs* de la jambe sur la cuisse sont en arrière ; les muscles *exten-*

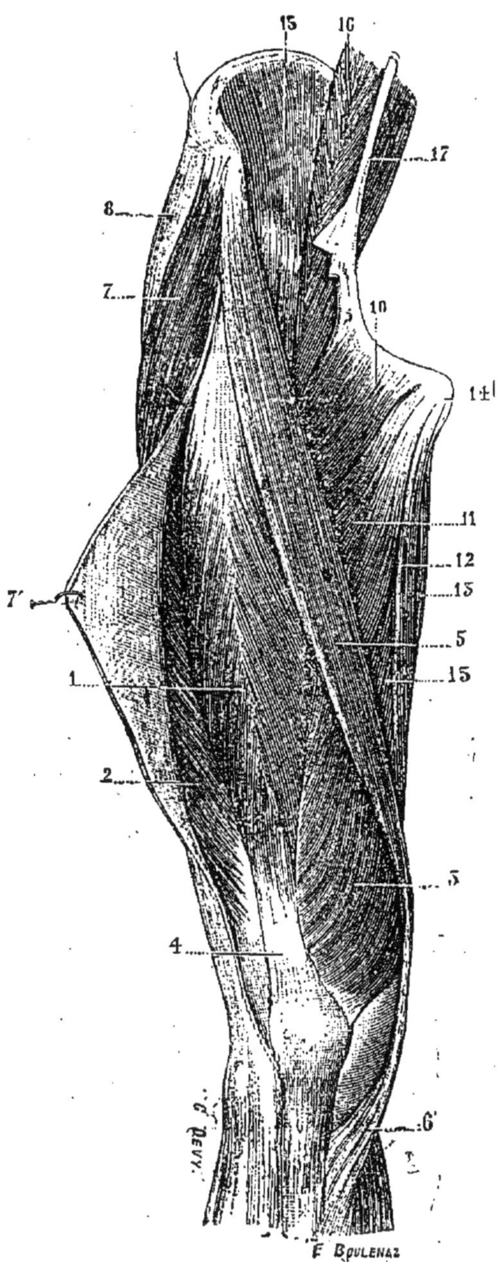

Fig. 18. — Muscles de la cuisse (face antérieure)
(d'après Testut).

seurs sont au contraire en avant. C'est également ce que nous observons pour les muscles qui vont de la jambe au pied, les *extenseurs* en avant, les *fléchisseurs* en arrière.

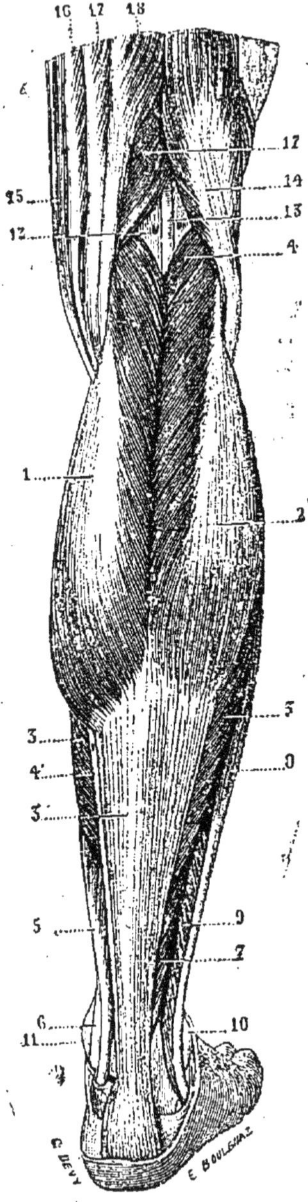

Fig 19. —Muscles de la région postérieure de la jambe.

Abdomen. — Nous terminerons cette rapide étude en disant qu'entre les côtes en haut, la colonne vertébrale en arrière, l'os iliaque en bas, s'étend une nappe musculaire qui constitue les muscles de la paroi abdominale. Entre le thorax et l'abdomen, un dôme musculaire est le *diaphragme* (muscle inspirateur que nous retrouverons)

Les muscles, avons-nous dit, déterminent les mouvements de la tête, du tronc, des membres. Au repos, tous sont en équilibre et se neutralisent. Si l'un d'eux est lésé, ses antagonistes, prenant le dessus, attiren le membre dans la position qu'ils doivent lui faire occuper. Il est donc de toute nécessité pour rendre la vie à un muscle qui n'agit plus, de connaître exactement sa position et celle de ses antagonistes.

Mais toute l'action des muscles ne se borne pas à déterminer les mouvements. Tout corps qui se meut s'échauffe ; le corps humain possède une chaleur propre, pour ainsi dire invariable chez l'homme en bonne santé. Cependant l'air extérieur est plus froid : si nous exposons à l'air un verre d'eau chaude, il ne tarde pas à refroidir. La température de l'homme et de la plupart des animaux est invariable parce qu'ils possèdent en eux des sources multiples de chaleur. La plus importante de ces sources est la *contraction musculaire* ; c'est pourquoi nous voyons en hiver la course employée pour éviter le refroidissement. Le frisson n'est qu'une contraction des muscles qui luttent contre le froid.

La température normale de l'homme est de 37 degrés environ. Dans l'intérieur du corps (bouche, rectum), elle est un peu plus élevée. On prend la température au moyen de thermomètres qu'on place sous le bras ou dans le rectum. Lorsque la température s'élève au-dessus de 37 degrés, il y a *hyperthermie* ou fièvre. Lorsqu'elle est au-dessous de 37 degrés, il y a au contraire *hypothermie*.

La température ou chaleur animale est entretenue surtout par le jeu des muscles. Mais le corps de l'homme ou des animaux est composé de différents systèmes en tout comparables à des machines où s'élaborent un certain nombre de transformations physiques et chimiques. Chacune de ces machines, par son jeu propre, contribue à créer de la chaleur. On peut donc dire que toutes les fonctions du corps ne s'opèrent qu'en créant de la chaleur. Lorsque cette chaleur est trop forte, le corps produit la sueur qui, en s'évaporant, le refroidit.

Cela nous amène à envisager les différents systèmes ou appareils qui composent le corps. En dehors du squelette, des articulations et des muscles, qui constituent sa charpente et ses organes de mouvement, le corps possède en lui les moyens de fournir des matériaux de nutrition à toutes ses cellules.

L'appareil chargé de lui fournir les aliments s'appelle le *tube digestif*.

L'air est indispensable à la vie — il est fourni par un autre appareil — l'*appareil respiratoire*.

Mais, de même que dans une machine qui brûle du charbon, des déchets sont éliminés sous forme de fumée et de cendres, de même il se forme en nous des déchets éliminés par l'*appareil digestif*, par l'*appareil respiratoire* et par un appareil spécial qui s'appelle l'*appareil urinaire*. Il faut y joindre l'*appareil de la sueur*, contenu dans la peau qui enveloppe le corps.

Ces différents matériaux, élaborés par des appareils, ont besoin d'être transportés dans tout le corps ou ramenés des extrémités du corps vers l'appareil urinaire par exemple. — Il faut pour cela un véhicule : c'est le sang contenu dans un appareil spécial, l'*appareil circulatoire*.

Enfin, de même que tous les rouages d'une grande administration sont reliés entre eux par le télégraphe et le téléphone, de même toutes les parties du corps sont réunies par un appareil spécial, le *système nerveux*.

Il nous faut passer en revue ces différents appareils. Nous commencerons par le tube digestif.

CHAPITRE III

LE TUBE DIGESTIF ET SES ANNEXES

Le tube digestif est défini par son nom même : un long tube dans lequel séjournent les aliments qui sont transformés par la digestion.

Il commence par un orifice supérieur appelé *bouche* qui s'ouvre entre les deux maxillaires et se termine par un orifice inférieur appelé *anus* situé à la partie inférieure du tronc, entre les muscles fessiers. Le tube digestif occupe donc une partie de la tête, le cou, le tronc. Le tronc est divisé par une cloison musculaire transversale, le *diaphragme*, en deux portions, l'une supérieure : le *thorax*, l'autre inférieure : l'*abdomen*. Enfin, avant de finir à l'anus, le tube digestif traverse le *bassin*.

Dans ces différentes régions il modifie ses caractères. Ici tube cylindrique et étroit, il se renfle là en une poche volumineuse, aussi a-t-on pu le diviser en un certain nombre de segments qui portent des noms différents.

De haut en bas nous trouvons en effet :

La bouche, l'arrière-bouche, le pharynx, l'œsophage, l'estomac, l'intestin.

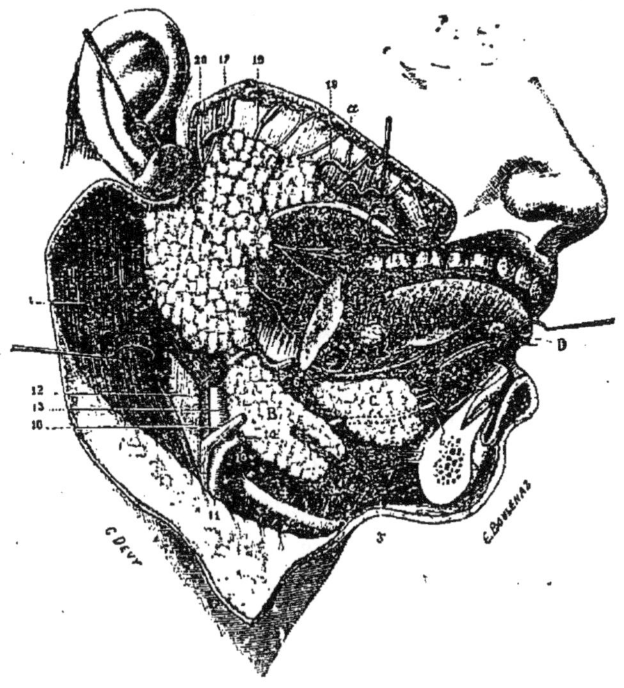

Fig. 20. — La bouche et les glandes salivaires (d'après Testut).

Bouche. — La *bouche* est une cavité dont l'orifice antérieur est limité par deux replis saillants, les *lèvres*. La paroi supérieure est limitée par une voûte osseuse, la *voûte palatine*, continuée en arrière par une membrane flottante : le *voile du palais*. Le voile est libre sur la ligne médiane et se termine par une petite [illegible], la luette ; sur les côtés, il est fixé par des replis que nous étudierons.

La paroi inférieure de la cavité buccale présente un plancher musculaire, le plancher buccal et sur lui, un organe charnu, recouvert d'une enveloppe épaisse et inégale. C'est la *langue* recouverte de la *muqueuse linguale*. Sur les côtés, la bouche est limitée par les joues. Enfin, entourant la langue comme deux fers à cheval ouverts en arrière, les deux maxillaires enveloppés de parties molles appelées *gencives* portent les *dents*.

Les *dents* sont chez l'homme adulte au nombre de trente-deux. On les divise en *incisives* placées directement derrière les lèvres, en *canines* situées plus en dehors, en *molaires* enfin qui occupent la partie la plus profonde des branches des maxillaires.

Arrière-bouche. — La *bouche* s'ouvre en arrière dans l'*arrière-bouche* ou *isthme du gosier* par un orifice étroit. Cet orifice constitue en réalité tout l'isthme du gosier et est formé d'avant en arrière et de chaque côté : 1° par un repli peu saillant qui, du voile du palais, va se perdre sur la langue; 2° par un repli beaucoup plus saillant qui, du voile du palais, s'enfonce dans le pharynx. Entre ces deux plis, écartés en bas, se voit une sorte de petite niche occupée par un organe en forme d'amande, c'est l'*amygdale*. Les deux plis ou *piliers* séparent donc la bouche de la portion du tube digestif qui lui fait suite, c'est-à-dire du pharynx.

Pharynx. — Le *pharynx* est en réalité une sorte de carrefour où s'ouvrent un certain nombre d'orifices. Il va en haut jusqu'à la base du crâne et cette partie supérieure est complètement fermée.

En avant, deux orifices superposés s'ouvrent dans sa cavité : *a*) les *fosses nasales* qui occupent le nez ; *b*) la *bouche* dont il est séparé par le petit prolongement libre du voile du palais que nous avons appelé *luette*.

En arrière il est appliqué directement contre la colonne vertébrale et sa paroi est lisse.

En bas enfin, il se continue à plein canal avec l'œsophage, mais en avant de lui, le *larynx* (portion de l'appareil respiratoire) s'ouvre dans sa cavité par un orifice qui peut à volonté se fermer au moyen d'une sorte de petit couvercle fixé à la langue et qui s'appelle l'*épiglotte*.

Œsophage. — L'*œsophage* qui fait suite au pharynx est un long tube cylindrique qui suit la colonne vertébrale et traverse successivement le cou et le thorax. A la partie inférieure du thorax, il perfore le muscle diaphragme et se termine presque aussitôt dans une poche beaucoup plus large : l'estomac. Entre l'œsophage et l'estomac, l'orifice de communication est étroit : c'est le *cardia*.

Estomac. — L'*estomac* est une poche volumineuse en forme de cône dont la base ou la plus grosse extrémité se trouve à gauche et en haut. Normalement, l'estomac est en partie caché sous le rebord des côtes du côté gauche ; il les déborde en partie pour occuper la région qui se trouve au-dessus du nombril

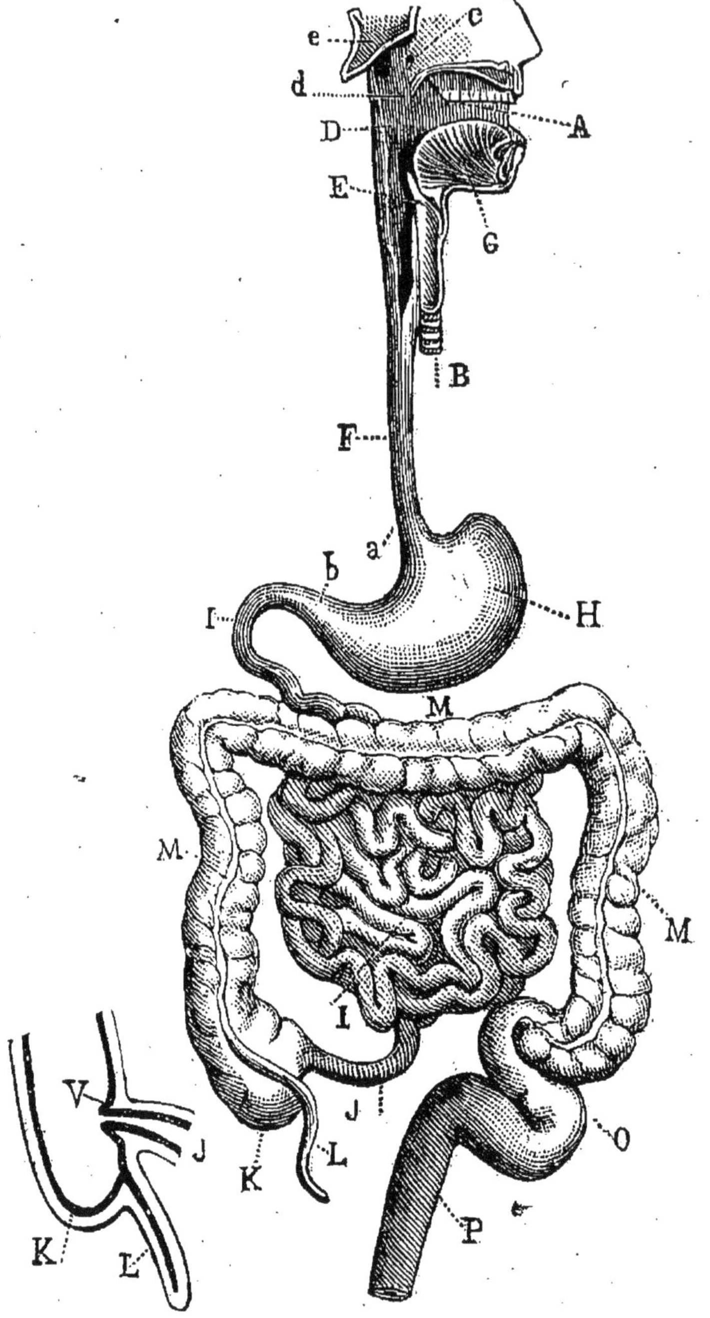

Fig. 21. — Le tube digestif (d'après Pizon).

A. Bouche ; B. Trachée ; D. Pharynx ; E Larynx ; F. Œsophage ; H. Estomac ; I. Intestin grêle ; K. Cæcum ; L. Appendice ; M. Colon ; P. Rectum.

ou *ombilic*. Quand il est distendu, il peut descendre beaucoup plus bas et sa forme se modifie.

Son *orifice supérieur* s'appelle, avons nous dit, *cardia*. Il se termine en bas par un *autre orifice* qui établit sa communication avec l'intestin : c'est le *pylore*.

Intestin. — L'*intestin*, tube extrêmement long, est divisé en deux parties bien distinctes : une portion étroite, lisse, offrant de très grandes sinuosités, l'*intestin grêle* ; une portion où l'intestin est beaucoup plus volumineux, bosselé et presque rectiligne, c'est le *gros intestin*.

L'*intestin grêle*, pour la commodité de son étude, a été divisé en trois portions qui sont, de l'estomac au gros intestin, le *duodénum*, le *jéjunum* et l'*iléon*. Il est extrêmement long, est pelotonné dans le milieu de l'abdomen, le gros intestin lui formant une sorte de cadre.

L'orifice qui le fait communiquer avec le gros intestin est rétréci par un petit repli qui, interposé entre l'iléon et la première portion du gros intestin appelée *cæcum* est pour cela la valvule *iléocæcale*.

Le *gros intestin* commence à la valvule iléo-cæcale et se compose de trois parties : le *cæcum*, le *côlon* et le *rectum*.

Le *cæcum* est situé à la partie inférieure de l'abdomen, du côté droit. Il présente, à sa partie inférieure, un petit prolongement effilé, l'*appendice* qui s'enflammant très facilement, est le siège de cette maladie si fréquente qu'onnomme l'appendicite.

A sa partie supérieure, le cæcum se continue à plein canal avec le *côlon* qui remonte d'abord à droite, puis se porte horizontalement vers la gauche et redescend ensuite verticalement du côté gauche. Ainsi le côlon forme le cadre de l'intestin grêle qui se trouve au milieu. La première portion s'appelle *côlon ascendant*, la deuxième *côlon transverse*, la troisième *côlon descendant*.

Le *rectum* est la dernière portion de l'intestin. Il descend en avant du sacrum dans l'intérieur du bassin, se porte d'abord un peu en avant, puis en arrière, de sorte qu'il existe un coude très net entre les deux portions. Ce serait une erreur que de considérer le rectum comme rectiligne et, lorsqu'on introduit une canule dans sa cavité, il faut bien savoir que l'instrument doit être porté en haut et en avant comme s'il devait aller dans la direction du nombril ou *ombilic*.

Le rectum se termine à l'*anus*, orifice fermé par un sphincter musculaire qui s'ouvre à volonté.

Annexes. — Le tube digestif n'est pas un tube rigide dans lequel les aliments sont seulement emmagasinés. Ils subissent en lui une série de transformations dont les plus importantes sont des transformations chimiques déterminées par des liquides que secrètent des organes spéciaux appelés *glandes*.

Glandes. — On désigne sous le nom de *glandes* des masses cellulaires qui peuvent, par leur activité propre et au moyen des matériaux que leur fournit le sang, élaborer des liquides spéciaux qui, les uns, sont nécessaires à la digestion des aliments, les autres, doivent être expulsés au dehors. Sans les premières, nous ne pourrions nous nourrir, sans les secondes nous serions empoisonnés. Les glandes du tube digestif représentent les premières, le rein représente les secondes.

Il est naturel de penser que, si les glandes élaborent un liquide, celui-ci est recueilli par des conduits spéciaux pour être porté au point où il doit agir.

Ces conduits spéciaux portent le nom de *canaux excréteurs*. Si les glandes sont étalées au point même où leur liquide de sécrétion doit agir, les canaux sont courts et très nombreux. Si elles sont réunies en masses à une plus ou moins grande distance du point où le liquide doit être versé, les petits canaux se rassemblent pour en former d'ordinaire un seul dont le calibre est souvent considérable.

Ces deux sortes de glandes se trouvent dans le tube digestif ; les premières occupent les parois mêmes du tube : ce sont les glandes de l'estomac, les glandes de l'intestin. Les secondes sont en dehors des parois et, de haut en bas, nous décrirons les glandes salivaires, le foie, le pancréas et la rate.

Les *glandes de l'estomac* sont extrêmement nombreuses ; elles produisent un liquide acide : le *suc gastrique*, On les trouve dans toute l'étendue de l'estomac.

Les *glandes de l'intestin* se trouvent uniquement dans l'intestin grêle et sécrètent le suc intestinal.

Les *glandes salivaires* sont au nombre de trois principales de chaque côté :

La glande *parotide*, la plus volumineuse, située entre l'*apophyse mastoïde* du temporal et le *maxillaire inférieur* ;

La glande *sous-maxillaire*, de la grosseur d'une amande, placée, comme son nom l'indique, sous le maxillaire inférieur ;

La glande *sub-linguale*, très petite, occupant le plancher buccal, sous la langue.

Les glandes salivaires sécrètent la salive.

Foie. — Le *foie* est une glande très volumineuse placée dans la partie supérieure et droite de l'abdomen, au-dessous du diaphragme. Chargé de sécréter la *bile*, le foie possède un grand nombre de petits canaux biliaires qui se réunissent en un seul à la sortie de l'organe : c'est le *canal hépatique*. Sur son côté droit, le canal hépatique présente un renflement, une sorte de réservoir où vient s'accumuler la bile, c'est la *vésicule biliaire*. Au-dessous de la vésicule biliaire, le canal *hépatique* devient plus considérable et sous le nom de canal *cholédoque* va s'ouvrir dans la première portion de l'intestin grêle, c'est-à-dire dans le duodénum.

Pancréas. — Le *pancréas* est une petite glande aplatie en forme de langue de chien, placée devant la colonne vertébrale dans la région lombaire et qui sécrète le *suc pancréatique*. Il possède un *canal pan-*

créatique qui va s'ouvrir dans le duodénum, un peu au-dessous du canal cholédoque.

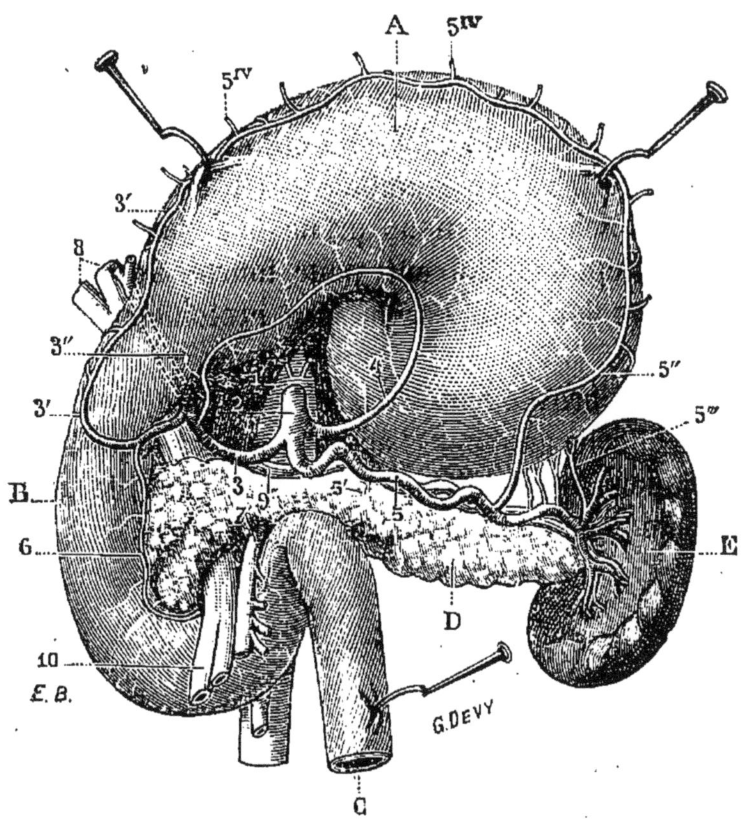

Fig. 22. — Pancreas et rate (d'après Testut).

B. Duodénum ; D. Pancréas ; E. Rate.

Rate. — Enfin, la *rate* n'est pas, à proprement parler, une glande ; elle ne possède pas de canal excréteur allant dans l'intestin. Située dans la partie supérieure de l'abdomen, du côté gauche, elle a une certaine influence sur la sécrétion de l'estomac et du pancréas.

Au-dessous du diaphragme le tube digestif et ses annexes sont enveloppés par une membrane séreuse qui permet leur glissement et renferme leurs vaisseaux : c'est le péritoine dont l'inflammation si fréquente porte le nom de *péritonite*.

L'étude rapide du tube digestif et de ses annexes va nous permettre d'examiner leur rôle.

Les aliments que nous prenons, à part quelques rares exceptions, doivent, pour fournir au corps les matériaux dont il a besoin, être profondément modifiés.

D'abord broyés, convertis en une pâte liquide et homogène, ils subissent l'action des sucs digestifs qui les rendent propres à passer dans le sang, le grand véhicule des matériaux nécessaires à la vie.

Digestion.

Lorsque les aliments sont introduits dans la bouche, ils sont coupés par les *incisives*, déchirés par les *canines*, broyés par les *molaires* et sont pour cela longuement triturés dans la bouche. Ce premier acte de la digestion s'appelle la *mastication*. Ils subissent en même temps l'action de la salive qui les humecte et qui transforme certains d'entre eux : c'est l'*insalivation*.

Lorsque la *mastication* est suffisante, la langue s'appuie sur la voûte palatine, les mâchoires se rapprochent, l'isthme du gosier s'ouvre pendant que l'épiglotte vient fermer l'orifice du larynx où les aliments pourraient pénétrer et que le voile du palais, en se relevant, vient fermer les fosses nasales.

La masse alimentaire pénètre alors dans le pharynx, puis, chassée par la contraction des muscles qui l'enveloppent, passe dans l'œsophage et descend jusqu'au cardia (orifice de l'estomac). C'est ce qu'on appelle la *déglutition*.

Ayant franchi le cardia, cette masse pâteuse tombe dans l'estomac où elle subit une double action : les muscles de l'estomac, se contractant alternativement, lui impriment des mouvements de brassage, de trituration qui rend leur mélange plus intime. En même temps les glandes sécrètent le suc gastrique qui transforme et liquéfie une grande partie des aliments. C'est la *digestion stomacale*.

Lorsque cette digestion est suffisante, les muscles de l'estomac se contractent. Son orifice inférieur ou *pylore*, qui était fermé, s'ouvre et laisse pénétrer la masse liquide dans le duodénum. Là, cette masse liquéfiée subit l'action du suc intestinal, du suc pancréatique, de la bile et la transformation de toutes les substances susceptibles d'être digérées s'opère. C'est alors qu'elle passe dans le reste de l'intestin grêle où se produit l'*absorption intestinale*.

Si l'on examine la paroi de l'intestin grêle au microscope, on voit que, du côté de sa cavité, elle est formée par une membrane très mince hérissée de très nombreuses petites saillies arrondies au niveau de leur pointe : ce sont les *villosités intestinales*. Les cellules qui revêtent ces villosités peuvent être schématiquement comparées à de véritables petits filtres qui laissent passer un certain nombre de substances. C'est à travers ces cellules que les aliments transformés passent pour se dissoudre dans le sang qui les transportera ensuite dans tout le corps.

Mais toutes les substances prises au moment d'un repas ne sont pas absorbées.

Les unes n'ont aucune propriété nutritive, telles, par exemple, la peau de raisin, les pépins de fruits ; d'autres sont en trop grande abondance.

Tout cela reste dans l'intestin grêle, chemine peu à peu grâce à la contraction de ses muscles, et arrive dans le gros intestin pour être ensuite éliminé pendant la *défécation*, l'anus normalement fermé s'ouvrant pour donner passage aux matières fécales.

Ces quelques considérations physiologiques nous permettront de comprendre certains troubles du tube digestif et aussi l'action de certaines substances médicamenteuses.

Si les muscles de l'estomac, sous des causes multiples, s'affaiblissent, il se produit une dilatation de l'organe par suite de l'accumulation des aliments que la musculature est impuissante à chasser complètement dans l'intestin. C'est alors qu'on sera amené à vider l'estomac au moyen d'un long tube introduit dans sa cavité : c'est le but de certains lavages de l'estomac.

Les muscles de l'intestin sont absolument nécessaires pour faire progresser les matières qu'il contient. Ces muscles sont-ils insuffisants ou paresseux, on voit se produire la *constipation*.

Dans certains cas, on détermine cette constipation

en donnant des médicaments qui paralysent momentanément l'intestin.

Les *purgatifs* sont des substances qui, introduites dans le tube digestif, excitent les glandes de l'intestin et amènent une abondante sécrétion intestinale.

CHAPITRE IV

APPAREIL CIRCULATOIRE

On désigne sous le nom d'appareil circulatoire, un ensemble de canaux destinés à porter le sang dans toutes les parties du corps. Il faut étudier d'abord ces canaux, puis le liquide qu'ils contiennent.

Le *cœur* est l'organe central où aboutissent toutes les autres parties du système.

Les canaux ou vaisseaux qui partent du cœur s'appellent les *artères*. Ces artères, se ramifiant de plus en plus, arrivent à se continuer par des canaux très petits, que, pour cette raison, on appelle vaisseaux *capillaires*. Puis, ces vaisseaux capillaires deviennent de plus en plus gros pour se rassembler en de grands canaux. Les canaux qui continuent les capillaires s'appellent des *veines*. Les veines aboutissent enfin au cœur. A côté de ces veines, d'autres canaux transportent jusqu'au cœur un liquide qui n'est pas du sang : c'est la *lymphe*, et ces canaux nés dans les tissus des différents organes qui transportent la lymphe sont les canaux *lymphatiques*.

Il en résulte donc que l'appareil circulatoire est pour le sang et la lymphe un système complètement fermé, où ce liquide tourne constamment, passant successivement du cœur dans les artères, des artères dans les veines, et des veines ou lymphatiques dans le cœur pour reprendre ensuite son trajet.

Cœur. — Le cœur est un muscle creux, situé dans l'intérieur de la poitrine, du côté gauche de celle-ci, entre les deux poumons. Le cœur offre à peu près la forme d'un cône dont la base serait en haut et en arrière et dont la pointe située en bas et en avant se trouverait un peu au-dessous du sein gauche.

Le cœur, avons-nous dit, est creux. Il ne présente cependant pas une cavité unique. Une cloison verticale le divise d'abord en deux parties, droite et gauche, entre lesquelles il n'y a aucune communication. Mais, de plus, chacune de ces parties se trouve divisée par un rétrécissement et un système de valvules en deux portions : l'une supérieure s'appelle *l'oreillette*, l'autre inférieure s'appelle le *ventricule*. Il y a donc communication entre l'oreillette et le venticule gauches, l'oreillette et le ventricule droits. Ajoutons que le muscle cardiaque est entouré d'un sac fibreux qui le protège et dans l'intérieur duquel il peut librement se mouvoir : ce sac fibreux s'appelle le *péricarde*.

Artères. — Les artères vont, comme nous l'avons dit, dans tout le corps. D'abord très grosses, elles se ramifient peu à peu et arrivent à se résoudre en ca-

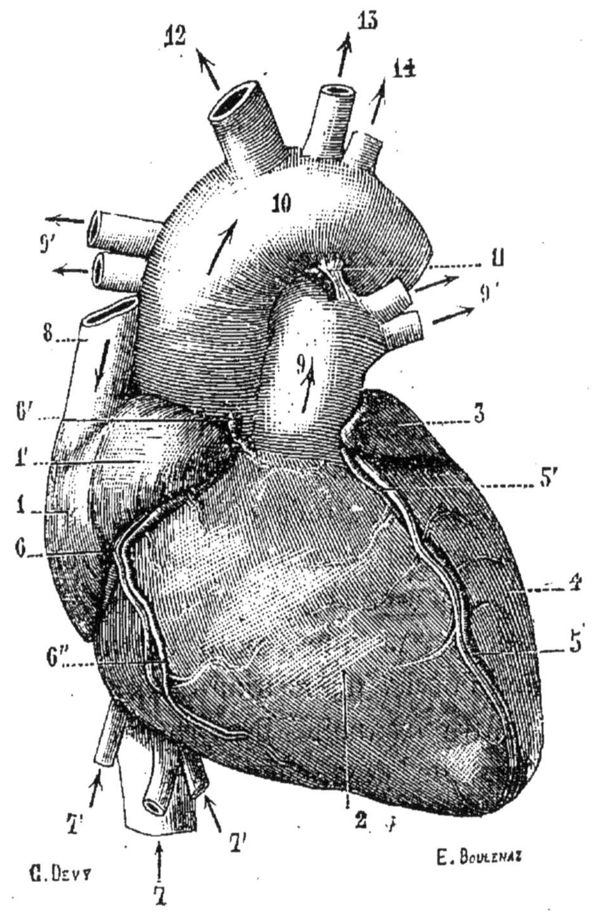

Fig. 23. — Le cœur (d'après Testut).
1 Oreillette ; 2 Ventricule ; 10 Aorte ; 9 Artère pulmonaire.

pillaires. Une seule artère part du cœur gauche, c'est l'artère *aorte*, qui se bifurque en un certain nombre de troncs pour *le cou et la tête* (artères carotides), cur le *membre supérieur* (artère sous-clavière, artère axillaire, artère humérale, artère radiale et cubitale, artères de la main) *pour le thorax* et *l'abdomen*, enfin *pour le membre inférieur* (artère fémorale, artères de la jambe, artères du pied). Du cœur droit part également une seule artère, c'est l'*artère pulmonaire* qui va se ramifier dans l'intérieur des deux poumons.

Capillaires. — Les capillaires, vaisseaux extrêmement petits, entourent toutes les cellules du corps ; ils sont donc en nombre considérable. Ce sont eux qui établissent, ainsi que nous le dirons, des relations étroites entre le sang et les tissus.

Veines. — Les veines suivent ordinairement le trajet inverse des artères. Les artères se ramifient de plus en plus à mesure qu'elles s'éloignent du cœur; les veines, au contraire, diminuent de nombre et augmentent de grosseur à mesure qu'elles s'éloignent des capillaires. Il existe deux sortes de veines (profondes, superficielles). Il en est qui accompagnent directement les artères (c'est ce qu'on appelle les veines profondes). Il y a ordinairement deux veines profondes par artère, sauf pour les gros troncs qui sont les *veines caves*, la *veine porte*, les *veines jugulaires*. Les veines superficielles, au contraire, sont éloignées des artères et sont placées ordinairement immédiatement au-dessous de la peau. C'est sur ces veines superficielles que l'on pratique, en général au niveau du coude, l'opération de la *saignée*. Ce sont elles qui, en se développant d'une façon anormale au membre inférieur, donnent ce qu'on appelle des *varices*.

L'inflammation des veines est la *phlébite*.

Lymphatiques. — Les vaisseaux lymphatiques naissent des interstices qui se trouvent dans ce qu'on appelle le tissu cellulaire sous-cutané. C'est cette couche placée au-dessous de la peau et où s'accumule en plus ou moins grande quantité la graisse. Les vaissaux lymphatiques suivent à peu près le trajet des artères et des veines. Ils offrent cette particularité que, sur leur trajet, sont interposées de loin en loin de petites masses rondes ou ovales qu'on appelle les ganglions lymphatiques. Ainsi que nous l'avons dit, ils transportent la lymphe.

L'inflammation des vaisseaux lymphatiques est la *lymphangite*, celle des ganglions l'*adénite*.

Sang. — Le sang est un liquide rouge dont la couleur varie du reste suivant qu'il est placé dans les artères (où sa couleur est d'un rouge vif), ou dans les veines (où sa couleur devient beaucoup plus foncée). La quantité de sang contenue dans le corps est considérable : elle est chez l'adulte de plusieurs litres. La composition du sang est extrêmement importante.

Il existe deux parties bien distinctes : une partie liquide (le sérum sanguin), une partie solide formée surtout par de petits disques extrêmement petits qu'on appellent *globules*. Il y a deux sortes de globules : les globules blancs (en moins grande quantité),

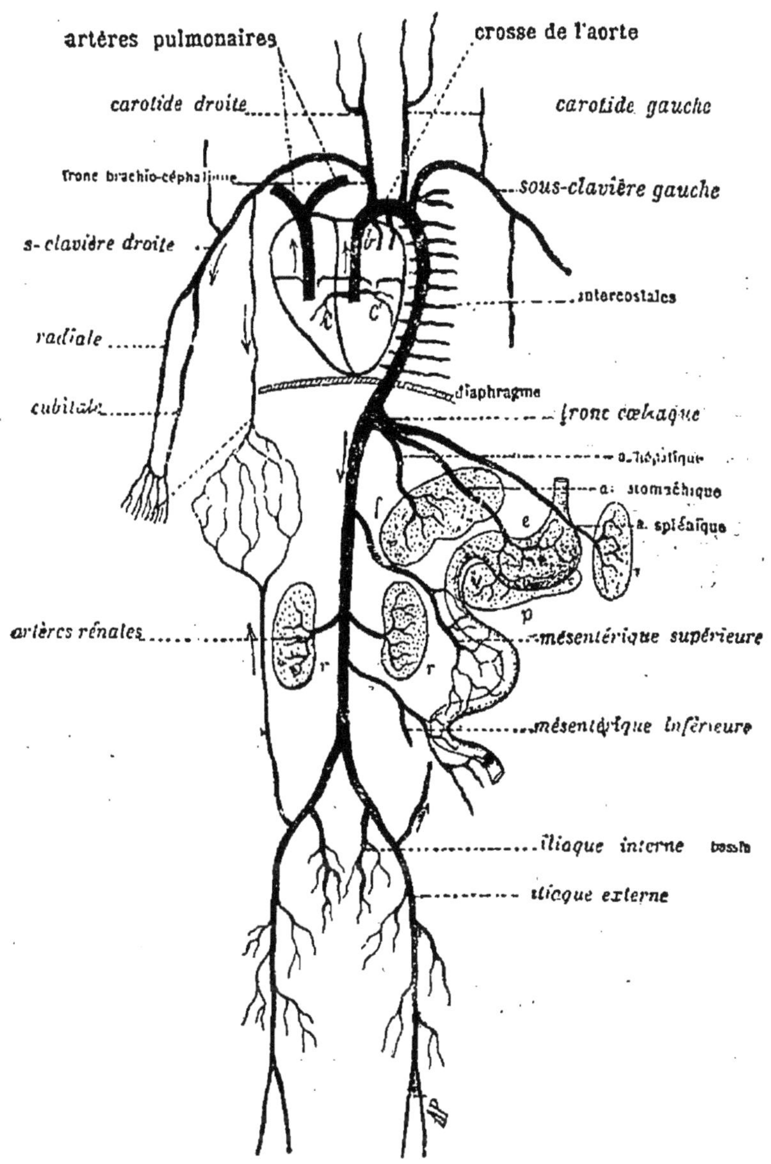

Fig. 24. — Appareil circulatoire (cœur et artères)
(d'après Pizon).

les globules rouges en nombre considérable et qui donnent au sang sa couleur.

Lymphe. — La lymphe est également un liquide, mais qui est uniquement composé de sérum et de globules blancs.

Fonctionnement de l'appareil circulatoire. — Il nous reste maintenant à voir comment cet appareil fonctionne et quelle est son importance.

L'appareil circulatoire a pour but de porter aux tissus les matériaux qui assurent leur fonctionnement et d'y prendre, pour permettre leur élimination au dehors, les déchets qui résultent de ce fonctionnement.

C'est le sang qui est chargé d'établir ces relations. Prenons, par exemple, une parcelle de sang qui vient d'entrer dans l'oreillette gauche : ce sang est chargé de tout ce qui est nécessaire à la vie des tissus (oxygène, substances nutritives). Par la contraction des muscles de l'oreillette gauche, ce sang passe dans le ventricule gauche. Le ventricule gauche se contracte à son tour, il rétrécit ainsi sa cavité et le sang qu'il contient doit, ou bien revenir dans l'oreillette ou bien passer dans le canal de l'aorte qui s'ouvre dans le ventricule. Les valvules placées entre l'oreillette et le ventricule s'opposent au retour du sang en arrière ; il est donc chassé dans l'intérieur de l'aorte.

La force de projection du sang du cœur dans l'aorte, puis de là dans toutes les artères est très considérable ; elle lui permet de se répandre dans les parties les plus éloignées du corps. Elle se traduit lorsqu'on examine ou lorsqu'on touche une artère par une dilatation de celle-ci : c'est ce qu'on appelle le phénomène du pouls.

Lorsqu'une artère est ouverte, le sang jaillit avec une force d'autant plus grande que l'artère plus considérable est plus près du cœur.

Le sang, ayant ainsi franchi les artères sans s'y arrêter, arrive dans les capillaires ; il est là (nous l'avons dit) en contact direct avec les cellules ; il leur abandonne l'oxygène et les substances nutritives qu'il contient et prend en échange les déchets de nutrition, dont le plus important est l'acide carbonique. C'est à ce moment que le sang, de rouge vif qu'il était par la présence de l'oxygène, devient rouge foncé par la présence de l'acide carbonique. Puis, il passe dans les veines et revient au cœur par l'intermédiaire d'une veine unique, très considérable, qui s'appelle la *veine cave* (*veine cave supérieure*, *veine cave inférieure*).

La veine cave débouche dans l'oreillette droite. De cette oreillette le sang passe dans le ventricule droit qui le chasse dans l'artère pulmonaire.

De celle-ci, il passe dans les capillaires pulmonaires où il prend de l'oxygène au contact du poumon, puis, par les veines pulmonaires, il revient à l'oreillette gauche : ainsi il a accompli un cycle complet et il reprend de nouveau sa course.

Un système circulatoire particulier permet aux matériaux de nutrition que fournit la digestion de venir se mélanger au sang de la veine cave (*veine porte*).

On voit donc que le sang de l'oreillette gauche a toutes les qualités nécessaires pour remplir ses fonctions.

Il résulte de ce que nous venons de dire, que le sang est toujours en mouvement par suite des mouvements mêmes du cœur. Ces mouvements du cœur sont sensibles à travers le thorax et se traduisent par des bruits dont l'étude constitue l'auscultation du cœur. Ces mouvements du cœur déterminant le mouvement du sang dans les artères sont la cause première du pouls.

L'étude du pouls est extrêmement im-

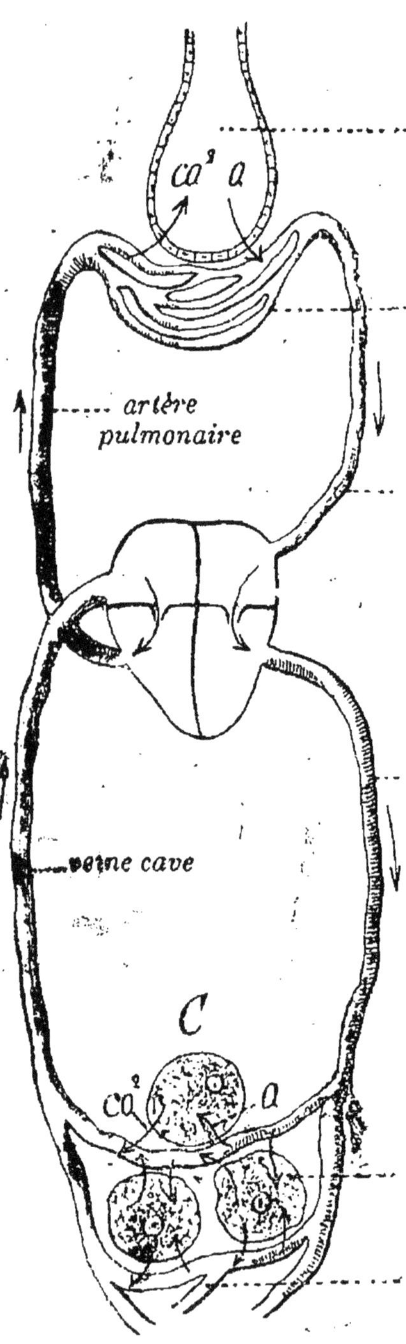

Fig. 25. — Schéma de la circulation (d'après Pizon).

portante dans toutes les maladies, dans les opérations. Ce phénomène du pouls se produit à chaque contraction du ventricule gauche, c'est-à-dire, chez un adulte bien portant, entre 60 et 80 fois par minute. Si le pouls est plus fréquent, on dit qu'il est rapide ; s'il l'est moins, on dit qu'il est lent.

Avec un peu d'habitude, on peut reconnaître si la force des pulsations est normale : si elle est exagérée, le pouls est fort ; si elle est diminuée, le pouls est petit.

Nous n'ajouterons qu'un mot de la circulation dans les lymphatiques. La circulation de la lymphe a surtout pour but le transport dans tout le corps des globules blancs qui sont chargés d'un rôle de défense contre les poisons et les microbes venus du dehors. Ils sont aidés dans cette tâche par les ganglions lymphatiques qui empêchent le passage de ces agents nuisibles et tentent de les arrêter et de les détruire.

Nous dirons, à propos des hémorragies, quelles sont les propriétés du sang et ce qu'on entend par sa *coagulation*.

CHAPITRE V

APPAREIL RESPIRATOIRE

Nous avons vu, à propos de l'appareil circulatoire, que le sang avait, parmi ses principales fonctions, celle de transporter au niveau des tissus l'oxygène qui est nécessaire à la vie de ceux-ci et de ramener l'acide carbonique, qui est un produit de déchet et qui doit être éliminé au dehors.

L'oxygène que le sang transporte ainsi, provient de l'air. Mais il faut, pour ramener cet air au contact du sang et pour que celui-ci puisse se charger d'oxygène, un appareil spécial : c'est l'*appareil respiratoire*.

L'appareil respiratoire se compose de deux parties : un *long tube* par où l'air pénètre dans l'intérieur du corps ; des *organes spéciaux* où se font les échanges.

Le tube respiratoire se compose de plusieurs parties qui, de haut en bas, s'appellent : les *fosses nasales*, le *pharynx*, le *larynx*, la *trachée* et les *bronches*.

Les organes où se font les échanges gazeux s'appellent les *poumons*. Autour des poumons, se trouve une membrane qui les enveloppe et qui s'appelle la *plèvre*.

Il nous faut étudier ces différentes parties.

Les fosses nasales occupent cette partie du visage qu'on appelle le nez. Elles sont au nombre de deux, placées symétriquement de chaque côté d'une paroi verticale et antéro-postérieure, en partie cartilagineuse, en partie osseuse, et qui s'appelle la cloison des fosses nasales. Les fosses nasales communiquent en avant avec l'extérieur par deux orifices dits *orifice antérieur* des fosses nasales et communiquent en arrière avec le pharynx par deux autres orifices dits *orifice postérieur* des fosses nasales. Dans l'intérieur des fosses nasales se trouvent un certain nombre de replis en forme de cornets qui les rétrécissent, en rapport surtout avec le sens de l'odorat.

Le pharynx nous est déjà connu. Il est commun, en effet, au tube respiratoire et au tube digestif. Se terminant en haut à la base du crâne qui forme sa *paroi supérieure*, il s'appuie en arrière contre la colonne vertébrale et présente sur cette *paroi postérieure* les orifices des trompes d'Eustache, petits conduits qui communiquent avec l'oreille. C'est aux environs de ces orifices que se développent ces saillies anormales qui peuvent gêner la respiration et qu'on appelle les végétations adénoïdes. La *paroi antérieure* du pharynx n'existe pour ainsi dire pas, car, en haut, se trouvent les orifices des fosses nasales, en bas la bouche. Entre ces deux cavités s'interpose cette membrane qu'on appelle le *voile du palais* et qui se termine par la *luette*.

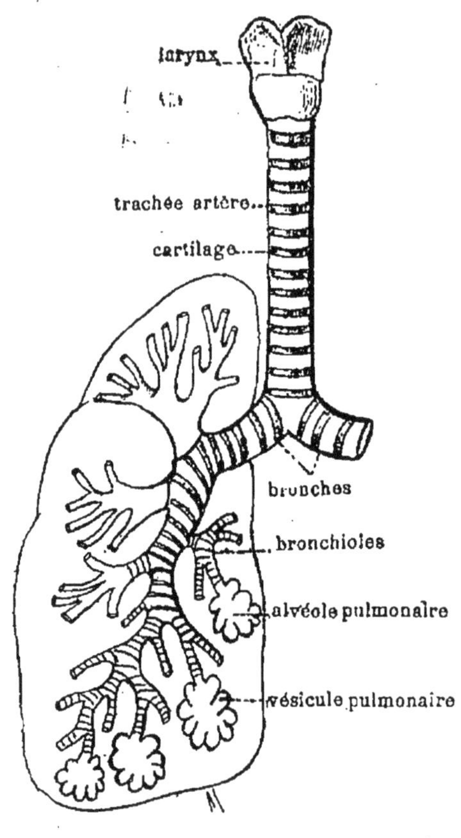

Fig 26. — Tube digestif. — Apparei respiratoire.

En bas, le pharynx se divise en deux tubes : l'un, en arrière, est le pharynx digestif, l'autre, en avant, est le tube respiratoire (larynx) qui est fermé, lorsque le pharynx digestif fonctionne, par un petit repli cartilagineux, l'*épiglotte*.

Le larynx est cette partie du tube respiratoire qui se trouve à la partie supérieure du cou. Chez l'homme adulte, la saillie du larynx est bien marquée au-dessous du menton.

Le larynx est formé de parois résistantes, cartilagineuses. Le diamètre de sa cavité est rétréci par quatre petits replis musculo-membraneux (deux supérieurs et deux inférieurs) qu'on appelle les *cordes vocales*. Les cordes vocales servent à l'émission de la voix.

Au-dessous du larynx, le tube respiratoire prend le nom de *trachée.*

La trachée est un tube cylindrique formé par des anneaux cartilagineux superposés et qui occupe la partie inférieure du cou et la partie supérieure du thorax.

Dans le cou, la trachée est placée tout près de la peau et c'est ce qui permet de faire, dans les cas d'obstruction du larynx, l'incision de cette trachée pour y glisser une canule par où se rétablit la respiration. C'est ce qu'on appelle l'opération de la *trachéotomie.*

A la partie inférieure de la trachée, le tube respiratoire se divise en deux branches, vers le milieu du thorax ; ces deux branches portent le nom de *bronches* et s'étendent vers chacun des deux poumons, où elles ne tardent pas à pénétrer pour se diviser peu à peu en un grand nombre de rameaux qui deviennent les *bronches terminales.*

Poumons. — Les poumons, nous l'avons dit, sont au nombre de deux : le poumon droit, le poumon gauche. Chacun d'eux est constitué par un tissu semblable à celui d'une éponge ou encore à une ruche d'abeilles, car chaque poumon est formé par un très grand nombre de petits sacs creux, unis les uns aux autres et qui s'appellent les *lobules pulmonaires*. Un lobule est lui-même séparé en très petits culs-de-sac qui sont les *alvéoles*.

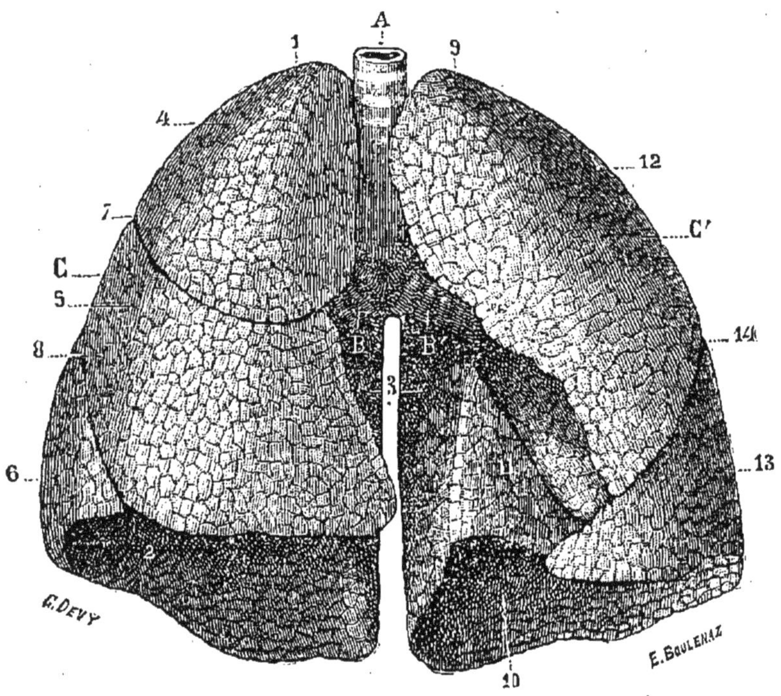

Fig. 27. — Poumon (d'après Testut).
Poumon. Pizon H. N., p. 106.

Chaque alvéole présente, dans sa paroi très mince, un grand nombre de petits vaisseaux sanguins, où le sang peut arriver en abondance. L'air apporté par les bronches occupe la cavité de l'alvéole. On voit donc que le sang et l'air sont extrêmement rapprochés l'un de l'autre.

La plèvre enveloppe chacun des poumons. Il existe

donc une plèvre droite et une plèvre gauche. Chaque plèvre est formée d'un sac fibreux qui enveloppe complètement le poumon par un de ses feuillets et qui, par l'autre, va adhérer aux parois du thorax (diaphragme, côtes). Les deux feuillets glissent l'un sur l'autre et c'est ainsi que chaque poumon peut avoir facilement des mouvements d'expansion et de retrait.

Fonctionnement. — Le rôle de l'appareil respiratoire est, nous l'avons dit, de prendre de l'oxygène à l'air.

Pour cela, il faut que l'air arrive constamment au contact des alvéoles pulmonaires. Cette entrée de l'air dans les poumons est amenée au moyen de ce qu'on appelle les *phénomènes mécaniques* de la respiration. Si, en effet, dans un vase élastique qui communique avec l'air au moyen d'un orifice rétréci, on augmente la cavité intérieure du vase, on voit l'air se précipiter dans celui-ci. C'est ce qui se passe pour les alvéoles pulmonaires : par la contraction des muscles des côtes et du diaphragme qui augmente la capacité du thorax, l'air est amené à se précipiter dans les alvéoles : c'est là le phénomène de l'*inspiration*.

Par le retour du thorax à sa forme première, les parois thoraciques viennent comprimer le poumon et le forcer à évacuer une partie de l'air qu'il contient ; c'est le phénomène de l'*expiration*. *Inspiration* et *expiration* se succèdent sans interruption et établissent ainsi le *rythme respiratoire*.

Le rythme d'un homme adulte en bonne santé se

compose de douze à quinze respirations par minute. Par respiration, on entend, bien entendu, l'ensemble d'une inspiration et d'une expiration.

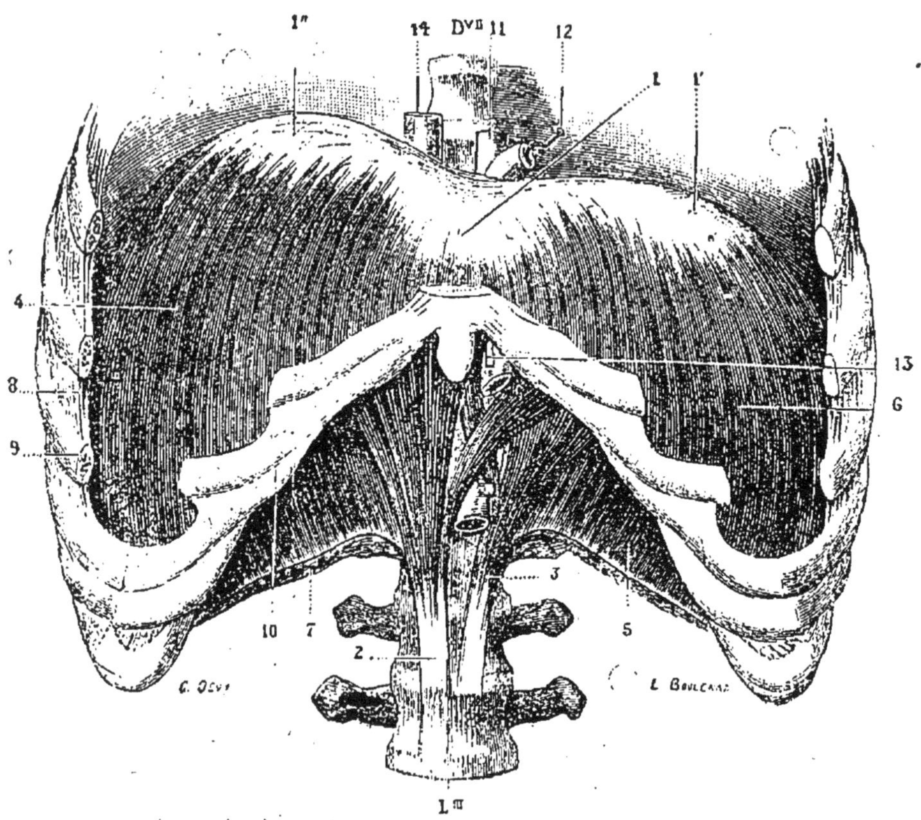

Fig. 28. — Le diaphragme (d'après Testut).

La respiration de l'enfant est plus fréquente, ainsi que celle des fiévreux.

On désigne sous le nom de *phénomènes chimiques* de la respiration les phénomènes qui se passent dans les alvéoles pendant cette mécanique respiratoire.

Ils peuvent se résumer à ceci : pendant l'inspiration, l'air et le sang arrivent largement à l'alvéole. Le sang, chargé de l'acide carbonique des tissus, laisse échapper ce gaz dans la cavité alvéolaire et, en échange, l'air inspiré lui abandonne une certaine quantité d'oxygène. De cet échange, il résulte que le sang qui était rouge sombre et impropre à la vie des tissus devient rouge vif et propre à assurer le fonctionnement de toutes les cellules.

On comprendra ainsi pourquoi l'air qui sert à la respiration doit contenir une certaine quantité d'oxygène ; pourquoi, lorsqu'il a servi pendant un certain temps à la respiration, il devient impropre à l'assurer, parce qu'il contient trop d'acide carbonique ; pourquoi, par conséquent, il est important d'ouvrir souvent et largement les chambres de malades qui n'offriraient plus sans cela les qualités nécessaires pour une respiration normale.

On comprend aussi, et nous reviendrons sur ce sujet, pourquoi la respiration est impossible à l'homme ailleurs que dans un air normal, et comment se produit l'*asphyxie* dans l'eau, dans des gaz qui peuvent vicier l'air ou dans un air raréfié.

Le rôle de la respiration est donc des plus importants. Lorsque la respiration s'arrête, la vie devient impossible ; lorsqu'elle est insuffisante, la vie est immédiatement menacée.

La circulation, sans elle, n'a aucune raison d'être, puisque c'est par elle que le sang prend ses qualités vitales.

C'est pourquoi chez les animaux supérieurs et chez

l'homme une partie de la ciculation est en rapport uniquement avec l'appareil respiratoire et pourquoi, à côté de la *grande circulation* (circulation des tissus), existe la *petite circulation* ou circulation pulmonaire, que nous avons indiquée.

CHAPITRE VI

APPAREILS D'EXCRÉTION. — LE REIN. — LA PEAU

Pour vivre, nous l'avons dit, l'organisme a besoin de se nourrir et de respirer, et, de même que dans une machine qui consomme du charbon et de l'oxygène, il y a des déchets sous forme de cendres, de fumée, de même tout corps vivant doit éliminer les produits de sa consommation personnelle, sous peine d'être encombré d'abord, empoisonné ensuite par eux. Nous connaissons déjà l'élimination des restes de la digestion par le rectum, de l'acide carbonique par les poumons; mais il existe dans le corps de l'homme deux appareils spéciaux d'excrétion : l'appareil rénal, et la peau.

L'appareil rénal se compose : 1° des deux reins, organes chargés de la production du liquide à éliminer (l'urine) ; 2° de deux canaux qui conduisent l'urine des reins à un réservoir placé au-dessous ;

3° d'un réservoir appelé vessie ; 4° enfin d'un canal unique, l'urèthre, qui va de la vessie à l'extérieur.

Les reins. — Les reins sont deux glandes volumineuses, en forme de haricots, qui sont situées symétriquement de chaque côté de la colonne vertébrale, au niveau des premières vertèbres lombaires, en arrière de l'intestin et des glandes digestives. En dedans de chaque rein part de la partie étroite un long tube qui conduit l'urine : c'est l'uretère.

Les uretères (il existe un uretère pour chaque rein) descendent le long de la colonne vertébrale, puis s'inclinent en avant, et viennent très près l'un de l'autre déboucher dans le réservoir vésical.

La vessie constitue ce réservoir sphérique où l'urine peut séjourner plusieurs heures. La vessie est située derrière le pubis et ne remonte au-dessus que lorsqu'elle est pleine.

Normalement, la vessie peut contenir environ 200 centimètres cubes de liquide ; en réalité, lorsqu'un obstacle placé sur l'urèthre la force à se dilater, elle peut remonter dans l'abdomen et renfermer plusieurs litres.

L'urèthre est un petit canal situé directement audessous de la vessie et qui s'ouvre à l'extérieur sous la symphyse pubienne.

Comment fonctionne l'appareil urinaire ? — La production de l'urine se fait par une sorte de filtra-

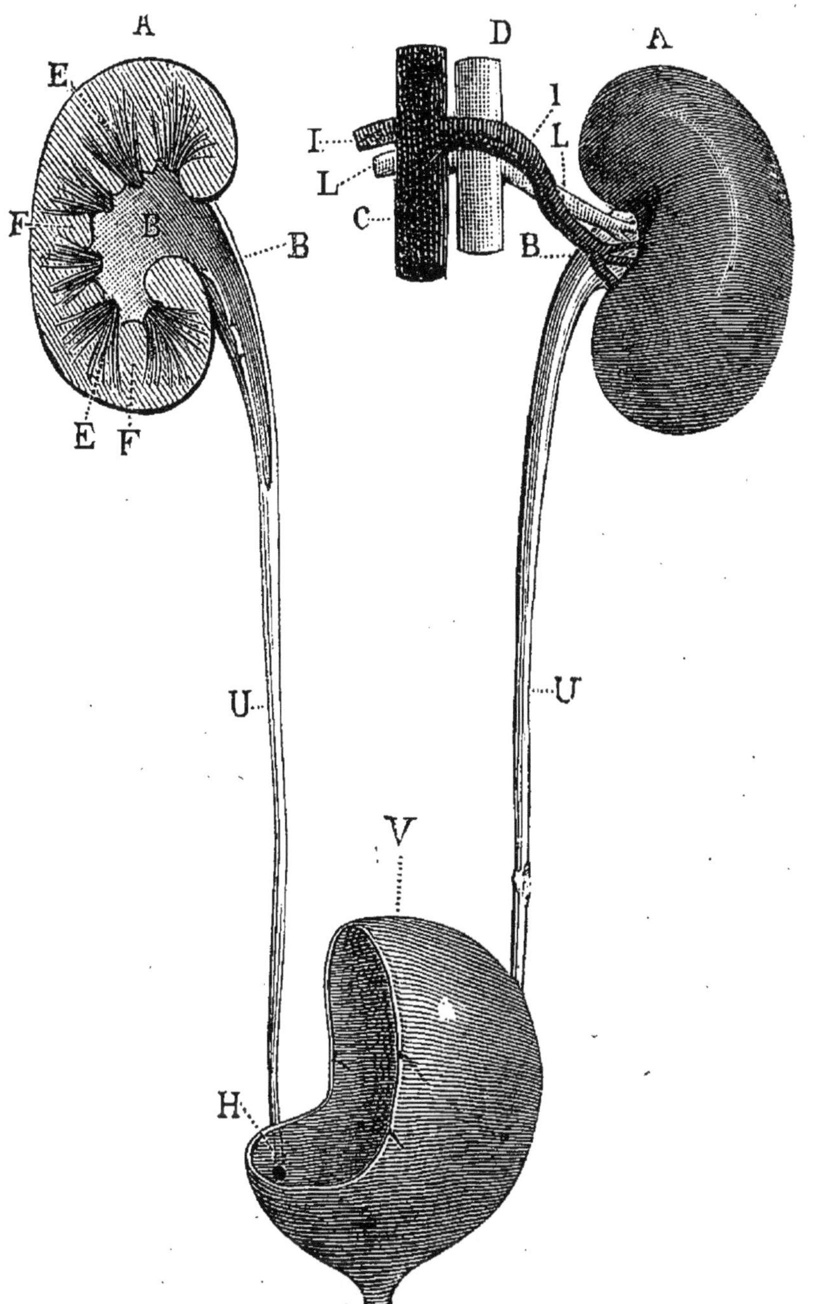

Fig. 29. — Appareil urinaire (d'après Pizon).

tion du sang que le rein peut accomplir à l'aide d'organes spéciaux, les *glomérules*. L'urine se forme constamment. Constamment le rein la déverse dans l'uretère d'où elle passe dans la vessie. Là, elle s'accumule jusqu'à ce que le besoin d'uriner sollicite un muscle qui ferme la vessie (le sphincter vésical). C'est lorsque l'ouverture se produit par relâchement du sphincter que l'urine s'échappe au dehors.

Le liquide éliminé, *urine*, est produit en quantité considérable. L'homme adulte doit éliminer en moyenne 1.300 grammes d'urine dans les vingt-quatre heures, la femme adulte de 900 à 1.000 gr. Cette quantité varie avec l'alimentation, le genre de vie et surtout l'élimination de la sueur. En été où la sueur est abondante, la quantité d'urine diminue ; en hiver, elle augmente. L'urine est un liquide jaune clair qui devient plus foncé dans les maladies, et surtout s'il y a fièvre. Elle peut anormalement contenir du sang et prendre une teinte rouge. Les substances médicamenteuses lui donnent une coloration variable.

Normalement, elle contient des substances qui sont des poisons pour le corps et qu'elle doit amener au dehors. L'absence d'élimination urinaire entraîne la mort en cinquante à soixante heures. Il est donc très important de surveiller le fonctionnement des reins chez certains malades, de surveiller aussi la possibilité où est la vessie d'évacuer son contenu.

S'il existe un obstacle à l'évacuation de la vessie, soit dans le canal de l'urèthre, soit dans la vessie elle-même (contracture du sphincter, insuffisance du muscle vésical qui ne peut entrer en jeu), on fait le sondage, le *cathétérisme*, à l'aide de petites sondes spéciales.

Si le rein fonctionne mal, on emploie certaines substances qui, ou bien agissent directement sur lui ou bien activent la circulation du sang dans le rein. Ces substances sont appelées substances ou agents *diurétiques*.

La peau. — La peau, elle aussi, est chargée d'éliminer par la sueur certaines substances nuisibles : c'est par les glandes sudoripares répandues sur toute la surface du corps que se fait cette élimination.

La quantité de sueur est extrêmement variable, mais, d'une façon générale, on peut dire que la sueur sort constamment des glandes sudoripares sous forme d'une sudation qui n'est pas perceptible par suite de l'évaporation qui se produit au contact de l'air.

En réalité, en dehors des cas où le rein ne fonctionne pas ou fonctionne mal, la sueur sert très peu à l'évacuation de substances nuisibles : son rôle le plus important est de régler la chaleur du corps.

On sait que la chaleur du corps humain est à peu près invariable. Un homme adulte, en bonne santé, a une température de 37 degrés environ. Cette température change très peu, même lorsque la température extérieure varie beaucoup : *contre le froid*, le corps possède en lui des sources de chaleur qui compensent rapidement la déperdition qui s'opère ; elles nous sont déjà connues ; *contre la chaleur*, la production de sueur est augmentée et son évaporation produit l'abaissement de température nécessaire au maintien du bon fonctionnement des organes. On résiste bien plus facilement à une chaleur sèche qu'à une chaleur humide, parce que la production de sueur est plus facile et par conséquent plus abondante par la chaleur sèche.

Pendant la fièvre, la température s'élève. Elle s'élève également, mais pour peu de temps, à la suite d'un exercice violent.

Les glandes sudoripares ont donc un rôle très important; sans elles, la vie deviendrait impossible lorsque la température extérieure s'élève au-dessus de 40 degrés.

Nous pouvons ajouter enfin que la plupart des glandes de l'organisme jouissent de la propriété de pouvoir éliminer certains poisons ou certains médicaments ; comme exemple, citons les composés iodés dont on retrouve des traces très rapidement dans les glandes salivaires et dans la salive.

CHAPITRE VII

SYSTÈME NERVEUX. — ORGANE DES SENS

Système nerveux. — Nous avons vu précédemment comment chaque organe du corps possédait une vie propre, des *propriétés* et des *fonctions*. Nous avons vu aussi comment, pour assurer cette vie, le sang chargé de substances nutritives et d'oxygène apportait à chacun ce qui lui était nécessaire.

Si nous pouvons revenir sur cette comparaison, dans une ville où chaque maison vit indépendamment des autres, il est cependant des liens qui l'unissent aux autres.

Dans chaque grande administration, les bâtiments, les étages, sont reliés par le téléphone ou le télégraphe. Il en est de même des organes du corps. Aussi bien pour assurer son fonctionnement particulier que pour lui permettre de coordonner ses efforts avec les autres, chaque organe possède son système de fils téléphoniques : ce sont les *nerfs*.

Mais, de même aussi que, dans une ville, tous les fils vont se réunir en un poste central où se font la distribution et la transmission des télégrammes, de même pour permettre l'action combinée des nerfs, il existe des *centres nerveux* d'où ils naissent et auxquels ils obéissent.

Les *centres nerveux* et les *nerfs* ont une composition différente : les centres sont composés de *cellules nerveuses* — petits corps qui ont la forme d'étoiles. Les *nerfs* sont formés de longs prolongements fins qu'on appelle des *fibres nerveuses*.

Un centre est donc composé d'un certain nombre de cellules nerveuses, un nerf d'un certain nombre de fibres nerveuses.

Centres nerveux. — Les centres nerveux portent le nom de cerveau, cervelet, moelle épinière, ganglions nerveux. Ce sont des organes très délicats, très fragiles, protégés par des enveloppes résistantes : le *crâne* enveloppe le *cerveau* et le *cervelet* ; la *colonne vertébrale* entoure la *moelle épinière* sur toute sa hauteur.

Le *cerveau* occupe la plus grande partie de ce que nous avons appelé la boîte cranienne. C'est une masse d'un blanc grisâtre qui présente à sa surface de nombreux sillons, séparant de petites saillies qui sont les *circonvolutions cérébrales*.

Le *cervelet*, placé en arrière et au-dessous du cerveau, est beaucoup plus petit. Lui aussi présente des circonvolutions et des sillons, mais beaucoup moins marqués que ceux du cerveau.

Cerveau et cervelet se prolongent en bas par une petite tige renflée (le *bulbe rachidien*) qui, au niveau du trou occipital, va se continuer avec la moelle épinière.

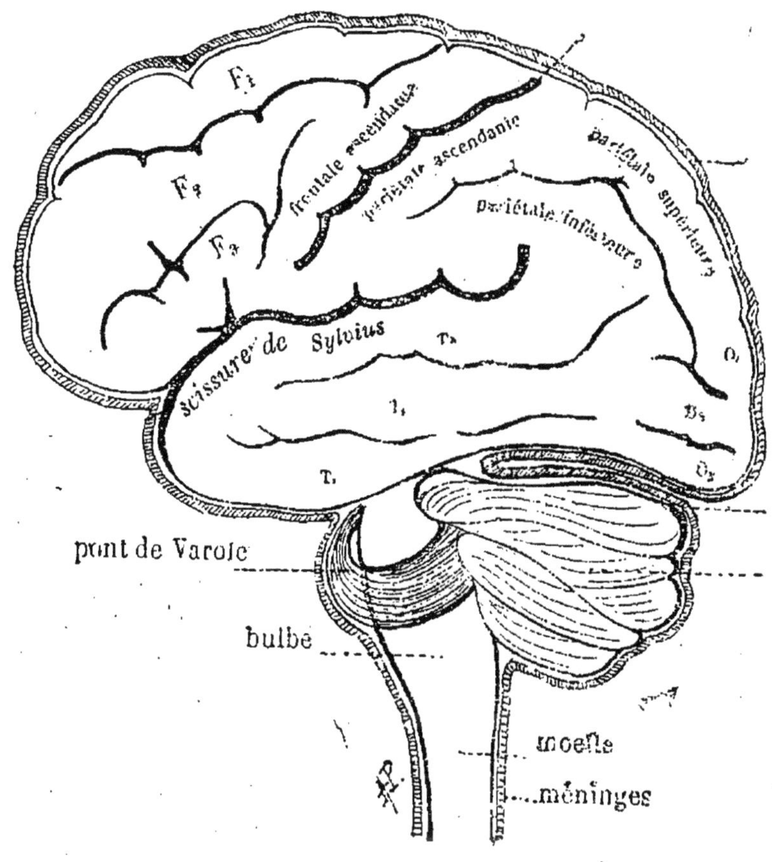

Fig. 30. — Cerveau. Cervelet. Bulbe (d'après Pizon).

La moelle épinière est un long tube qui descend dans le canal rachidien (formé par les vertèbres) presque jusqu'au bas de la colonne lombaire. De même

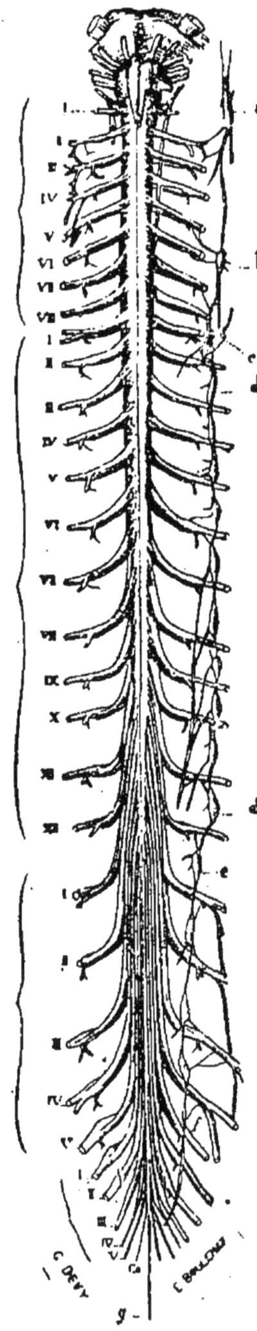

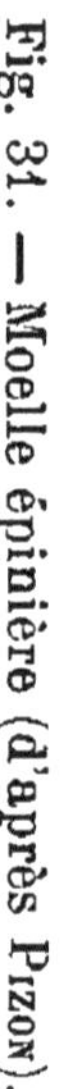

Fig. 31. — Moelle épinière (d'après Pizon).

aspect que le cerveau et le cervelet, sa consistance est un peu plus dense.

Un certain nombre de petits renflements nerveux qui sont hors du cerveau, du cervelet et de la moelle, s'appellent les *ganglions nerveux*. Le plus grand nombre d'entre eux se trouve de chaque côté de la colonne vertébrale et constitue la chaîne nerveuse dn *grand sympathique*.

Cerveau, cervelet et moelle sont protégés, nous l'avons dit, par le squelette, mais, de plus, ils possèdent des enveloppes, les méninges qui sont au nombre de trois et dont chacune a un rôle particulier.

C'est de l'extérieur vers l'intérieur : la *dure-mère*, membrane fibreuse, en rapport avec le squelette et qui a un rôle de contention et de protection ; l'*arachnoïde*, séreuse mince, mais présentant, au-dessous d'elle, un certain nombre de cavités remplies d'un liquide qui, par ses déplacements, joue le rôle de coussin protecteur dans les mouvements et dans les chocs ; la *pie-mère* enfin, qui contient les vaisseaux dont les branches se distribuent aux centres nerveux.

De plus, cerveau, cervelet et moelle sont creusés de cavités où se trouve un liquide semblable au liquide sous-arachnoïdien et qui communique avec lui : c'est le liquide *céphalo-rachidien*.

Nerfs. — Les nerfs, qui partent des centres, sont de longs cordons blancs, résistants qui se divisent peu à peu en un grand nombre de branches.

Il existe des nerfs dans toutes les parties du corps. Les uns naissent du cerveau : on les appelle *nerfs craniens* ; les autres de la moelle, ce sont les *nerfs rachidiens*. D'autres enfin naissent du grand sympathique (nerfs du grand sympathique).

Les principaux *nerfs craniens* sont : le *nerf facial*, nerf de la physionomie dont la section détermine la paralysie faciale, c'est-à-dire l'immobilisation des muscles de tout un côté de la face, le *nerf optique*, qui donne la vision à l'œil ; le *nerf auditif*, qui permet d'entendre les sons ; les *nerfs de la langue*, qui règlent ses mouvements et la gustation, le *pneumogastrique*, qui régie la respiration, la circulation et une partie de la digestion.

Les principaux nerfs rachidiens sont : les *nerfs intercostaux*, les nerfs du membre supérieur (*nerf médian*, *nerf radial*, *nerf cubital*), les nerfs du membre inférieur (*nerf crural*, *nerf sciatique*).

Les nerfs du sympathique se distribuent uniquement aux organes des grands appareils ; ils en permettent les fonctions et échappent complètement à la volonté.

Pour comprendre l'importance du système nerveux, il faut songer aux multiples besoins de notre corps et à tous les rouages dont il est constitué. C'est lui qui, par la *sensibilité* qu'il donne à la peau, lui permet de connaître les modifications du monde extérieur, de tout ce qui nous entoure, et de juger de la température, de la forme et de la dureté des corps ; c'est lui qui, par cette sensibilité des organes, règle leurs besoins (sensation de faim, de soif, besoin d'uriner, etc.).

Par la *motricité* qu'il donne aux muscles, il permet les mouvements, la marche, la lutte, la fuite, tout ce qui constitue les moyens dont dispose, pour la vie, un être bien organisé. Il ordonne aussi à l'estomac, à la vessie de se contracter pour évacuer leur contenu. Par son action sur les glandes, il détermine leur sécrétion. Il règle enfin la circulation du sang.

Aussi les centres nerveux peuvent-ils être considérés comme le centre même de la vie. Le bulbe rachidien a pu, en un point qui ne peut être lésé sans mort immédiate, être appelé *nœud vital*.

Pour bien comprendre le système nerveux et son fonctionnement, il faut se reporter à ses éléments de constitution, *cellules* et *fibres nerveuses*.

Cellule et fibre ne sont pas indépendantes l'une de l'autre. Si l'on examine une cellule nerveuse, on voit qu'elle présente une forme étoilée et que chacun de ses angles est prolongé par un long filament qui est une fibre. En schématisant la structure de la cellule et de ses prolongements, on est arrivé à sa conception physiologique qui est celle-ci : toute cellule nerveuse présente deux prolongements et l'ensemble forme ce qu'on appelle un *neurone*.

Dans le *neurone*, un des prolongements transmet les irritations, les *sensations* qu'il reçoit à la cellule nerveuse : c'est la *fibre sensitive*. La cellule emmagasine cette sensation, la transforme s'il y a lieu et transmet à l'autre prolongement l'ordre de déterminer un mouvement : celle-ci est la *fibre motrice*.

Fibre sensitive, *cellule*, *fibre motrice*. voilà résumées les trois parties fondamentales du système nerveux.

a) La *fibre sensitive* peut, en prenant des caractères particuliers, en se réunissant à d'autres dans un organe chargé de recevoir des sensations spéciales (œil, oreilles, organes des sens en un mot), devenir *fibre sensorielle*.

b) La *cellule nerveuse* suivant son siège dans les ganglions, dans la moelle ou dans le cerveau, ou bien se contentera d'une réponse simple qui sera la contraction d'un muscle pour la défense ou la fuite, ou bien, à l'aide des cellules qui l'entourent, deviendra capable d'enregistrer, d'analyser les sensations et de faire intervenir des actes dus au cerveau et qui constituent l'intelligence, la mémoire, etc.

c) La *fibre motrice*, suivant qu'elle ira à un muscle à une glande, à un vaisseau, pourra déterminer un mouvement, une sécrétion, une modification de la circulation en un point donné.

Il n'en reste pas moins vrai que les sensations, venues par des fibres, se transmettent des nerfs aux centres nerveux et que ceux-ci répondent, par une excitation transmise aux fibres nerveuses, aux nerfs qui émanent de ces centres.

On comprendra facilement la gravité de blessures des nerfs : la section d'un nerf abolit en général tout mouvement et toute sensibilité dans la zone qui était sous sa dépendance. Sa compression entraîne des douleurs violentes et des troubles de fonctionnement des muscles ou des organes.

Son inflammation ou *névrite* retentit sur tout son trajet et détermine les troubles les plus graves.

Organes des sens. — Nous avons indiqué ce qu'étaient les organes des sens : organes faits pour protéger et réunir un certain nombre de fibres sensitives dites *sensorielles* parce qu'elles ne sont susceptibles de recevoir que des sensations spéciales : les fibres du nerf de l'œil (*nerf optique*) ne transportent que les impressions lumineuses, les fibres du nerf de l'oreille (*nerf auditif*) ne transportent que les sons, les fibres sensoriels de la langue ne transportent que les impressions gustatives.

Les organes des sens sont :

L'œil, organe sphérique protégé par les paupières, enfoncé dans l'orbite, doué de mouvements qui lui permettent de recueillir les impressions lumineuses, et qui se compose de plusieurs membranes superposées et réunies pour former un appareil semblable aux lentilles afin de condenser les impressions lumi-

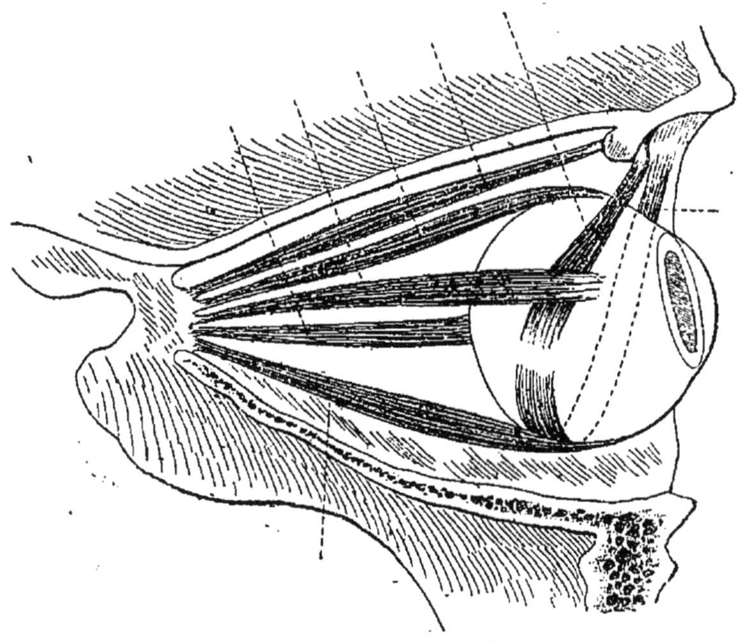

Fig. 32. — Œil et ses muscles (d'après Testut).

neuses sur l'épanouissement du nerf optique appelé *rétine*. Les principales de ces membranes sont la *conjonctive*, la *cornée transparente*. Le *cristallin* est une véritable lentille convexe transparente.

La membrane pituitaire, qui tapisse les fosses nasales, doit recueillir les impressions odorantes. C'est le sens de l'*odorat* peu développé chez l'homme.

La langue constitue l'organe du *goût* et c'est par

elle que nous avons les impressions gustatives fournies par les aliments.

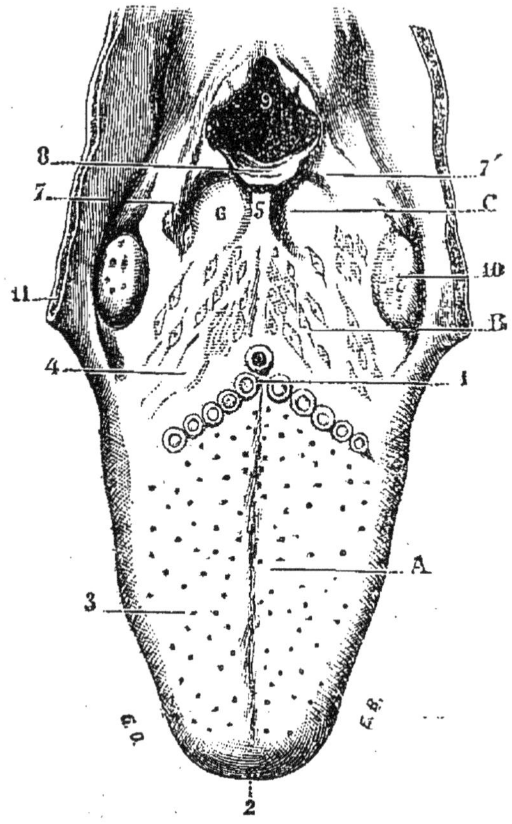

Fig. 33. — Langue (d'après Testut).

L'oreille constitue le sens de *l'ouïe.* Elle présente un *pavillon de l'oreille* qui recueille les sons pour les transmettre à un petit système de renforcement constitué par une membrane (*la membrane du tympan*) et de petits os (*les osselets de l'ouïe*). Derrière ce système de renforcement, les fibres du nerf auditif, épanouies dans un appareil très complexe, ecueillent les vibrations qui leur sont apportées.

La peau, enfin, possède en certains points du corps de petits renflements nerveux qui servent à transmettre les impressions, les sensations tactiles. C'est en particulier au niveau des doigts que la peau possède la propriété de juger de la forme et de la consistance des objets qui l'entourent.

Toute lésion des centres nerveux ou des nerfs se traduit par des troubles de la sensibilité, de la motilité, des organes de sens. Chaque nerf possède un territoire spécial de sensibilité et d'action musculaire. Les paralysies (disparitions des mouvements) résultent soit d'une lésion d'un nerf (section, confusion, compression), soit d'une lésion d'un centre (rétrécissement, compression par une hémorragie, destruction par un abcès, etc.).

CHAPITRE VIII

ÉTUDE DES RÉGIONS

L'anatomie des différentes parties du corps envisagées à tour de rôle, suivant la classification par appareils, doit être complétée par une étude des différentes régions avec tous les organes qu'elles renferment.

Tête. — La tête comprend comme régions principales :

La *région frontale* correspondant à l'os de même nom qui est très superficiel, recouvert seulement par la peau et quelques muscles très minces ;

La *région temporale* qui offre au-dessous de la peau des vaisseaux (artères et veines) nombreux. L'os temporal est fragile et mince et sa fracture en ce point s'accompagne souvent de blessure du cerveau situé en dedans ;

La *région mastoïdienne* présente une saillie formée par cette partie du temporal que nous avons appelée apophyse mastoïde. L'apophyse est creusée de cellules qui peuvent se remplir de pus et qu'on est obligé de trépaner, au cours des inflammations de l'oreille.

La *région occipitale* est occupée par le cuir chevelu et au-dessous de lui par l'os occipital qui protège le cervelet. A sa partie inférieure s'attachent les muscles de la nuque.

En avant, au niveau de la face, nous trouvons :

La *région de l'orbite* occupée par l'œil et ses dépendances ;

La *région du nez* formée par la saillie des os qui constituent les fosses nasales ;

La *région de la joue* au-dessous de l'orbite, en dehors du nez et qui renferme beaucoup de graisse, les muscles de la physionomie et de nombreux vaisseaux ;

La *région parotidienne* se trouve en avant de la région mastoïdienne et répond à la glande parotide qui elle-même renferme de nombreux vaisseaux : l'artère carotide, la veine jugulaire, de nombreux ganglions lymphatiques ;

La *région sous-maxillaire* se trouve au point où le fer à cheval du maxillaire inférieur se termine par une branche ascendante. Elle renferme la glande sous-maxillaire et les ganglions lymphatiques qui correspondent à la langue, aux dents, aux amygdales et qui peuvent s'enflammer et grossir dans les maladies de ces organes.

La *région sous-mentale* enfin se trouve sous le menton, au-dessus du larynx.

Cou. — Au cou, quatre régions principales sont à signaler :

La *région carotidienne* occupée par l'artère carotide et par le muscle sterno-mastoïdien qu'on peut sentir sous la peau ;

La *région sus-claviculaire* placée, comme son nom l'indique, au-dessus de la clavicule.

A la partie antérieure du cou, un peu au-dessous du maxillaire se trouve un petit os, l'os hyoïde qui donne attache à des muscles ; au-dessus de lui, c'est la *région sus-hyoïdienne*, au-dessous la *région sous-hyoïdienne*.

Dans la région sous-hyoïdienne, on voit en haut le larynx et au-dessous de lui, le continuant, la trachée. C'est dans cette région que l'on fait l'ouverture de la trachée lorsqu'il existe un obstacle à la respiration au niveau du larynx : c'est la trachéotomie.

Thorax — Au-dessous des clavicules sont les *régions sous-claviculaires*. Entre le bord droit du *sternum*, le sommet du sein gauche et le bord des côtes gauches est la *région précordiale* qui répond au cœur. Le reste du thorax est en rapport avec les poumons et les plèvres qui les entourent.

Abdomen. — L'abdomen a été divisé en neuf régions qui s'étagent trois par trois de la partie supérieure à la partie inférieure. L'étage supérieur comprend les régions suivantes :

La *région épigastrique* placée au-dessus de l'ombilic correspond à l'estomac ;

La *région de l'hypochondre droit* répond au foie qui porte la vésicule biliaire ;

La *région de l'hypochondre gauche* répond à la rate.

L'étage moyen comprend :

Au milieu la *région ombilicale* tout autour de l'ombilic et qui recouvre l'intestin grêle. Sur les côtés les deux flancs : *flanc droit* et *flanc gauche* répondent aux côlons ascendant à droite, descendant à gauche, et en arrière au rein de chaque côté.

L'étage inférieur enfin nous montre :

Au milieu, la *région hypogastrique* qui répond à la vessie lorsqu'elle est distendue par l'urine ;

Sur les côtés : à droite la *fosse iliaque droite* où se trouve le cæcum avec l'appendice, la *fosse iliaque gauche* qui renferme la dernière portion du côlon au moment où il se continue avec le rectum. C'est donc dans la fosse iliaque droite que se montre la douleur qui accompagne l'appendicite.

Membres. — Le membre supérieur offre de haut en bas :

La *région de l'épaule*, recouverte de muscles puissants et qui enveloppe l'articulation ;

La *région de l'aisselle* entre le *bras* et le *thorax* ;

La *région du coude* qui offre de nombreuses veines placées sous la peau. C'est là que se pratique l'opération de la saignée qui consiste à ouvrir une de ces veines ;

La *région de la paume* de la main est celle qui est recouverte par les doigts lorsqu'ils sont fermés.

Au membre inférieur enfin nous avons :

En arrière, la *région fessière* correspondant aux muscles fessiers ;

En avant, la *région de l'aine* où passent de très gros vaisseaux dont le principal est l'artère fémorale et où se trouvent de nombreux ganglions lymphatiques qui peuvent s'enflammer ;

En arrière du genou, c'est le *creux poplité* profondément caché lorsque la jambe est fléchie entre deux rangées de muscles.

La partie postérieure de la jambe est le *mollet*,

Enfin la *plante du pied* repose sur le sol.

Le *coup de-pied* répond à la partie antérieure de l'articulation tibio tarsienne.

Partie postérieure du tronc. — Les régions de la partie postérieure du tronc correspondent aux différentes portions de la colonne vertébrale et pour cela s'appellent : *régions cervicale, dorsale, lombaire, sacrée.*

DEUXIÈME PARTIE

CHIRURGIE

LIVRE PREMIER

L'INSTALLATION CHIRURGICALE DE GUERRE

CHAPITRE IX

LA CHIRURGIE ACTUELLE

Historique. — Depuis une quarantaine d'années, la pratique chirurgicale s'est profondément modifiée. Avant cette époque, tout acte chirurgical pouvait être suivi d'accidents mortels. Pendant les guerres du premier Empire, les grands chirurgiens des armées voyaient avec désespoir la plupart de leurs blessés mourir en quelques heures ou en quelques jours malgré tous leurs efforts.

La même effroyable mortalité fut constatée dans les ambulances pendant la guerre franco-allemande de 1870. Les hôpitaux n'étaient pas plus heureux : la moindre intervention, la moindre plaie accidentelle pouvaient entraîner la mort. Les blessés et les opérés mouraient de ce qu'on appelait l'infection purulente, de gangrène ou de tétanos. Ceux qui guérissaient mettaient des semaines, des mois pour se rétablir, car les plaies étaient envahies par le pus, se fermaient lentement, laissant souvent derrière elles des infirmités définitives.

Après cette période, on vit la chirurgie s'améliorer peu à peu, et nous en étions arrivés dans la pratique courante, à dire, qu'une opération bien préparée, bien conduite ne devait jamais amener une suppuration. Les plaies opératoires se fermaient en quelques jours.

Quelle évolution s'était donc produite qui élargissant nos connaissances nous avait permis de connaître et d'enrayer le mal ?

C'est Pasteur qui reconnut la cause de tous ces accidents. Au milieu de ses admirables travaux, une expérience est à citer : Pasteur constata que, si l'on exposait à l'air une bouteille, un tube contenant du bouillon de viande, le bouillon se troublait très rapidement et devenait aigre ; de même le vin devenait vinaigre, le lait tournait. Ayant porté à l'ébullition le bouillon frais, ayant chassé l'air de la bouteille, il ferma celle-ci avec un bouchon d'ouate. Il vit alors que le bouillon ne devenait pas aigre. L'air extérieur cependant continuait à passer à travers l'ouate.

On pouvait donc tirer de ce fait les deux conclusions suivantes :

1° La cause de la décomposition du bouillon exposé à l'air sans filtration était dans l'air même.

2° Cet air, filtré par l'ouate, ne déterminait plus cette décomposition, cette *fermentation*. Il contenait donc à l'état habituel les germes de la fermentation.

Microbes. — Ces germes furent, en effet, bientôt reconnus au microscope. Puis furent découverts ceux de toutes les fermentations. Enfin, on sut que la plupart des maladies et les suppurations étaient dues aussi à des germes infiniment petits, à des *microbes*.

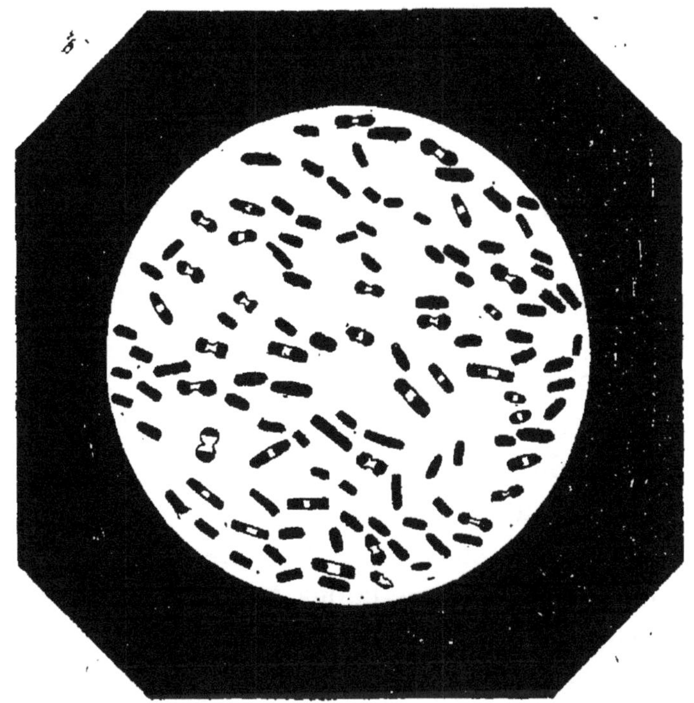

Fig. 34. — Microbes vus au microscope (d'après Courmonts).

L'expérience de Pasteur devait amener les médecins à chercher la filtration de l'air dans les pansements. C'est ce que fit, en 1871, un chirurgien français, A. Guérin, dans son service de chirurgie. Il enveloppa les régions atteintes ou opérées de grandes quantités d'ouate : *la veille, il perdait tous ses blessés, le lendemain il en guérissait beaucoup.*

Ce fut là une application très importante de la grande découverte de Pasteur ; mais on peut ajouter que cette découverte modifia toutes les données admises de l'hygiène médicale et chirurgicale. Les microbes ne se trouvent pas seulement dans l'air, mais aussi dans l'eau, sur les corps solides placés dans la plupart des liquides, sur nos vêtements, sur nous-mêmes. Et de même que l'air peut transporter ces microbes d'un blessé à un autre, d'une salle de malades à une autre, de même l'eau, les objets de la vie courante, les aliments, les vêtements, les médecins et les infirmières peuvent les transporter. On reconnut ainsi ce qu'on appelle la *contagion* des maladies.

On reconnut bientôt aussi que chaque maladie est le résultat de la pullulation d'un microbe particulier. Chaque malade est saturé de microbes, et, de plus, il les sème tout autour de lui.

On vit combien il était nécessaire de séparer les malades atteints de maladies très contagieuses, variole, rougeole, diphtérie, par exemple.

On sut par l'expérience que les mains, les vêtements du personnel hospitalier, pouvaient transporter la maladie. D'où la nécessité de se laver les mains chaque fois que l'on a touché un malade ou le lit d'un malade, d'où cette double règle de s'envelopper, pour pénétrer dans une salle de malades contagieux, de vêtements spéciaux qui doivent rester à la porte de cette salle, et de chercher parmi les étoffes celles qui sont le moins susceptibles de donner asile aux microbes : cette recherche aboutit a la proscription des vêtements de laine et au port de blouses de toile sans plis et sans ornements qu'on peut laver aussi souvent qu'il est nécessaire.

En chirurgie, on vit que si l'on faisait le pansement d'une plaie couverte de pus, pour aller ensuite faire une opération ou un pansement, le nouvel opéré ou pansé était contagionné ou *infecté* par les instruments ou les mains du chirurgien. De là, la nécessité de se laver les mains, avec le plus grand soin avant de faire un pansement ou une opération.

Mais ce lavage des mains à l'eau et au savon est lui-même insuffisant. Les microbes sont tenaces. Ils se cachent dans les rainures des instruments, dans les pores de la peau, sous les ongles. La peau des malades est elle-même, recouverte de ces microbes. Comment donc les faire disparaître facilement?

Antisepsie. — L'idée qui conduisit les recherches des chirurgiens, guidés par les découvertes de Pasteur, fut, qu'il fallait trouver des substances capables de détruire les microbes. Un chirurgien anglais, Lister, reconnut bientôt les propriétés microbicides d'un corps capable de se dissoudre dans l'eau : *l'acide phénique*.

Les applications de l'acide phénique devinrent immédiatement considérables. Puis on trouva d'autres substances capables de détruire les microbes ; on leur donna le nom de *substances antiseptiques*, et l'ensemble des précautions prises avec leur aide pour détruire les microbes constitua la méthode antiseptique ou *antisepsie*.

L'usage de l'*antisepsie* fut un admirable progrès. Avec elle la chirurgie ne connut plus de désastres. Mais on ne tarda pas à s'apercevoir que l'emploi des antiseptiques avait des inconvénients lorsqu'il était prolongé, même avec des quantités très minimes.

Les antiseptiques détruisent bien les microbes, mais ils irritent et détruisent les tissus vivants ; ils empêchent la fermeture rapide, la cicatrisation des plaies, enfin ils peuvent déterminer des accidents d'empoisonnement par leur absorption au niveau de la peau. De plus, s'ils détruisent les microbes, ils sont presque toujours incapables d'attaquer et de détruire leurs œufs, leurs *spores* et c'est pourquoi par le développement rapide de ces spores, on voit une région antiseptisée se couvrir de nouveau, au bout de peu de temps, d'une grande quantité de nouveaux microbes.

Asepsie. — Aussi, après cette période d'antisepsie, voulut-on, non pas détruire les microbes en un point déterminé, mais les empêcher de s'y développer. C'est, en somme, l'application complète du filtrage de l'air préconisé par A. Guérin.

En employant des objets de pansements où les microbes et leurs spores auraient été anéantis, en filtrant l'air qui les traverse, on obtiendrait le même résultat qu'avec la méthode antiseptique, sans avoir ses inconvénients.

Pour délivrer les objets de pansements des microbes, on fit usage de la chaleur : il n'est pas de microbe qui résiste à une température prolongée de

130 degrés. Les objets portés à cette température ne présentent plus de microbes et comme un champ où le feu a détruit pour longtemps toute végétation, ils sont stériles ou mieux *stérilisés*. Ainsi fut créée la méthode aseptique ou *asepsie*.

Au lieu de solutions antiseptiques, on se servit d'eau bouillie qui, privée de microbes, devient l'eau *stérilisée*.

Au lieu de mettre sur les plaies des pansements saupoudrés de poudres antiseptiques, on les recouvrit de linges stérilisés, enfermés eux-mêmes dans un manchon ou une cuirasse d'ouate stérilisée.

La méthode aseptique, amplifiée, coordonnée, semblait définitivement victorieuse, lorsque la grande guerre actuelle nous apprit en août 1914, notre présomption et l'insuffisance de nos moyens de paix.

Au plus vite nous dûmes abandonner la pratique de l'asepsie pour organiser une lutte contre des microbes anciens et nouveaux qui pullulaient partout, et que la multitude des blessés, traités hâtivement, près des champs de bataille, ne permettait pas de faire disparaître. De là, une double pratique : celle du temps de guerre qui sera la nôtre actuellement avec ses imperfections et ses tâtonnements, celle des temps de paix où nous reprendrons la marche en avant toute scientifique, et chaque jour progressive de la chirurgie aseptique.

Pratique du temps de guerre. — On peut poser en principe que, pour des raisons diverses, toute plaie par projectile de guerre commence à suppurer au bout de 24 heures.

Comme il faut du temps pour que le blessé reçu au poste de secours arrive dans la zone des ambulances ou des hôpitaux où il sera utilement traité, on peut dire que la chirurgie de guerre s'adressera souvent à des plaies infectées où les microbes pullulent. Et quels microbes !

A côté des microbes de la suppuration, en particulier du streptocoque qu'on trouve partout, on rencontre les germes spéciaux de la gangrène, de la gangrène gazeuse, de l'érysipèle bronzé, du tétanos, etc. En présence d'une telle flore, il n'est pas trop de tout notre arsenal d'antisepsie pour lutter sans trop de désavantages.

Ce sont donc les antiseptiques que nous appellerons à la rescousse dans la zone des armées.

Si, dans la zone de l'intérieur, cette pétition de principe peut paraître exagérée, et, si certains chirurgiens ont accusé notre antisepsie d'être plus nuisible qu'utile, qu'ils viennent parmi nous. Ils seront vite convaincus que nous devons employer des antiseptiques puissants, et aussi, que nous devons les varier, car pour les très graves plaies, l'action d'un antiseptique donné est assez courte.

Cette pratique antiseptique se manifeste sous toutes ses formes : pansements, bains, pulvérisations, irrigations continues.

Si les objets de pansements peuvent continuer à être préparés suivant les règles de l'asepsie, cette asepsie seule serait insuffisante. Ils seront donc antiseptisés par l'imprégnation de liquides antiseptiques dont ils recouvriront les plaies.

Si le chirurgien peut encore se servir de gants aseptiques, il se trouvera bien de plonger ses mains dans l'alcool avant d'agir dès que la stérilisation de ces gants cessera d'être rigoureuse.

Si enfin les instruments, pour des raisons trop longues à énumérer, sont simplement autoclavés ou bouillis, ils seront plongés pendant les moments de grande activité chirurgicale dans une solution d'eau phéniquée ou d'oxycyanure de mercure.

Pratique du temps de paix. — La méthode aseptique pure, vers laquelle nous tendons, ne peut malheureusement être appliquée dans toute sa rigueur. Les instruments, les objets de pansements, les vêtements, les linges de protection du champ opératoire, les fils, les objets caoutchoutés sont bien stérilisés par la chaleur ; mais on ne peut songer à porter à 150 degrés la peau du malade.

Pour les mains du chirurgien et des aides, on a tourné la difficulté. Les avant-bras nus seront recouverts de manchettes, les mains de gants en caoutchouc, le corps, le visage lui-même et les cheveux de toile stérilisée. Pour la peau de l'opéré, on a tenté de la vernir d'un enduit aseptique. La meilleure technique, et, c'est un grand progrès actuel, est d'enduire très largement la région à opérer de teinture d'iode.

Mais c'est là de l'*antisepsie*. De même la préparation de nos savons liquides s'inspire de la méthode antiseptique.

On peut donc dire que nous employons en temps de paix comme en temps de guerre *une méthode mixte*. Mais alors qu'en temps de guerre la multiplicité et la virulence des microbes nous imposent l'emploi de substances antiseptiques nombreuses et d'une action violente, en temps de paix nous réduisons au minimum cet emploi, ce qui nous permet de ne nuire en rien à la vitalité des tissus et d'obtenir très rapidement la cicatrisation des plaies.

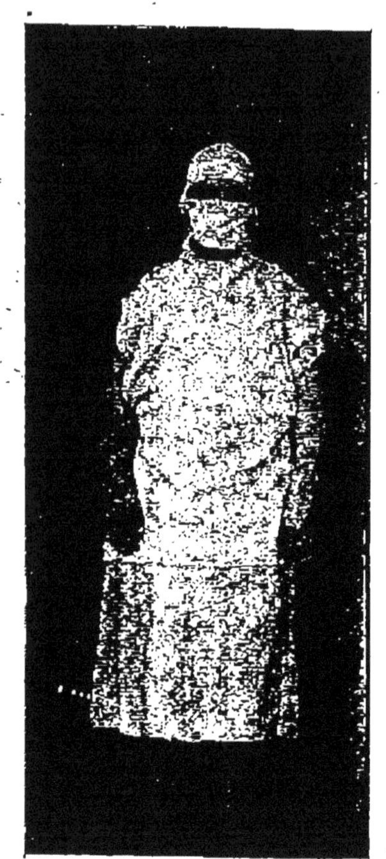

Fig. 35. — Le chirurgien avec gants, masque et large bavette stérilisés.

De ce rapide exposé, l'infirmière doit surtout retenir que, particulièrement en temps de guerre, nous sommes enveloppés de microbes dans l'air, dans l'eau, dans nos vêtements, sur nous-mêmes.

C'est donc une nécessité, pour approcher ou panser un blessé, de prendre de très grandes précautions. L'oubli de ces précautions, hélas encore si fréquent, amène des désastres par le transport des microbes d'un blessé à un autre, la contamination des salles d'opérations et de pansements, le cruel devoir pour le chirurgien de faire des opérations de plus en plus larges et d'amputer des membres qu'on aurait peut-être pu conserver en ayant dès le premier pansement le souci de la propreté « chirurgicale ».

Ce sont là des choses que nous développerons dans les chapitres suivants ; il fallait auparavant en faire la révision très rapide.

CHAPITRE X

LES ANTISEPTIQUES

Définition. — Les antiseptiques sont des substances chimiques qui ont pour but de détruire les microbes.

Cette définition trop simple dans l'état actuel de nos connaissances a besoin d'être complétée.

Rôle des antiseptiques. — Les microbes qui se développent au niveau d'une plaie ne se contentent pas, comme on le croyait autrefois, d'attaquer les tissus environnants et de détruire les agents de lutte, (cellules mobiles, *leucocytes*) qui par les vaisseaux viennent à leur rencontre.

Ils agissent surtout par la production de poisons, de *toxines* qui entreront dans l'organisme, diminueront la résistance des leucocytes, des tissus, des organes, en prépareront l'envahissement par les microbes partis de la plaie.

Ce qu'il faut donc demander à des agents de lutte comme des antiseptiques c'est :

1° De détruire *sur place* les microbes.

2° De ne pas annuler ou gêner les défenses de l'organisme *sur place.*

3° D'empêcher la pullulation et la diffusion des microbes et de leurs poisons *dans tout le corps.*

C'est pour cela que beaucoup d'antiseptiques anciens ne nous paraissent plus suffisants et ont été mis de côté, et pourquoi on a été amené à considérer que, pour ne pas gêner l'action des défenses de l'organisme, pour pouvoir même augmenter leur puissance, la question de l'antiseptique employé n'était pas seule en cause, mais qu'il fallait aussi établir la dose, le degré de concentration du cet antiseptique. Sans entrer dans les détails, nous pouvons dire qu'en la chirurgie de guerre, un des gros ennuis de l'infection d'une plaie pour le chirurgien, est qu'elle s'accompagne d'une tuméfaction, d'un *œdème* des tissus qui gêne l'action chirurgicale, et surtout, ne permet pas l'immobilisation nécessaire complète et rapide du membre blessé.

C'est un des grands mérites des recherches actuelles d'avoir montré que ces œdèmes n'étaient pas toujours dus à l'action microbienne, mais à l'irritation déterminée sur les tissus, sur les leucocytes, par des antiseptiques mal choisis ou employés à des doses mauvaises.

Quelques-uns de nos antiseptiques nouveaux doivent leur succès à ces qualités spéciales.

D'autres manifestent leur excellence par ce fait,

qu'ils amènent très vite la disparition de la fièvre indice de l'infection microbienne de l'organisme.

On comprend la valeur de cette constatation qu'il faudra toujours rechercher.

Et pour résumer cette action générale des antiseptiques, disons qu'au point de vue pratique, un bon antiseptique :

1° Tarira, diminuera ou modifiera l'infection d'une plaie qui perdra son mauvais aspect, ne répandra plus d'odeur fétide, se nettoiera rapidement ;

2° Empêchera la production des œdèmes ou la propagation de l'infection de proche en proche ;

3° Amènera la disparition ou la diminution de la fièvre, indice de l'infection.

Durée de l'action d'un antiseptique. — Plus grande est l'affluence des blessés, plus marquée est la gravité des plaies : la meilleure explication de ce fait est que les évacuations se font plus lentement et que les premiers soins sont moins rapides.

C'est dans ces périodes qu'il conviendra d'employer les antiseptiques les plus puissants ; encore leur action sera-t-elle souvent insuffisante. A mesure que le calme se rétablit, que les entrées dans les ambulances et les hôpitaux sont moins considérables, on voit la gravité des plaies diminuer, les grandes infections disparaître, le pouvoir des antiseptiques augmenter, on revient peu à peu à la chirurgie du temps de paix avec les guérisons rapides, on en arrive même à pouvoir reprendre la technique audacieuse et parfaite de la chirurgie aseptique.

Un autre point intéressant que nous avons mainte fois constaté cliniquement, et que notre savant ami le médecin-major Baur, nous a dit concorder avec ses recherches de laboratoire, est que le pouvoir d'un antiseptique est de durée relativement faible sur une classe déterminée de microbes.

Il faut donc changer fréquemment d'agent antiseptique : dès qu'une plaie cesse de s'améliorer ou que la suppuration augmente, il faut employer un nouvel agent de modification et on se trouvera bien de cette méthode.

Emploi des antiseptiques. — Les antiseptiques s'emploient soit à l'état de pureté (cristaux, *poudres*) soit sous forme de *liquides*, de *vapeurs*, de *pommades*, de *pâtes*.

C'est le plus souvent à l'état de liquides, en *solutions* qu'on en use.

Sans insister sur les applications précises que nous reverrons ultérieurement, nous devons indiquer ici l'emploi qu'on peut faire de ces solutions :

Le lavage des plaies se fait soit directement avec des compresses trempées dans un liquide contenu dans un bock ; on désigne encore ce procédé sous le nom d'*irrigation*.

Le pansement est l'application prolongée de différentes couches de tissu stérilisé qu'on peut imprégner d'antiseptique.

L'irrigation continue consiste à faire couler sur la plaie, ou dans la plaie, des liquides pendant un temps plus ou moins long.

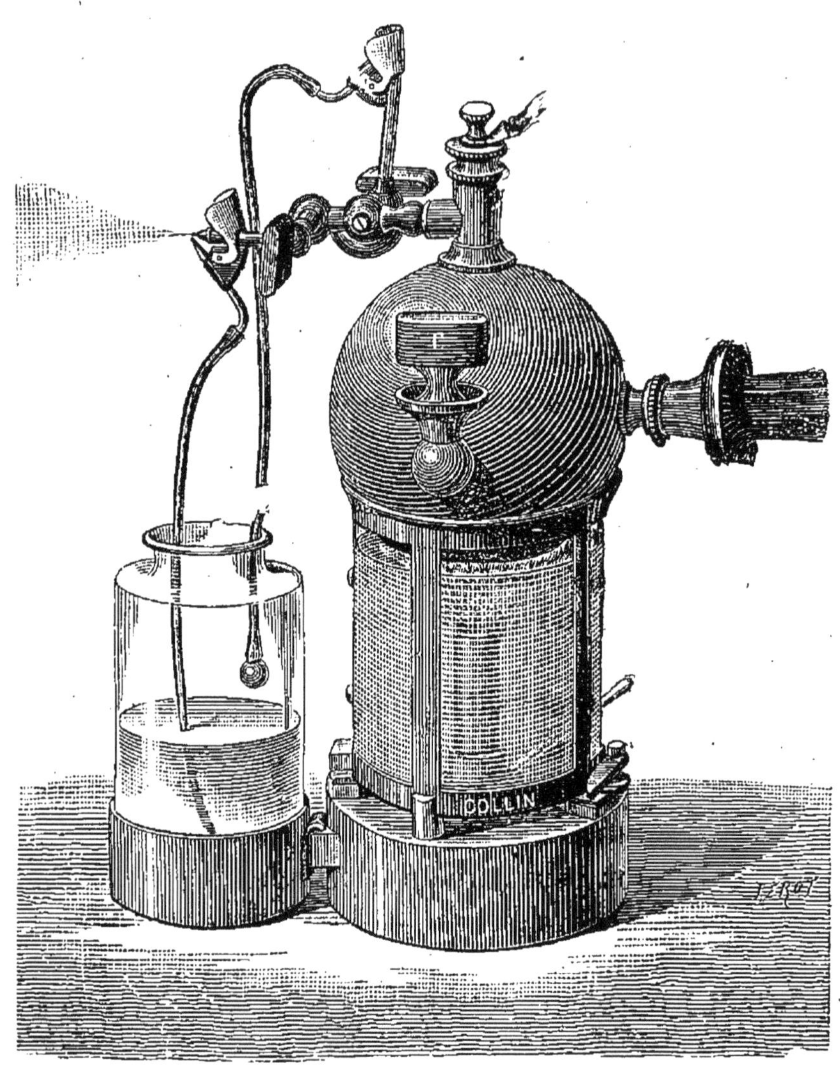

Fig. 36. — Pulvérisateur de Championnière
(d'après CHAVASSE).

L'instillation ou le *goutte à goutte* est la même méthode dans laquelle le liquide tombe goutte à goutte avec une vitesse réglée par le chirurgien.

Le bain consiste à plonger la région blessée dans un liquide pendant un temps plus ou moins long.

La pulvérisation se pratique soit à l'aide d'une soufflerie avec les flacons de parfumeurs, soit avec des appareils spéciaux dont le pulvérisateur de Lucas-Championnière est le type.

Etudions maintenant les antiseptiques et acceptons pour cette étude la division en antiseptiques liquides, antiseptiques sous forme de vapeurs, antiseptiques en poudre, en pâtes.

Forcés de faire une énumération à peu près complète, nous donnerons cependant les premières places aux substances qui nous semblent avoir des qualités contrôlées dans les infections des plaies de guerre, celles qui nous préoccupent surtout en ce moment.

Antiseptiques liquides. — Les principaux sont des solutions d'antiseptiques dans l'eau préalablement bouillie, c'est-à-dire stérilisée.

Ces solutions constituent souvent des poisons violents et doivent être colorées et soigneusement classées dans des flacons à bouchons de verre et portant des étiquettes. On les emploie de préférence chaudes ou tièdes.

Le *titre* de la solution, sa teneur en antiseptiques doit toujours être indiqué sur l'étiquette.

Le rapport est d'ordinaire établi d'après le poids de l'eau et de l'antiseptique.

Une solution au millième contient un gramme d'antiseptique pour 1.000 grammes ou un litre d'eau ; au centième un gramme pour cent.

Il ne faut jamais oublier que les antiseptiques employés à un degré de concentration trop élevé donnent soit des accidents locaux (irritation ou destruction des tissus) soit des accidents généraux (intoxication).

Préparation des antiseptiques a base d'eau. — On prépare ces solutions soit à chaud soit à froid.

a) *Préparation à chaud.* — L'infirmière chargée de préparer la solution, sauf indication spéciale, mettra la quantité voulue d'eau stérilisée dans une marmite flambée, et, portera à une température variable suivant l'antiseptique (de 35 degrés pour les uns, à l'ébullition pour d'autres). Elle ajoutera alors la dose d'antiseptique et mêlera avec un agitateur puis mettra le tout refroidir. Quand la solution sera tiède elle la transvasera dans des flacons stérilisés en ayant soin de la filtrer sur de l'ouate hydrophile stérilisée.

Elle attendra que le flacon soit refroidi pour le fermer avec le bouchon en verre qui sans cela adhérerait très fortement au goulot.

Pendant ce refroidissement elle obturera l'orifice avec un peu de gaze stérilisée.

b) *Préparation à froid.* — Mettre l'antiseptique finement pulvérisé ou dissous dans la glycérine (acide phénique par exemple), dans l'eau stérilisée. Attendre 24 ou 48 heures, bien agiter la bouteille et filtrer.

PRINCIPALES SOLUTIONS. — *L'hypochlorite de soude.* (liquide de Dakin) solution de cinq à six pour mille, obtenue de la façon suivante : dissoudre cent quarante grammes de carbonate de soude sec ou quatre cents grammes de sel cristallisé dans dix litres d'eau ordinaire. Ajouter deux cents grammes de chlorure de chaud. Agiter le mélange. Au bout d'une demi-heure, le liquide clair est séparé par siphonage du précipité et filtré à travers du coton. On ajoute à ce liquide filtré quarante grammes d'acide borique (formule d'Henry Dr Dakin).

Cette solution donne d'excellents résultats à condition d'être renouvelée souvent, car le liquide, au contact de la plaie se décompose et perd assez vite son pouvoir antiseptique.

La solution ne sera pas conservée plus d'une semaine [1].

L'eau de Javel employée par nous depuis octobre 1914 est également un antiseptique de premier ordre à la dose de 20, 30, 40 pour mille (jusqu'à deux cuillerées à soupe par litre). Elle aurait l'inconvénient de laisser au contact de la plaie une certaine quantité de chlore ou d'alcali libre. Cet inconvénient

[1] Voir la technique des pansements au chapitre pansements.

est atténué si l'on y ajoute un peu de carbonate de soude ou d'acide borique.

La liqueur de Labarraque. — Mélange de chlorure de soude liquide et d'hypochlorite.

Employée de 30 à 50 pour mille nous a toujours paru moins active que l'eau de Javelle.

Le chlorate de magnésie dont nous avons poursuivi mon père et moi l'étude depuis plusieurs années, est à la dose de 20 à 30 pour mille, un antiseptique très efficace. Comme le liquide de Dakin, il supprime rapidement l'odeur des plaies déjà infectées, les modifie très vite, conserve les tissus souples et sans œdème. Laissant échapper de l'oxygène naissant, il a de ce fait une action microbicide spéciale.

Le chlorure de magnésium (P. Delbet-Rosemblith). Employé à la dose de 13 à 15 pour mille, jouit de propriétés analogues quoique moins évidentes.

L'éther (Souligoux-Vernier) s'emploie pur.

La technique du pansement à l'éther est spéciale. Nous la décrirons plus loin (1).

L'alcool sous forme de pansements alcoolés (alcool $^1/_3$ ou $^1/_4$ eau stérilisée $^2/_3$ ou $^3/_4$) modifie heureusement les plaies lorsque toute menace d'infection gangréneuse a disparu.

(1) Voir les pansements.

Le sublimé ou bichlorure de mercure, poudre blanche, est préparé soit en le triturant longuement à l'état de pureté dans de l'eau stérilisée, soit en le mélangeant à parties égales avec l'acide tartrique pour faciliter sa dissolution. On colore ensuite en bleu la solution avec du bleu d'indigo.

La solution la plus habituellement demandée est dite liqueur de Van-Swiéten et se compose de :

Sublimé	1 gramme.
Eau stérilisée	1.000 grammes.

Cette solution doit en général s'employer dédoublée, c'est-à-dire, mélangée à son volume d'eau pour les besoins usuels.

On peut faire des solutions alcooliques, en particulier pour ce qu'on appelle les « solutions-mères » (voir plus loin).

L'intoxication par le sublimé se traduit par des éruptions cutanées, de l'inflammation des gencives, des troubles graves du côté du rein, souvent aussi par des troubles digestifs qui mettent rapidement la vie en danger.

L'acide borique est un antiseptique faible. Depuis l'emploi courant de l'eau stérilisée, il est presque abandonné.

On peut, pour préparer l'eau boriquée, mettre 40 à 50 grammes d'acide borique par litre d'eau bouillante; si l'acide borique est en excès, il se dépose au fond du vase après refroidissement. L'eau boriquée inoffensive est laissée sans coloration spéciale.

*

L'acide phénique (ou carbolique) se présente en cristaux blancs. C'est un antiseptique irritant, à odeur forte. On en fait deux solutions : la solution faible à 2,5 %, la solution forte à 5 %.

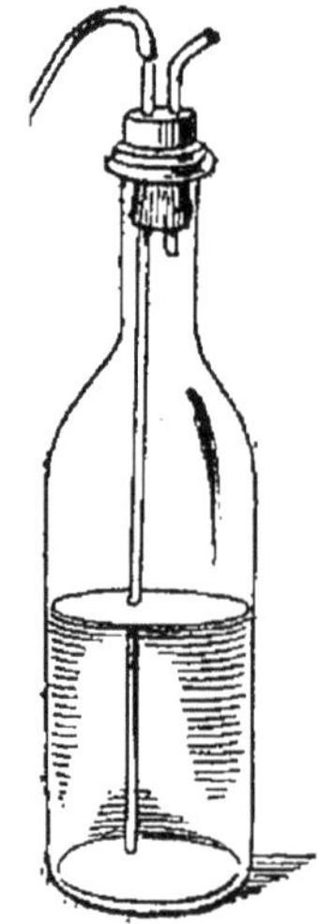

Fig. 37.
Flacons à deux tubulures
(d'après Chavasse)

On dissout d'abord dans un peu de glycérine. On colore en général l'eau phéniquée en rouge.

Les accidents très graves qu'elle a pu déterminer, en particulier la gangrène des tissus et l'intoxication générale qu'on reconnaît à la teinte noirâtre des urines, ont fait proscrire l'eau phéniquée dans les pansements humides.

Le permanganate de potasse qui se présente sous forme de petites paillettes brunes, donne une solution employée à doses faibles pour le lavage des plaies et les injections. La solution employée généralement varie de 12 centigrammes à 25 centigrammes par litre, c'est-à-dire de la solution au quatre millièmes à la solution au huit millièmes.

Pour le lavage des mains on emploie le permanganate de 1 à 5 %.

Le bisulfite de soude à 10 % est surtout employé

comme décolorant du permanganate de potasse.

L'oxycyanure de mercure, un des rares antiseptiques qui n'attaquent pas les objets de métal, était employé surtout comme bain pour les instruments au cours des opérations, à la dose de 1 à 5 %. Les chirurgiens l'abandonnent maintenant, préférant employer les instruments stérilisés à sec. Pour les pansements et les lavages on fait une solution au millième.

L'eau oxygénée est une combinaison d'oxygène avec l'eau. Mais l'oxygène est un gaz et le poids des gaz est très minime. Aussi évalue-t-on les solutions d'après le volume du gaz. Les solutions les plus employées sont l'eau oxygénée à 3,6, et 12 volumes. On peut préparer l'eau oxygénée en faisant dissoudre dans un litre d'eau bouillie 20-25 grammes de perborate de soude. On facilite la dissolution en ajoutant une petite quantité d'acide borique. On obtient ainsi un litre d'eau oxygénée à 3 volumes.

Il faut toujours demander *l'eau oxygénée chirurgicale* qui est débarrassée des impuretés et de son acidité.

L'iode est employé soit en solution iodo-iodurée (un gramme d'iode, deux grammes d'iodure de potassium pour un litre) soit simplement sous forme d'iode métallique, à raison de un gramme dans un litre d'eau stérilisée, en laissant en contact au moins 48 heures avant de se servir de la solution qu'il faut agiter fortement avant de l'employer.

Stimulant des plaies atones déjà anciennes, excellent antiseptique de la peau, l'iode est loin d'avoir l'action qu'on voulait lui attribuer dans les plaies récentes infectées.

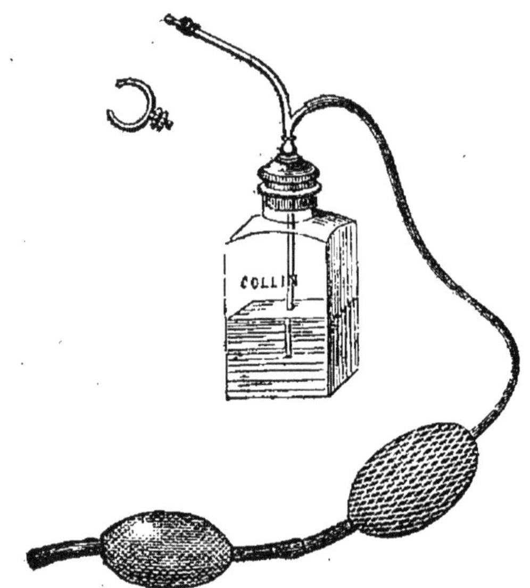

Fig. 38. — Vaporisateur à éther ou teinture d'iode (d'après Chavasse).

Le chlorure de zinc employé surtout pour les plaies tuberculeuses ou en chirurgie osseuse, se prépare à la dose de 5 à 10 %.

Le chloral est un excellent antiseptique de la bouche à la dose de 1 à 5 grammes %.

A) à base d'autres liquides. — Un certain nombre de solutions se font avec d'autres liquides que l'eau, la *glycérine* (exemple : la glycérine phéniquée dont on prépare des solutions beaucoup plus fortes que l'eau phéniquée habituelle (5 à 10 %) et qu'on peut employer sans crainte à condition que la peau ne présente pas trace d'humidité, car la glycérine s'alliant à l'eau, l'acide phénique devient libre et détermine des brûlures).

L'éther (exemple : l'éther iodoformé ou iodé à 10 %).

L'alcool (teinture d'iode, iode 10 grammes, alcool à 90 degrés 120 grammes).

Le naphtol mélangé au camphre à la dose d'une partie de naphtol et de deux parties de camphre donne le naphtol camphré.

Signalons aussi les huiles : huile camphrée (10 %) huile résorcinée (1 gramme %) huile goménolée.

Solutions mères. — On prépare souvent ce qu'on appelle des solutions-mères, presque toujours en solutions alcooliques pour avoir sous un petit volume des antiseptiques qu'il suffit de mélanger ensuite à une quantité plus ou moins considérable d'eau : on les varie dans chaque pays, presque dans chaque centre de traitement. La dose à employer pour un litre devra toujours être soigneusement marquée sur le flacon.

Exemple. — La solution-mère de sublimé : sublimé 10 grammes, alcool 100 centimètres cubes, à raison de 10 centimètres cubes par litre donne la solution au millième.

La solution-mère d'acide phénique comprend : parties égales d'acide phénique cristallisé, et d'un mélange d'alcool et de glycérine. Il faut 100 grammes de cette solution dans un litre d'eau pour avoir la solution forte, 50 grammes pour avoir la solution faible.

Antiseptiques sous forme de vapeurs. — Les vapeurs sèches s'emploient très peu. Signalons cependant les vapeurs iodées dont le succès a été fugace et qui n'ont jamais agi qu'en surface sans véritable action anti-microbienne. *Le formol* en vapeurs imprégnant des compresses est dangereux : il détermine souvent des escarres profondes. D'ordinaire, on emploie la vapeur d'eau chargée de substances antiseptiques. Ces vapeurs sont en général projetées en jet sur la région atteinte : le *pulvérisateur de Lucas-Championnière* est avec raison l'appareil le plus employé. Il se compose d'une petite chaudière placée au-dessus d'une lampe à alcool et d'un petit récipient en verre. On remplit la chaudière d'eau qu'on porte à l'ébullition. Dans le récipient en verre se trouve la solution antiseptique.

Deux tubes se rejoignent en avant, établissant la communication avec les deux récipients. La vapeur d'eau s'échappe sous pression mêlée au liquide antiseptique aspiré par capillarité (voir fig.).

Les pulvérisations nous ont rendu les plus grands services dans le traitement des grandes infections des plaies (gangrène, abcès gazeux, érysipèle).

En l'absence du pulvérisateur qui permet de baigner la plaie d'une façon prolongée sans fatigue pour le malade, on peut fabriquer des appareils goutte à goutte tels que ceux qui sont représentés figure.

Enfin, on peut employer pour la pulvérisation rapide (projection d'iode, d'éther sur une plaie ou sur la peau) le vaporisateur ordinaire à soufflerie qu'on trouve partout.

Sous forme de poudre. — On peut mettre les antiseptiques en poudre directement sur les plaies ; on peut aussi en imprégner des gazes spéciales. On étale la gaze et on y met une certaine quantité de poudre, puis on la plie. La méthode de la dissolution dans laquelle on trempe la gaze est mauvaise.

Les principales poudres antiseptiques sont :

L'iodoforme, d'un pouvoir antiseptique faible et cependant toxique, poudre jaune à très forte odeur. On reconnaît l'empoisonnement par l'iodoforme à ce que la salive élimine de l'iodoforme qui donne aux pièces d'argent ou aux cuillers d'argent mise au contact de la salive une odeur spéciale.

Le salol est une poudre blanche moins toxique, mais irritant la peau. On emploie d'ordinaire le mélange de salol et de poudre de talc.

La poudre de talc est une poudre minérale ne se décomposant pas et qui, stérilisée, peut servir pour isoler les plaies des pansements qui, en y adhérant, empêchent la cicatrisation.

La poudre de Championnière est un mélange d'iodoforme, de quinquina de magnésie et de benjoin. Elle donne de bons résultats dans les ulcérations et dans les escarres.

L'aristol (mélange de thymol et d'iode), est également une bonne poudre désinfectante.

De même l'*ektogan* ou peroxyde de zinc.

A) Antiseptiques employés en pommades. — Employées beaucoup autrefois, les pommades sont d'une antiseptie très relative parce qu'elles forment à la surface de la peau un revêtement gras qui retient les liquides et empêchent les principes antiseptiques d'agir. Il faut rejeter absolument les pommades à base de graisses animales.

La vaseline. — Graisse minérale, sert à faire la vaseline phéniquée (10 $^0/_{00}$), la vaseline sublimée (1 $^0/_{000}$), la vaseline boriquée (10 $^0/_0$), la vaseline salolée (10 $^0/_0$), la vaseline mentholée (1 $^0/_0$). Cette dernière est moins employée aujourd'hui pour l'antisepsie du nez et des oreilles.

La pommade à l'oxyde de zinc. — Active la cicatrisation et calme l'irritation de la peau autour des plaies infectées.

La pommade à l'ektogan a un pouvoir cicatrisant très net sur presque toutes les plaies.

En pâtes. — Il est souvent difficile de fixer les pansements. On fait alors des *emplâtres* : (emplâtre de Vigo au mercure.) Etalé sur une toile, l'emplâtre orme le *sparadrap*. Signalons encore l'emplâtre à l'oxyde de zinc. Le *leucoplaste* dont les Allemands ont généralisé l'emploi dans la chirurgie de guerre pour maintenir leurs pansements est un bon agglutinatif.

Le Collodion. — Mauvais parce qu'il est trop occlusif et non aseptique, ne doit s'employer qu'après stérilisation parfaite de la plaie avec interposition de gaze stérilisée.

Certaines pâtes à la gélatine s'emploient à chaud ; telle la pâte de Unna à la gélatine, au salol et à l'oxyde de zinc.

Sérums. — L'emploi du sérum artificiel (7 à 8 grammes de sel marin par litre) ou de solutions salées à teneur en sel plus élevée, a été étudié dans ces derniers temps.

Des belles recherches physiologiques de Wright ne semble sortir jusqu'à présent, comme l'a écrit le professeur Tuffier, aucune formule thérapeutique nouvelle. Il faut cependant en garder l'espoir.

Nous avons obtenu de très bons résultats locaux par l'usage de compresses imbibées de *sérum spécifi-*

que polyvalent de Leclainche et Vallée qui provient de chevaux immunisés.

Nous reviendrons sur l'emploi des sérums en injections comme modificateurs généraux.

Savons. — Signalons, comme liquide antiseptique, le savon liquide à l'alcool (savons blanc, alcool, naphtolate de soude) auquel les Allemands attribuent une importance de premier ordre comme antiseptique.

Voici deux formules de savon liquide :

1° Faire dissoudre à chaud 200 grammes de savon blanc dans 500 grammes d'eau distillée. Laisser refroidir. Ajouter 1.000 grammes d'eau distillée, faire bouillir un quart d'heure.

Enfin, dans ce liquide refroidi à 40 degrés environ, ajouter doucement le mélange suivant, tiède :

Naphtolate de soude	50 gr.
Ammoniaque	1 gr. 50.
Glycérine	50 gr.
Eau de laurier cerise } àâ	Quant. suffis.
Essence de citron }	

Filtrer et mettre dans des flacons stérilisés.

2° Couper en petits morceaux :

400 grammes de savon blanc aux amandes amères.

Faire fondre dans un litre d'eau distillée qu'on chauffe sans la porter à l'ébullition. On tourne ce mélange avec un agitateur. Laisser refroidir puis ajouter

2 litres d'eau distillée. Faire bouillir pendant 10 minutes.

Après refroidissement ajouter par litre :

100 grammes de glycérine.
100 — d'alcool à 90°.

Filtrer et stériliser à l'autoclave.

CHAPITRE XI

LE MATÉRIEL DE PANSEMENTS

Définition. -- On désigne sous le nom de pansement tout ce qu'on met sur une plaie pour en déterminer ou en activer la guérison. Autrefois, les pansements consistaient surtout en mélanges de substances chimiques ou de plantes, formant un enduit épais à la surface de la plaie sous forme d'emplâtres. La pratique des simples est encore usitée dans les campagnes.

On vit ensuite qu'il importait d'aspirer les liquides à la surface des plaies et on employa du linge effiloché qu'on désigna sous le nom de *charpie*. La charpie préparée avec de vieux linges non lavés, par des mains plus ou moins propres, fut une des causes des grandes infections des plaies à la fin du siècle dernier. On ne peut songer à l'employer désormais, dans la chirurgie e guerre, qu'après l'avoir stérilisée ou longuement fait bouillir.

Qualités d'un pansement. — Demandons actuellement à un pansement d'avoir les trois qualités suivantes ; il doit être *absorbant*, *occlusif*, *compressif*.

L'absorption des liquides se fait au moyen de la gaze et de l'ouate hydrophile : l'*occlusion* au moyen de l'ouate hydrophile et de l'ouate ordinaire qui empêchent l'arrivée de l'air non filtré : la *compression* au moyen des bandes.

La Gaze ou tarlatane s'emploie sous deux formes : *tarlatane apprêtée* (revêtue d'un empois d'amidon) *gaze* (tarlatane désapprêtée)

La gaze doit être à mailles assez larges, ce qui augmente son pouvoir d'absorption. On en fait des compresses. Pour cela, on taille des carrés de 40 à 50 centimètres de côté pour les compresses de taille ordinaire, on plie ces carrés en trois dans la longueur, puis en trois dans la largeur et ainsi on a de petits carrés offrant neuf épaisseurs de gaze. Ces compresses servent, soit à recouvrir directement les plaies, soit au cours des opérations ou des pansements à remplacer les éponges pour absorber le sang ou les sécrétions. Des compresses plus grandes peuvent être faites suivant les besoins. Pour limiter le champ opératoire on en taille de très grandes, de 50 à 60 centimètres de côté lorsqu'elles sont pliées et qui, par abréviation sont appelées les *champs* opératoires.

Les *champs* peuvent être faits aussi avec de la toile

qui a l'avantage de ne pas se prendre dans les instruments à griffes.

Quelquefois on a besoin pour aspirer les liquides des plaies profondes de longues bandes de gaze, plus ou moins étroites : ce sont les mèches.

Certains chirurgiens font aussi préparer pour servir d'éponges, des tampons d'ouate hydrophile recouverts d'une seule couche de gaze.

L'ouate se présente sous deux aspects différents.

1° *L'ouate* ou *coton ordinaire* d'une couleur jaunâtre élastique sous le doigt. Il faut employer le *coton cardé*, mais rejeter le coton à usages industriels glacé à la surface.

2° *L'ouate hydrophile* se distingue du coton ordinaire par sa blancheur et aussi par la crépitation neigeuse qu'elle donne sous le doigt quand on la comprime.

Les qualités de ces deux cotons sont bien différentes : le coton ordinaire n'absorbe ni l'eau ni les liquides, il ne possède que son élasticité et la faculté de filtrer l'air. Le coton hydrophile, au contraire, absorbe très facilement l'eau et les liquides. Il est employé dans les pansements pour rendre cette absorption aussi complète que possible.

On prépare les cotons soit en carrés, soit en longues bandes qu'on roule pour les mettre dans des boîtes : les dimensions soit en longueur, soit en largeur de ces bandes sont variables suivant la taille des pansements auxquels on les destine. On fait aussi avec le coton hydrophile des tampons et de petits pinceaux d'urgence qu'on brûle lorsqu'ils ont servi.

Les bandes sont des pièces d'étoffe très longues et étroites ayant partout la même largeur. On les roule de façon à former un globe. L'extrémité profonde de la bande est dite chef terminal, l'extrémité située à la périphérie s'appelle chef initial. On emploie pour faire les bandes différentes étoffes, mais quelles qu'elles soient, les bandes dans la pratique chirurgicale courante doivent toujours avoir de 5 à 10 mètres de longueur ; leur largeur est très variable suivant les pansements et aussi, suivant la nature de la bande.

Bande de toile. — La toile employée doit être forte, ne doit pas être vieille, car elle se déchire ou s'effiloche facilement lorsqu'elle a trop d'usage. Les bandes de toile ont de 4 à 10 centimètres de largeur.

Bande de tarlatane. — On emploie peu la tarlatane désapprêtée qu'on remplace avantageusement par la bande de coton. La tarlatane apprêtée, au contraire, fait d'excellentes bandes, économiques, faciles à mettre et qui, par suite de l'empois d'amidon qui les recouvre, forment, lorsqu'elles sont humides, un revêtement uniforme à la surface des pansements. Les bandes de tarlatane doivent être larges, sinon elles forment cordes : elles varient entre 8 et 25 centimètres de largeur.

Bande de crêpon Velpeau. — Bandes en lainage très souple et très élastique, sont excellentes. N'ont que l'inconvénient d'être d'un prix élevé. Mais on peut les laver et les employer plusieurs fois.

Il en existe différents types comme longueur et largeur.

Bande de flanelle. — Sont surtout employées sous forme de bandages très larges, pour entourer le corps. Depuis l'emploi des bandes Velpeau, la flanelle a beaucoup moins d'applications.

Tissus imperméables. — Les tissus imperméables sont employés dans les pansements où il importe de maintenir une humidité constante ; les principaux sont : Le taffetas gommé, le taffetas chiffon, le mackintosk, la gutta, préparations gommées ou caoutchoutées.

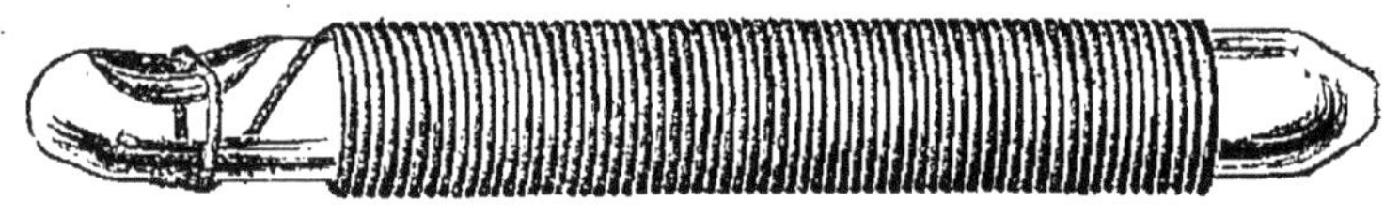

Fig. 39. — Catgut.

Fils. — Dans certaines plaies il est nécessaire ou bien d'arrêter le sang en liant les vaisseaux (ce qu'on appelle faire des *ligatures*) ou bien de coudre les chairs désunies (ce qu'on appelle faire des *sutures*). On emploie pour cela des fils stérilisés, différents suivant les cas ou des *agrafes métalliques*.

Les fils employés pour les ligatures et sutures profondes sont :

Le catgut, de provenance animale (corde à boyau) qui a l'avantage d'être résorbé rapidement par l'organisme. On emploie différents calibres qui varient depuis le numéro 0 très petit jusqu'au numéro 4 très gros dans l'usage courant. Le *tendon de renne* est plus solide et plus facile à stériliser que le catgut.

La soie chirurgicale est une soie plate, tressée qui ne se résorbe pas. On l'emploie surtout maintenant en chirurgie de guerre, car elle a l'avantage de ne pas se couper rapidement au contact du pus.

Le fil de lin est préféré par quelques chirurgiens. Il est très résistant.

Dans certains cas, on se sert de fils métalliques : fils d'argent et d'aluminium.

D'autres moyens de suture sont réservés aux sutures superficielles : ce sont les crins. On emploie peu le crin de cheval, trop faible ; on se sert de *crins de Florence* dont

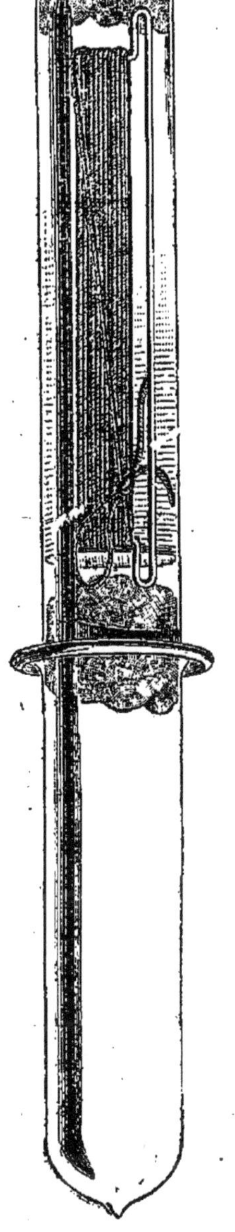

Fig. 40. — Soie

le diamètre varie suivant la résistance demandée à la suture.

Les agrafes métalliques, en particulier les agrafes Michel constituent un bon mode de suture de la peau.

Objets nécessaires à la préparation du pansement. — Il faut connaître les différents objets nécessaires à la préparation d'un pansement. Nous en ferons une énumération rapide :

La gaze et le coton hydrophile sont dans des boîtes spéciales nickelées et stérilisées. En l'absence de boîtes chirurgicales, dans la pratique de guerre, on fera fabriquer des récipients en fer blanc porteurs ou non de clapets ou éclipses sur le couvercle, ou même on se servira de récipients usuels tels que gamelles, marmites, etc., à condition qu'ils puissent se fermer hermétiquement. Les boîtes à biscuits, surtout les demi-boîtes qui entrent facilement dans l'autoclave de taille ordinaire où on peut en mettre trois à la fois, nous ont rendu les plus grands services.

Le coton ordinaire est dans des boîtes carrées, métalliques, mais non stérilisées et d'une forme différente. Si ces boîtes n'existent pas, on fera faire des boîtes en bois. *Le coton ordinaire et les bandes ne doivent jamais rester à air libre sur une table ou sur des étagères.*

Si le pansement doit se faire dans le lit du malade, il importe de garnir celui-ci d'une toile caoutchoutée qu'on recouvrira d'une alèze.

Il est quelquefois besoin de *drains*, tubes métalliques ou en caoutchouc qui vont drainer une plaie profonde. Eux aussi doivent être dans une marmite où ils auront longuement bouilli.

Pour les pansements ou les opérations, la plupart des chirurgiens emploient des gants en caoutchouc. Il faudra aussi les faire bouillir ou les stériliser.

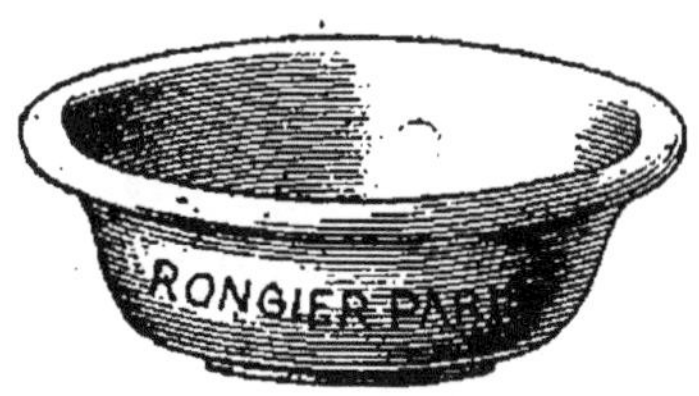

Fig. 41. — Cuvette émaillée.

Enfin, il ne faut pas oublier les brosses à ongles et les limes métalliques, le savon antiseptique et pour terminer le pansement, les épingles de sûreté.

Il convient d'avoir d'avance tous les récipients pour le lavage des mains du chirurgien et le lavage de la peau du malade. Il est bon d'avoir des modèles différents pour contenir l'eau stérilisée et les antiseptiques.

Les cuvettes seront en porcelaine, en verre ou en métal émaillé. Les

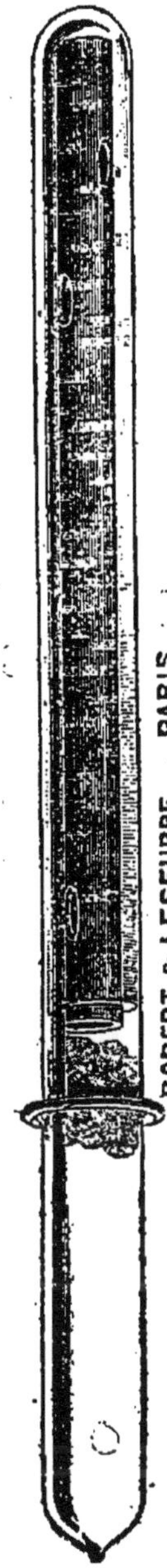

ROBERT & LESEURRE . PARIS

Fig. 42 — Drain

plateaux métalliques pour recevoir les instruments seront ou nickelés ou émaillés. Ils sont rectangulaires et peu profonds. Les plats de cuisine en fer blanc, les plats ronds à œufs feront de très bons récipients.

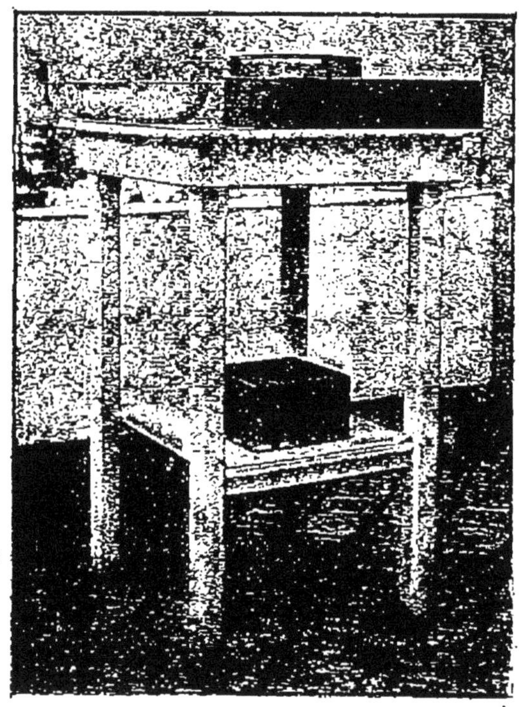

Fig. 43. — Petite table pour salle d'opérations faite par le menuisier de la formation.

Pour la préparation des drains, des fils, des gants de caoutchouc, des brosses qu'on fait bouillir ou passer à l'autoclave, il faudra des boites métalliques, des *marmites* ou des *faitouts* de taille et de formes différentes ; les tubes en verre à parois un peu épaisses fermés à une extrémité sont excellents pour les fils, les drains et aussi les instruments tranchants ou piquants.

Les bassins pour recevoir les pansements ou les tampons sales ne devront jamais avoir la même forme que les cuvettes qui contiendront les liquides stérilisés. Le mieux est d'avoir des *bassins réniformes* ou bassins haricots ainsi appelés d'après leur aspect et qui, grâce à cette forme, peuvent être présentés au plus près de la plaie, pour recevoir les liquides.

Le bock laveur composé d'un récipient, d'un tube en caoutchouc, d'une canule en verre, doit être préalablement bouilli. Les canules sont à part dans une petite marmite.

Des seaux sont nécessaires pour contenir les pansements sales. Ils devront fermer hermétiquement.

De grandes lessiveuses, lorsque les hottes à pansements n'existeront pas, recevront tous les déchets des opérations et des pansements.

Dans la préparation d'une action chirurgicale en temps de guerre il faut prévoir la nécessité de tables de pansements pour les blessés, et de petites tables pour recevoir le matériel. Il faut aussi organiser le lavage des mains lorsqu'il n'existe pas de lavabos installés chirurgicalement.

La table de pansement ne devra pas être trop basse, ni trop haute; elle aura 1m,80 de long, 0m,90 de haut, 0m,50 de large. Dans les formations hospitalières mobiles, ces tables devront être démontables,

On pourra se servir des porte-brancards et faire faire par un menuisier la planche supérieure qui devra s'adapter exactement sur le porte-brancard.

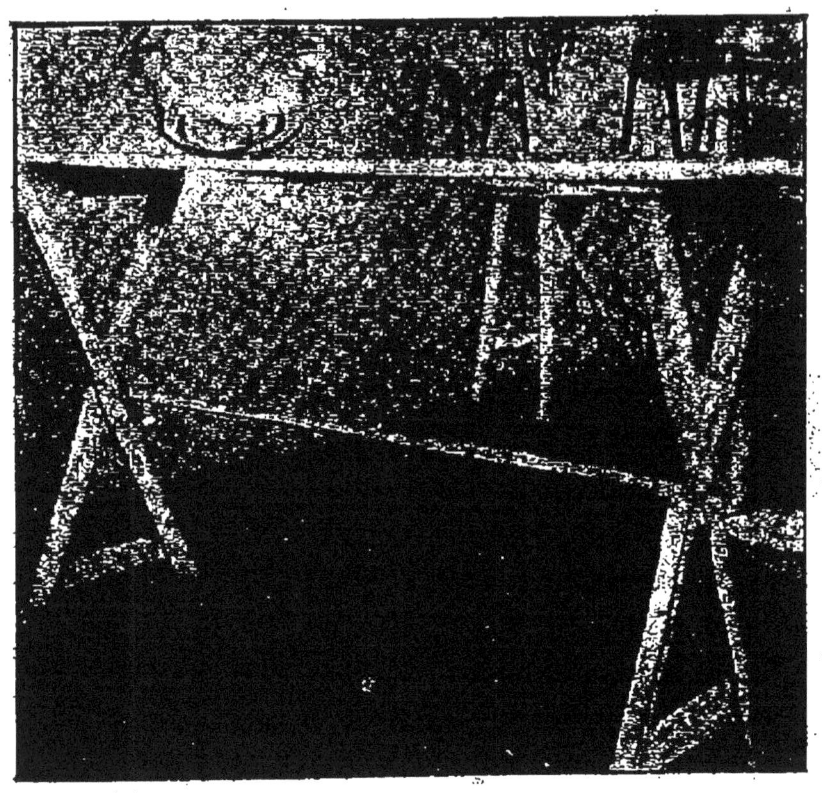

Fig. 44. -- Grande table faite avec le porte brancard. — Sur la table on voit les supports improvisés pour le bassin, la cuisse, le pied.

Les tables du chirurgien et de l'aide seront de la même hauteur, carrées, à double tablette et seront, par exemple, de 0^m,60 sur 0^m,60, et de 0^m,90 de hauteur.

Les tables à matériel à double tablette auront 1^m,80 de long sur 0^m,55 de large et 0^m,90 de haut.

CHAPITRE XII

LES INSTRUMENTS

Généralités. — Autrefois les instruments de chirurgie étaient presque toujours composés d'acier et de bois. La méthode actuelle d'antisepsie et d'asepsie a rejeté le bois qui se stérilise difficilement et qui, traité par la méthode des chaleurs élevées, ne résisterait pas longtemps.

De plus, les instruments se sont simplifiés. On en a supprimé tout ce qui était articulation compliquée, engrenage ou union à l'aide de vis. Il faut que les instruments actuels, entièrement en métal nickelé, puissent, lorsqu'ils se composent de plusieurs pièces, se démonter et se remonter avec une égale facilité. Aussi voyons-nous qu'on a supprimé en eux toutes les rainures profondes, tous les angles aigus qui sont autant d'obstacles au nettoyage, par conséquent, autant de difficultés à la stérilisation.

Nettoyage. — Le nettoyage des instruments doit être minutieux, prolongé et se faire avec précaution, car les instruments actuels sont construits avec tout le soin qu'on apporte à la fabrication des pièces de précision ; les chocs et les chutes peuvent les fausser et enlever le nickel.

Le nettoyage doit se faire de la façon suivante [1] : baigner les instruments qui ont été employés dans *l'eau froide* pendant quelques minutes, les débarrasser du sang qui les recouvre, les frotter ensuite avec de l'eau chaude et du savon à l'aide d'une brosse dure, puis les faire bouillir dans l'eau à laquelle on aura préalablement ajouté une petite poignée de borate de soude ou de carbonate de soude.

On peut encore les plonger pendant une demi-heure dans de l'alcool à 90 degrés, de façon à faire disparaître toute trace de corps gras. Après un nettoyage au savon, ils sont placés dans une solution au borate de soude qu'on porte à l'ébullition.

Enfin quelle que soit la méthode, ils sont séchés et mis, soit dans des boîtes, soit dans des vitrines, à l'abri de l'humidité qui altère très rapidement le nickel. Il est même bon de les protéger par une couche d'ouate hydrophile.

Enumération. — L'étude des instruments ne saurait être complète dans des leçons théoriques. C'est par la pratique seule, par l'examen répété, que les élèves arriveront à distinguer des instruments qui ne diffèrent souvent que par de petits détails. De

(1) Voir le chapitre de stérilisation.

plus, l'arsenal chirurgical est devenu considérable ; certains chirurgiens emploient une instrumentation spéciale. Mais ce qu'il faut connaître, ce sont les différents types d'instruments et ceux qui servent dans la pratique chirurgicale courante.

On peut, par une classification un peu factice, en faire l'énumération de la façon suivante :

1° Instruments qui coupent, tranchent ou scient.

Les bistouris : grands, moyens, petits, à lame pointue, à lame rabattue, boutonnés.

Les couteaux : à amputation (différentes tailles), à résection.

Les rasoirs : rasoir ordinaire, à lame droite et large pour greffes.

Les ciseaux : (instruments articulés dont les deux branches sont démontables.) *Apprendre à les monter, à les démonter sans efforts qui faussent l'articulation.*

Les ciseaux droits : grands, moyens, petits.

Les ciseaux courbes : grands, moyens, petits.

Les ciseaux à pansements : (avec une pointe mousse.)

Ciseaux pointus.

Cisailles pour appareils plâtrés.

Les scies.

Scie à dos mobile.

Scie de Farabeuf.

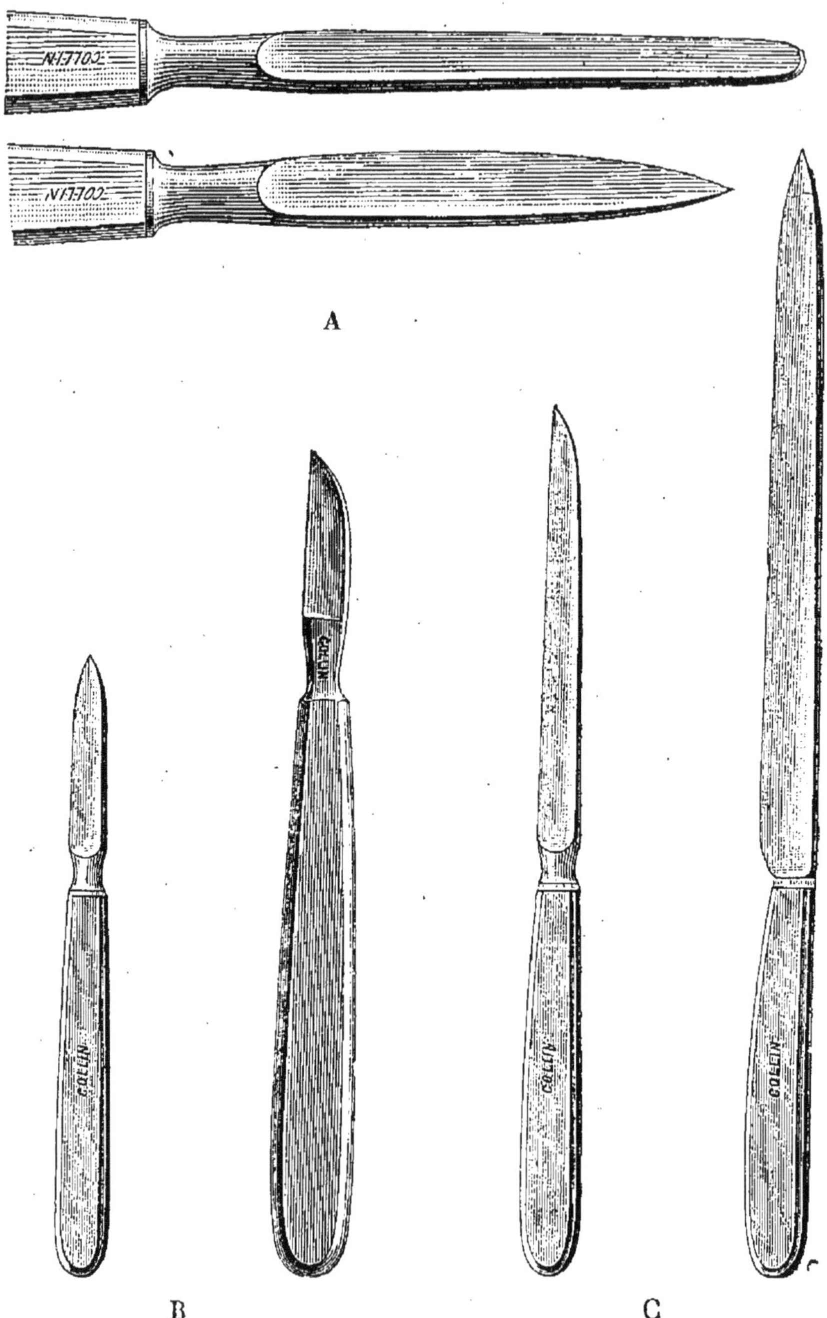

Fig. 45. — A. bistouris ; B. couteaux à résection ;
C. couteaux à amputation.

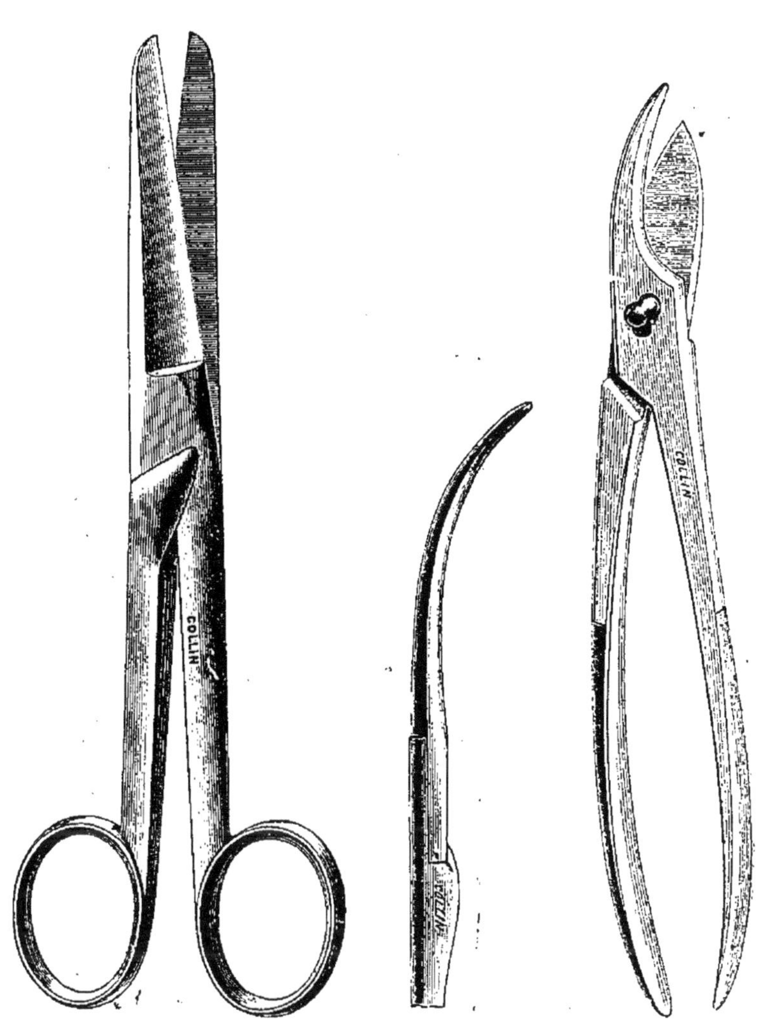

Fig. 46. — Ciseaux droits ; Ciseaux courbes ; Cisaille.

Scie à chaîne.

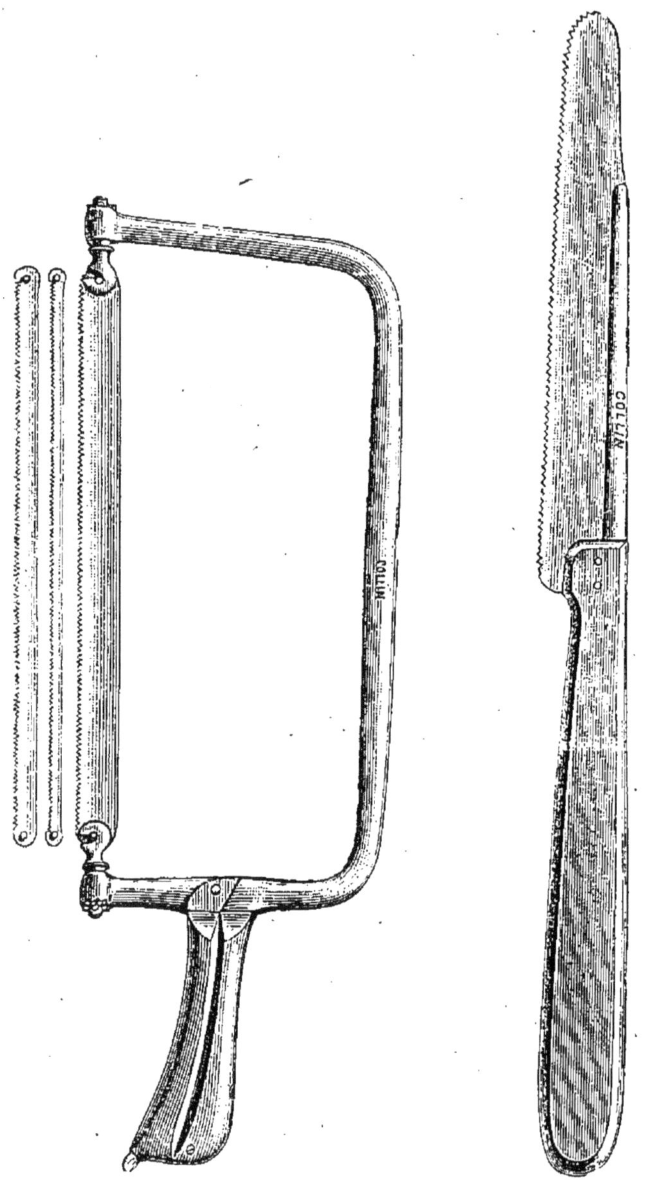

Fig. 47. — Scie de Tarabeuf ; Scie à dos mobile.

Scie de Gigli.

Scie à curseur gradué pour craniectomie.

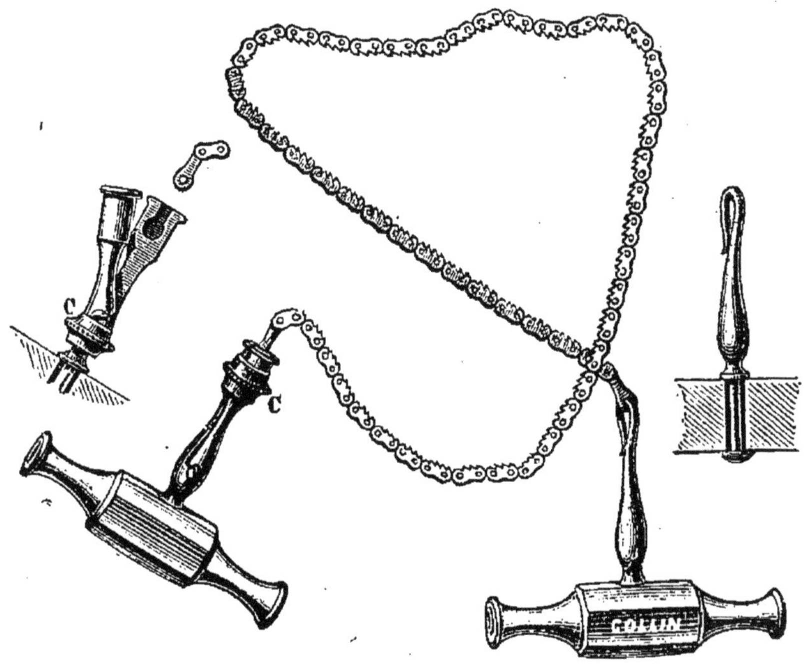

Fig. 48. — Scie à chaîne.

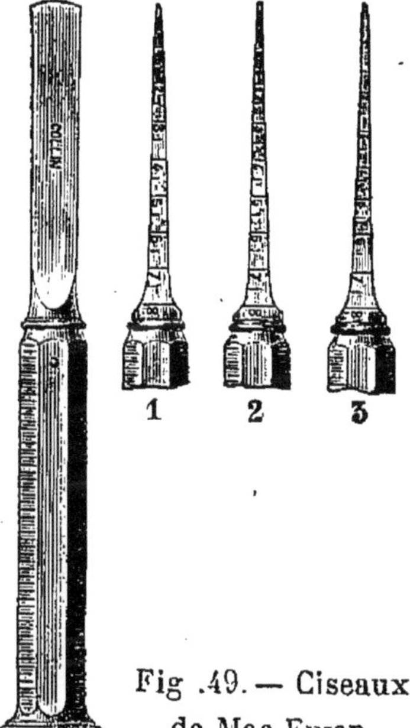

Fig .49. — Ciseaux de Mac-Ewen.

Les instruments à os.

Ciseaux burins.
Ciseaux gradués de Mac Ewen.
Ciseaux gouges.
Rugines droites.
Rugines courbes.
Rugines convexes.
Rugines concaves.
Curettes de Wolkmann.
Curettes fenêtrées.
Curettes de Récamier.
Perforateur à os.
Pince coupante de Liston.
Costotome.

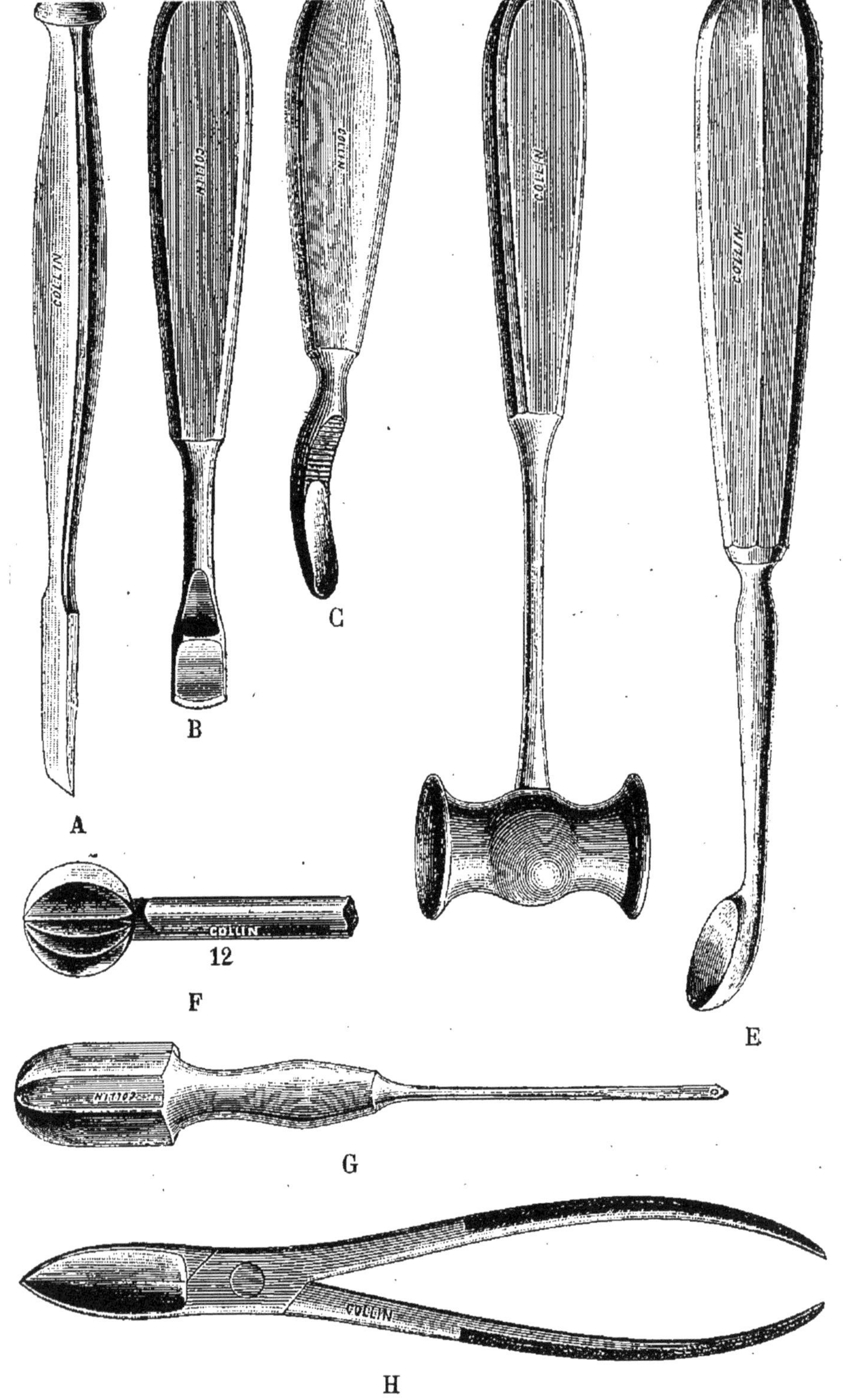

Fig. 50. — A. ciseau burin ; B. Detache tendon ; C. gouge à main ; D. maillet ; E. curette de Volkmann ; F. fraise à trépan ; G. perforateur ; H. pince coupante de Liston.

Fraises et trépan.
Maillet.
Davier simple.
Pince gouge.
Pince emporte-pièce de Doyen.
Ciseaux à mastoïdite.
Curettes à mastoïdite.
Protecteur de Stacke.
Davier de Farabeuf.
Rétracteur de Montprofit pour amputation ou rétracteur improvisé (plat à œufs perforé).

2° Instruments qui servent a pincer

a) *Pinces à pression momentanée.*

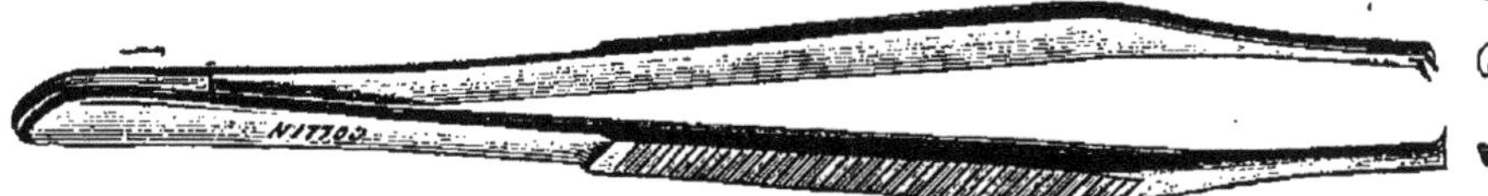

Fig. 51. — Pince à griffes.

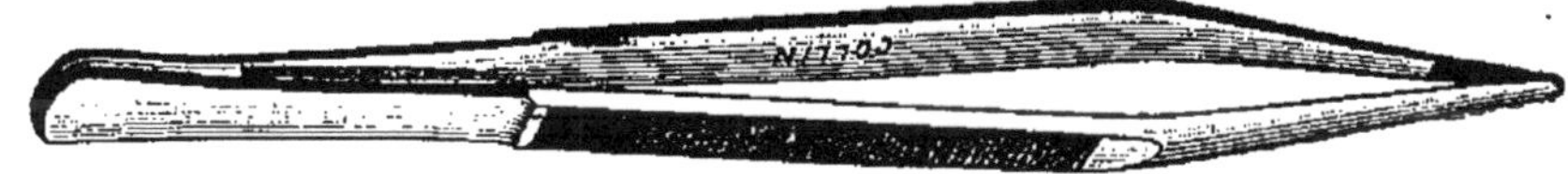

Fig. 52 — Pince à disséquer.

Pince à disséquer simple.
Pince à griffes.
Pince Michel pour mettre les agrafes.

b) *Pinces à pression constante* (voir le mécanisme).

Pince hémostatique ou pince de Péan (différents modèles).

Pince de Kocher (grande, moyenne, petite).
Pince à langue.
Pince à séquestre.

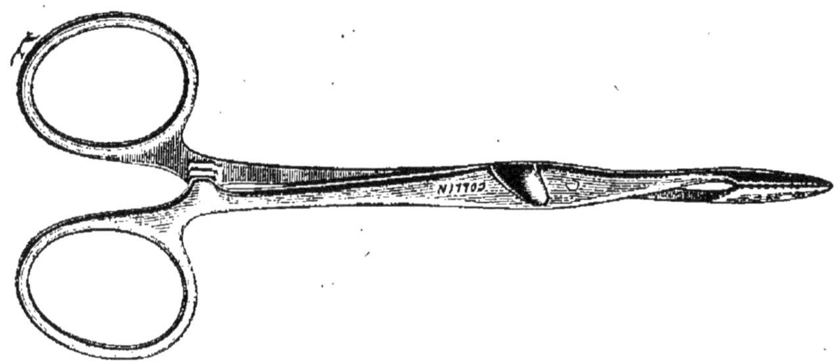

Fig. 53. — Pince de Péan.

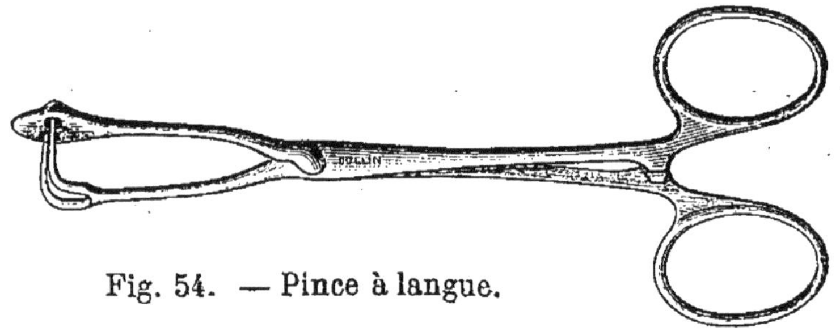

Fig. 54. — Pince à langue.

Pince de Chaput.
Pince de Terrier.
Pince de Lawson Tait.
Pince à champs.
Pince en cœur et en rond.
Pince à coprostase de Doyen.

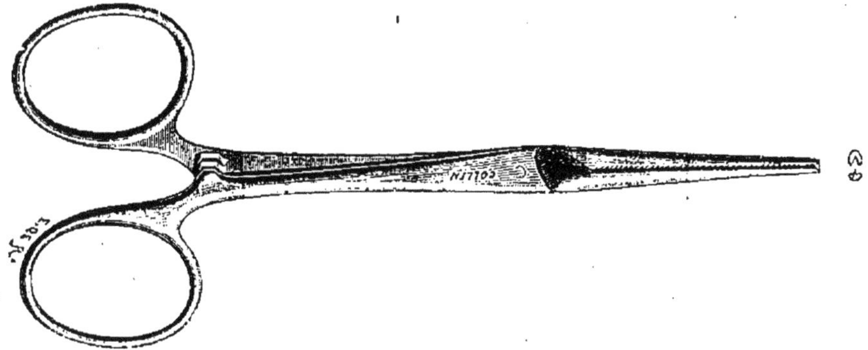

Fig. 55. — Pince de Kocher.

c) *Grandes pinces.*

Pince Clamp droite et courbe.
Pince de Museux.
Pince porte-tampons.
Pince à pansements.
Pince tire-balle.
Pince à amygdales.

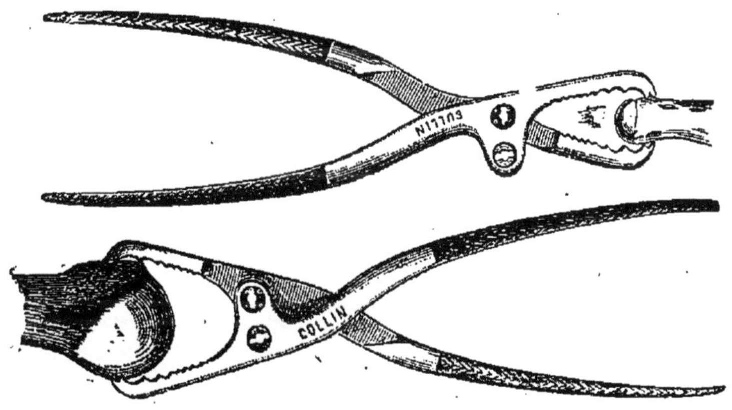

Fig. 56. — Davier de Farabeuf.

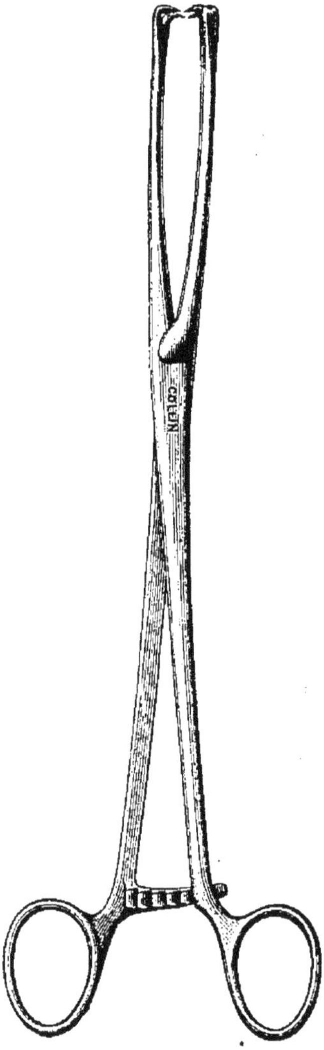

Fig. 57. — P. de Museux.

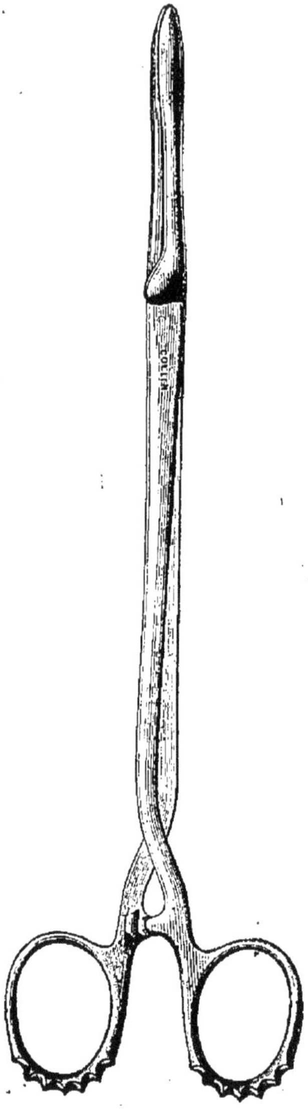

Fig. 58. — P. porte-tampons.

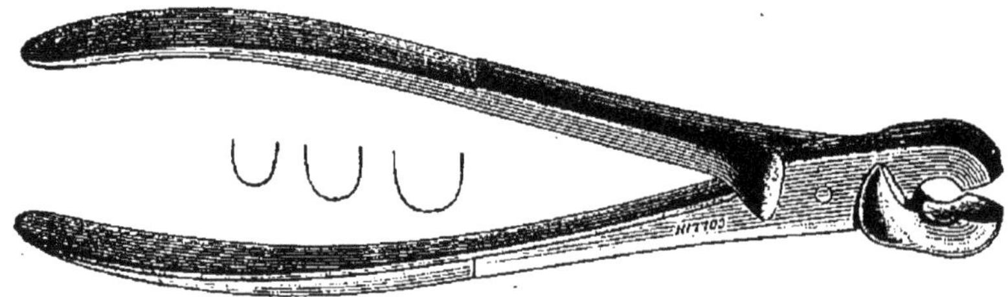

Fig. 59. — Pince gouge.

3° Instruments qui servent aux sutures et aux ligatures.

Aiguilles :

a) *Aiguilles qui nécessitent le porte-aiguille.*

Aiguille de couturière.
Aiguille de Hagehorn.

b) *Aiguilles portées par un manche.*

Aiguilles de Reverdin droites, courbes (grandes, moyennes).
Aiguilles de Reverdin petites (intestinales) droites et courbes.
Aiguille de Doyen.

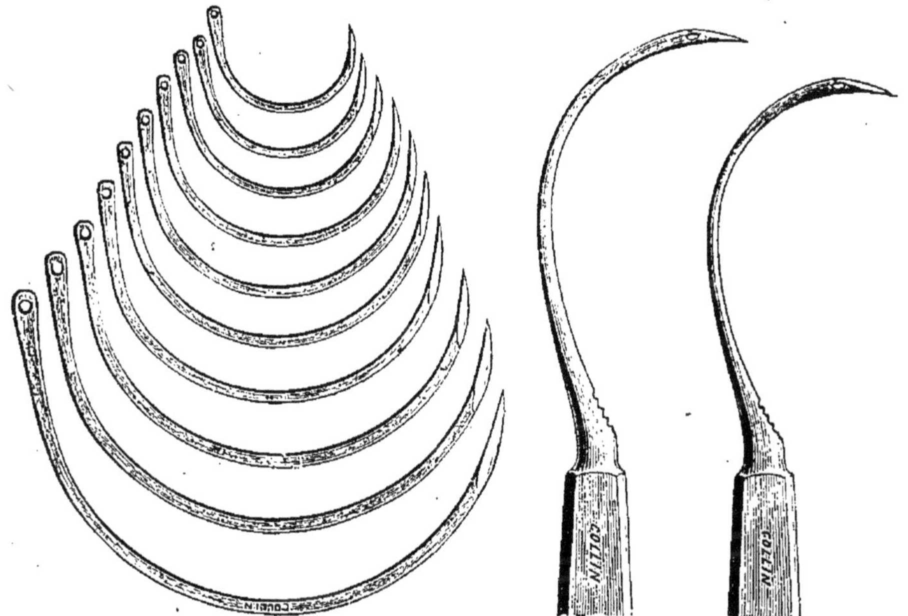

Fig. 60. — Aiguilles. Fig. 61. — Aiguilles de Doyen.

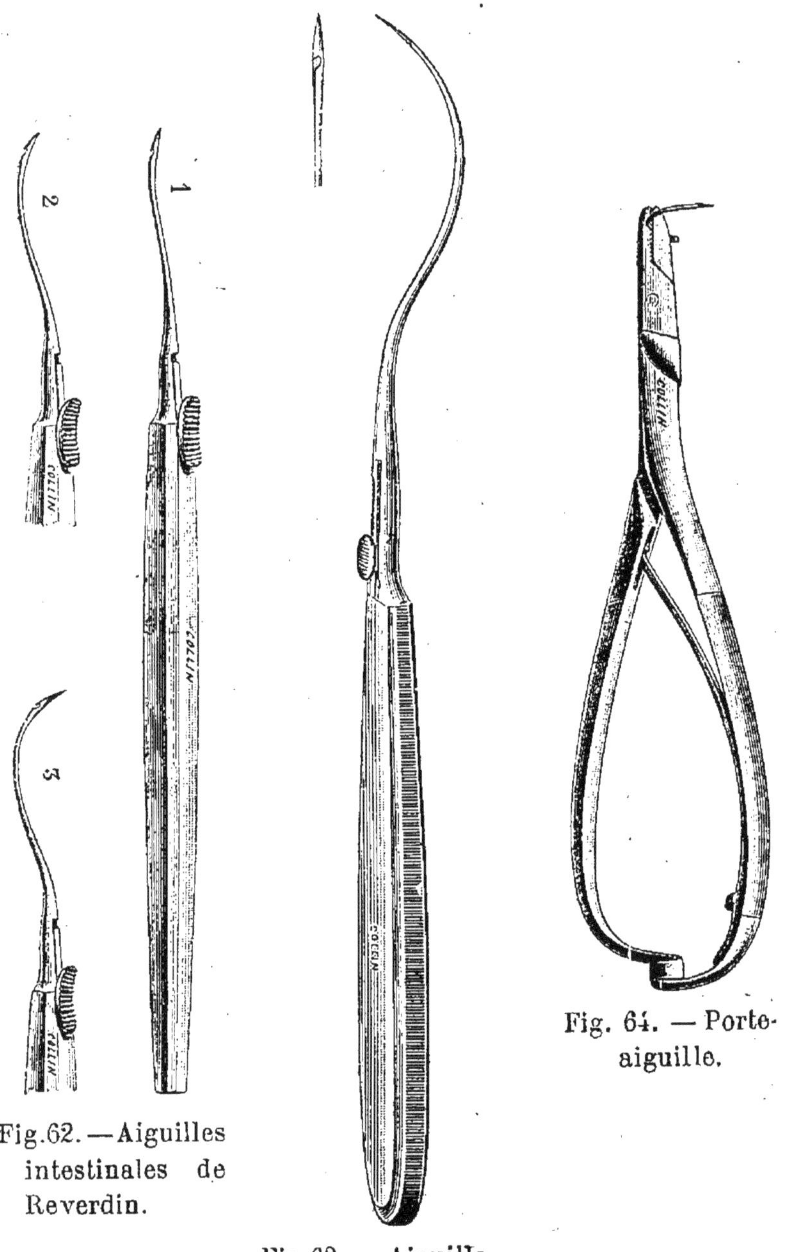

Fig. 62. — Aiguilles intestinales de Reverdin.

Fig. 63. — Aiguille de Reverdin.

Fig. 64. — Porte-aiguille.

Fig. 65. — Aiguille de Deschamps.

Aiguille de Deschamps.
Aiguille à pédale.
Aiguille creuse pour fils métallique.
Agrafes de Michel.
Agrafes serrefines.

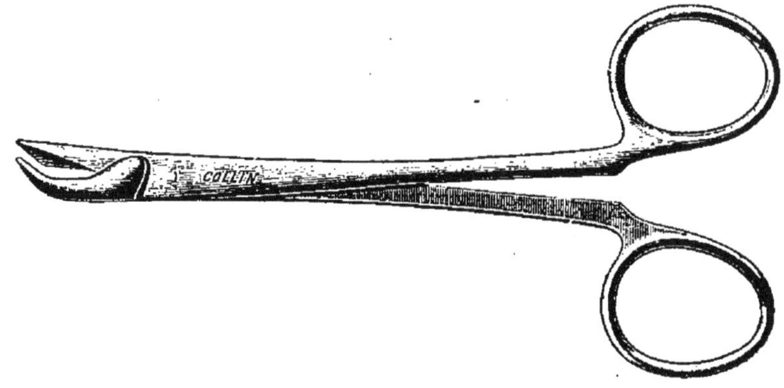

Fig 66. — Pince pour enlever les agrafes Michel.

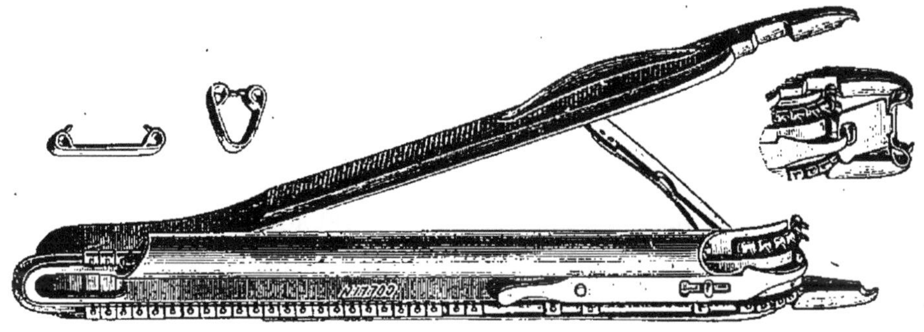

Fig. 67. — Pince revolver pour mettre les agrafes Michel.

4° Instruments qui servent a explorer un organe ou une plaie

Sonde cannelée de Nélaton (droite, courbe).
Sonde cannelée ordinaire, flexible ou non.
Stylet boutonné, aiguillé.

Ecarteurs de Farabeuf.
Ecarteurs d'Ollier.
Valves.
Spéculums (rectal, vaginal, nasal, auriculaire).
Abaisse-langue.
Ouvre-bouche.
Mensurateur de paroi cranienne.
Protecteur de la dure-mère de Martel.

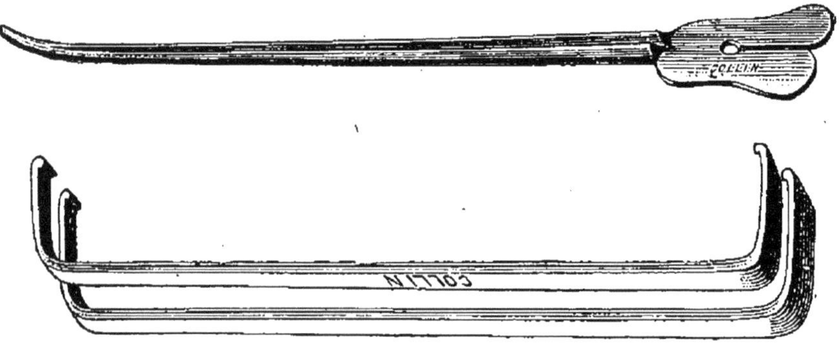

Fig. 68. — Sonde cannelée de Néloton. Ecarteur de Farabeuf.

5° Instruments spéciaux pour chirurgie d'urgence :

Canule à trachéotomie.
Bouton de Murphy.
Crochet œsophagien de Kirmisson.

6° Appareils employés en chirurgie :

Seringues de Luer.
Seringues de Roux.
Seringues de Guyon.

Seringues à instillations.
Seringues à injections modificatrices.
Thermo-cautère.
Appareils à aspiration de Potain.
Appareils à aspiration de Dieulafoy.
Bock laveur avec canules en verre.

Instruments nécessaires pour quelques types d'opérations.

Débridement. — Esquillectomie

1 ou deux bistouris.
2 écarteurs Farabeuf.
1 paire ciseaux droits.
1 paire ciseaux courbes.
1 sonde cannelée Nélaton.
1 sonde cannelée ordinaire.
1 stylet.
6 pinces à champs.
6 pinces hémostatiques.
6 pinces Kocher.
1 rugine courbe.
1 pince clamp droite.
1 pince clamp courbe.
1 curette.
1 pince à sequestres.
1 pince gouge.
1 pince coupante de Liston.
1 aiguille de Deschamps.
1 aiguille de Doyen.

Hernie simple ou étranglée

2 bistouris.
2 pinces à disséquer avec ou sans griffes.
1 sonde cannelée de Nélaton.
1 sonde cannelée ordinaire.
1 stylet.
1 paire ciseaux droits.
1 paire ciseaux courbes.
6 pinces à champs.
12 pinces de Péan.
12 grandes pinces de Kocher.
4 petites pinces de Kocher.
2 écarteurs Farabeuf.
1 pince clamp droite.
1 pince clamp courbe.
1 aiguille Reverdin droite.
1 aiguille Reverdin courbe.
1 aiguille de Deschamps.
1 aiguille intestinale.
Agrafes, Thermo-Cautère.

Appendicite

2 bistouris.
2 pinces à disséquer avec et sans griffes.
1 sonde cannelée de Nélaton.
1 sonde cannelée ordinaire.
1 paire ciseaux droits.
1 paire ciseaux courbes.
1 paire petits ciseaux droits.
6 pinces à champs.
12 pinces Kocher.
4 pinces petites Kocher.
12 pinces hémostatiques.
6 pinces Chaput.
1 Lawson Tait.
2 écarteurs Farabeuf ou un écarteur de Gosset.
1 pince clamp droite.
1 pince clamp courbe.
1 aiguille de Reverdin droite.
1 aiguille courbe de Reverdin.
1 aiguille intestinale de Reverdin.
Agrafes Michel.
Thermo-Cautère.

Opération osseuse

1 ou 2 bistouris.
2 écarteurs Farabeuf.
1 paire ciseaux droits.
1 paire ciseaux courbes.
1 sonde cannelée.
1 stylet.
4 pinces à champs.
12 pinces Kocher.
1 rugine courbe,
1 pince gouge.
1 davier Farabeuf.
1 pince à sequestres.
1 Maillet.
Ciseaux de Mac-Even (le jeu complet).
1 ciseau burin.
1 ciseau gouge.
1 gouge à main.
1 ou 2 curettes de Wolkmann.
1 curette fenétrée.
1 pince coupante de Liston.
1 perforateur à os.
1 aiguille de Doyen.
1 pince clamp droite.
1 pince clamp courbe.

Amputation

1 bistouri.
1 ou 2 couteaux à amputations.
1 scie de Farabeuf.
1 davier de Farabeuf.
1 rétracteur de Monprofit ou improvisé.
2 écarteurs de Farabeuf.
1 rugine courbe.
1 pince gouge.
1 paire ciseaux droits.
1 paire ciseaux courbes.
1 sonde cannelée.
4 pinces à champs.
12 pinces Kocher.
1 garrot.
1 aiguille de Doyen ou Reverdin.
1 compresse à trois chefs.

Résection

Mêmes instruments que pour l'amputation sans le rétracteur ; ajouter :
1 scie à chaîne.
Plusieurs scies de gigli.
2 couteaux à résection.

Trépanation

2 bistouris.
2 pinces à disséquer.
1 stylet boutonné.
1 sonde cannelée.
1 sonde cannelée coudée.
2 paires ciseaux droits (petits et grands).
1 paire ciseaux courbes.
2 écarteurs Farabeuf.
1 aiguille fine de Reverdin.
1 aiguille ordinaire de Reverdin.
4 pinces à champs.
12 pinces Kocher.
1 rugine courbe.
1 mensurateur pour la paroi cranienne.
1 pince gouge petite et courbe.
1 ou 2 curettes,
1 maillet et ciseaux.
1 ciseau gouge.
1 scie à craniectomie.
1 trépan et fraises.
1 protecteur dure-mère.
1 décolle dure mère.
1 pince emporte-pièce.
1 sonde molle petite.
1 aiguille longue à ponction lombaire.

CHAPITRE XIII

STÉRILISATION DES INSTRUMENTS ET OBJETS DES PANSEMENTS

Définition. — Tout objet devant servir à une opération et laissé à l'air s'imprègne des microbes que l'air contient. Il est donc susceptible d'appòrter ces microbes sur la plaie, s'il n'en est lui-même préalablement débarrassé par la stérilisation, c'est-à-dire par son passage prolongé dans un appareil porté à une forte température.

La pratique de la chirurgie est tout à fait autre dans un service chirurgical organisé en temps de paix avec toutes nos ressources actuelles, dans un hôpital ou une ambulance adapté rapidement à son rôle chirurgical, ou enfin dans une formation où tout matériel spécial manque, et où il faut se contenter de moyens de fortune.

Mais avant de décrire la stérilisation, il faut voir comment les instruments, les objets de pansement sont préparés.

Préparation. — Les instruments lavés, comme nous l'avons dit antérieurement ([1]), sont placés dans des boîtes spéciales en métal nickelé, boîtes le plus souvent rectangulaires, basses et de dimensions plus ou moins grandes, suivant le nombre et les dimensions des instruments.

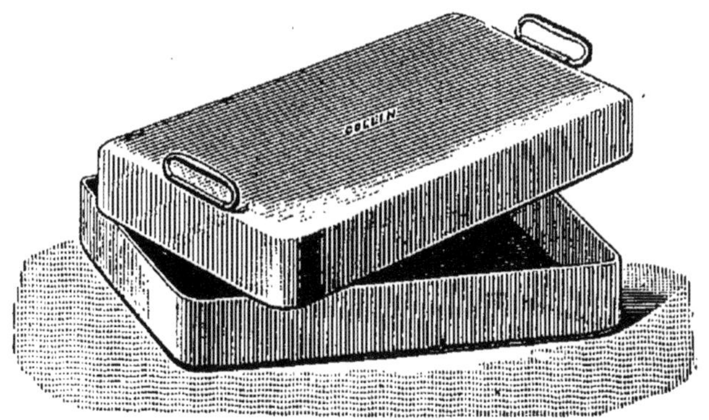

Fig. 69. — Boites à instruments.

Ces boîtes se composent de la boîte proprement dite et d'un couvercle qui s'emboîtent intimement par frottement réciproque.

Le couvercle porte ordinairement, sur les deux plus petits côtés, deux anses métalliques qui permettent de le soulever sans toucher à l'intérieur de la boîte.

Les instruments sont placés avec ordre ; tous les instruments de même genre étant les uns à côté des autres.

Tous ceux qui coupent ou qui piquent sont isolés à l'une des extrémités. Par dessus, on met un rec-

([1]) Ch. XII, les instruments.

tangle d'ouate hydrophile de la dimension même de la boîte. Mieux encore on peut, ou bien les mettre dans un tube de verre dont le fond est garni d'ouate pour protéger la pointe et dont l'orifice est obstrué par un bouchon de coton, ou bien envelopper les lames d'une bande de gaze qui évitera les chocs.

Les gazes, l'ouate hydrophile, l'ouate ordinaire (si on veut la stériliser), sont préalablement disposées soit en carrés par couches superposées, soit pour l'ouate, en rouleaux de différentes tailles, dans des boîtes cylindriques plus ou moins hautes et plus ou moins larges.

Ces boîtes sont percées à leurs faces supérieure et inférieure, parfois sur les côtés, d'un certain nombre d'orifices circulaires, ouverts pendant tout le temps que dure la stérilisation, et qu'on peut fermer ensuite par un dispositif très simple du couvercle qui porte des clapets ou éclipses correspondant à ces orifices.

A) STÉRILISATION DANS UN HOPITAL CHIRURGICAL

La *stérilisation* peut se faire de deux façons : ou bien par l'emploi de la chaleur sèche, ou bien par celui de la chaleur humide.

Il est difficile d'employer la chaleur humide pour les instruments qui rouillent à l'humidité. Au contraire, la vapeur n'a aucun inconvénient pour la gaze ou l'ouate, à condition qu'elle ne se condense pas en grande quantité.

De là, deux sortes d'appareils :

a) Les appareils où on se contente d'avoir une chaleur sèche de 100 à 150 degrés ;

b) Les appareils où l'on porte la vapeur d'eau sous pression à la même température.

On a maintenant modifié ces derniers appareils en y permettant la stérilisation à sec, mais nous n'entrerons pas dans leur description trop compliquée.

1° POUPINEL. — Le premier type est représenté par l'étuve Poupinel actuellement en usage et qui peut être décrite schématiquement comme une caisse métallique carrée. La paroi extérieure est percée à sa base d'un large orifice circulaire où vient se condenser la chaleur fournie par une double rampe de gaz située au-dessous. Ainsi l'air chaud passant par l'intérieur de la caisse, vient échauffer celle-ci et en même temps sa cavité qui renferme sur des tablettes les boîtes d'instruments. Un thermomètre placé à la partie supérieure marque la température jusqu'au delà de 200 degrés. Veiller à ce qu'il soit bien isolé des parois métalliques par deux demi bouchons qui l'entourent.

Pour faire fonctionner l'appareil, il suffit d'allumer la double rampe de gaz. On laisse la porte du Poupinel ouverte ainsi que les boîtes d'instruments qu'il contient jusqu'à ce que le thermomètre marque 100 degrés ; on les ferme alors à l'aide d'une pince.

Lorsque la température de 150 degrés est atteinte ou bien il suffit, pour la maintenir, d'éteindre l'une des deux rampes ou bien, ce qui est mieux, un système de soupape règle l'arrivée du gaz et, par conséquent, la température. Au bout d'une demi-heure de température constante, maintenue avec vigilance, la stérilisation est faite.

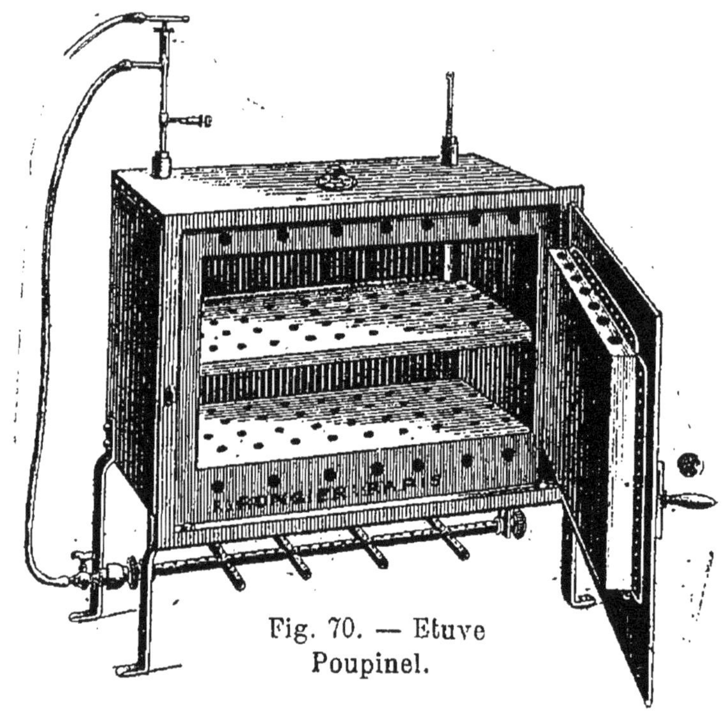

Fig. 70. — Etuve Poupinel.

Pour certains instruments délicats (oculistique, petites aiguilles, etc.) on maintient la température entre 130 et 140 degrés au maximum.

2° Autoclave. — Le second type d'appareil (chaleur humide) est représenté par l'autoclave qui offre plus de garantie, parce que au lieu de donner uniquement une chaleur à pression normale, il détermine par l'élévation de la pression, la pénétration de la vapeur surchauffée à travers tous les orifices et tous les interstices. Il existe deux autoclaves : l'autoclave vertical (ancien modèle).

L'autoclave complet avec cylindre horizontal [1].

L'autoclave peut servir soit à la stérilisation du matériel chirurgical, soit à la préparation de l'eau stérilisée indispensable à toute action chirurgicale. Nous verrons successivement ces deux modes de fonctionnement.

L'appareil se compose d'un cylindre métallique creux à parois épaisses dans lequel on met une petite quantité d'eau réglée par un index métallique placé à l'intérieur, dans la partie inférieure de l'appareil.

Le couvercle de l'autoclave est un épais disque de métal, qui se visse au moyen d'un grand nombre de boulons sur la caisse cylindrique. Ce couvercle porte un manomètre qui indique la pression nécessaire et aussi un petit tube donnant communication avec l'intérieur de l'appareil.

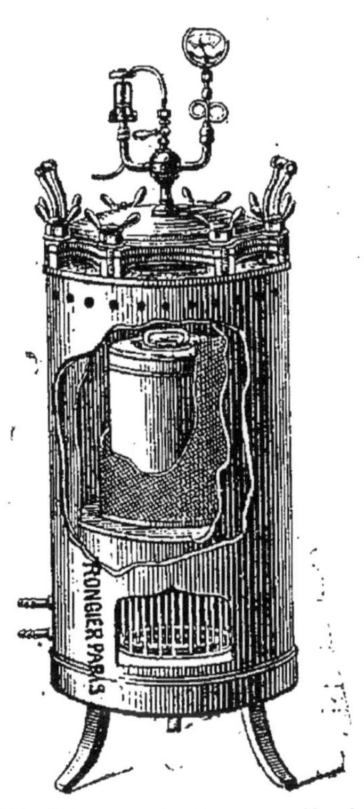

Fig. 71. — Autoclave vertical.

a) *Stérilisation du matériel chirurgical.* — Voici comment fonctionne l'autoclave :

[1] L'autoclave horizontal d'un maniement beaucoup plus complexe sera étudié sur place lorsqu'il existera dans les services de chirurgie.

Les boîtes contenant la gaze et l'ouate dont les orifices ont été préalablement ouverts, sont superposées dans l'appareil au-dessus de la mince couche d'eau dont nous avons parlé. Puis l'autoclave, dont les parois vont supporter une très grande pression est fermé avec soin au moyen des boulons qui garnissent le pourtour de son couvercle. Ceci est indispensable ; la négligence de cette précaution peut entraîner une terrible explosion.

L'appareil fermé est mis sous pression au moyen du gaz. Au moment où l'ébullition commence, un jet de vapeur s'échappe du petit tube placé sur le couvercle. Ce jet indique qu'il n'y a plus d'air dans l'autoclave. On ferme le tube au moyen du robinet. La pression s'élève et le manomètre l'indique. Un trait rouge placé aux environs de deux atmosphères marque le point qu'il faut atteindre et qui représente 134 degrés. Lorsque l'aiguille du manomètre est à ce point, on éteint une des deux rampes de gaz, une seule suffisant à maintenir la température. La vapeur passe, grâce aux orifices des boîtes, entre les différentes couches de gaze et d'ouate et les porte à cette température de 134 degrés.

Au bout de trois quarts d'heure la stérilisation est suffisante. On éteint alors l'appareil, mais on se garde bien de l'ouvrir ; il s'en échapperait sous pression un jet de vapeur surchauffée qui déterminerait de profondes brûlures. Ou bien, on ouvre le robinet qui donne lentement passage à la vapeur, et on déboulonne lorsque celle-ci a cessé de s'échapper (ce qui est le meilleur procédé, car il ne se dépose pas d'humidité sur les objets de pansements), ou b en on attend le refroidissement de l'appareil. On ferme immédiatement les orifices des boîtes à pansements.

Il est bon de mettre dans l'intérieur de ces boîtes à pansements pour vérifier la stérilisation, de petits tubes de matières fusibles au delà de 120 ou 130 degrés (tubes témoins).

Tubes témoins. — On peut les faire simplement à l'aide d'un petit tube dans lequel on superpose une couche de résorcine et une couche de bleu de méthylène La fusion de ces deux substances se faisant aux environs de 120 degrés, si la totalité du tube se colore en bleu, la stérilisation est suffisante.

Les extrémités du tube sont fermées soit à la lampe, soit avec deux petits bouchons d'ouate bien serré.

On peut employer de la même façon l'aspirine et l'acide picrique.

b) *Stérilisation de l'eau.* — Dans presque toutes les installations d'appareils, l'autoclave est maintenant à deux fins : il peut tantôt stériliser le matériel d'opérations ou de pansements, tantôt stériliser l'eau nécessaire pendant les opérations. Pour cela, un système de tuyauterie le fait communiquer avec un ou plusieurs barillets où l'eau ira se mettre en réserve pour alimenter ensuite les lavabos disposés en général dans la salle d'opérations. Voici le résumé du fonctionnement de l'autoclave dans ce cas :

1° Faire couler l'eau dans l'autoclave jusqu'à l'*index supérieur* placé en haut du cylindre (diminuer la quantité si les barillets de réserve ne sont pas complètement vides) ;

2° Fermer le couvercle et boulonner fortement. Voir si les robinets de communication avec la tuyauterie sont fermés, et ouvrir le robinet d'échappement de vapeur situé sur le couvercle ;

3° Allumer avec un long pinceau d'ouate alcoolisé les deux ou trois rampes de gaz ;

4° Lorsque la vapeur sort abondamment par le robinet d'échappement (au bout de 30 à 40 minutes environ quand l'autoclave est rempli), fermer le robinet d'échappement ;

5° Lorsque l'aiguille du manomètre est à 120 degrés ou 1 atmosphère, compter 20 à 25 minutes. Régler le gaz pour maintenir l'aiguille entre 120 et 134 degrés.

6° Au bout de 25 minutes éteindre ;

7° Laisser l'aiguille du manomètre redescendre entre 0 et 1 atmosphère, ouvrir alors le robinet correspondant à la tuyauterie des barillets.

Lorsque l'eau est montée et a rempli ceux-ci, vider l'autoclave qui contient encore de l'eau en faisant couler celle-ci dans un broc stérilisé, pour les besoins du service (préparation des solutions, etc.).

Pour la stérilisation des gants et des objets en caoutchouc, l'aiguille ne doit pas dépasser 120 degrés. La stérilisation doit durer 20 minutes. On aura soin de ne pas faire échapper la vapeur au bout de 20 minutes afin de ne pas dessécher le caoutchouc ; on laissera refroidir et on ouvrira alors seulement l'autoclave.

Les gants seront placés dans une boîte spéciale où ils seront en contact aussi peu que possible avec les parois de la boîte. Il sera bon de les préparer comme il est dit plus loin (bouilleurs).

3° Poissonnière. — Lorsque pour une opération d'urgence, la stérilisation est impossible, on se sert de la poissionnière où l'on fait bouillir les instruments pendant vingt minutes au moins dans de l'eau contenant 10 °/₀ de sel marin, ou du carbonate de soude (50 à 60 grammes par litre).

Voici la technique :

Mettre une poignée de carbonate de soude dans de l'eau ordinaire qui remplit la poissonnière, jusqu'au-dessus du panier métallique qu'elle renferme.

Allumer les deux rampes de gaz.

Quand l'eau bout, maintenir l'ébullition avec une seule rampe.

On met les instruments dans l'eau lorsqu'elle est en ébullition et on les laisse 25 minutes. Les instruments délicats (bistouris, aiguilles) sont enveloppés de gaze, de même les objets en verre ou en porcelaine (canules, abaisse-langues, etc.).

4° Bouilleurs. — (Faitouts, marmites, etc.).

Pour la préparation des caoutchoucs (drains, tubes des bocks, etc.), des taffetas gommés, on les met dans l'*eau froide sans carbonate de soude*. On compte 20 minutes à partir du point d'ébullition pour la stérilisation.

Pour les gants la préparation est la même, on

aura soin de mettre dans chaque doigt une lanière de gaze et d'envelopper le gant d'une compresse, de façon à empêcher l'adhérence de deux couches de caoutchouc.

On fera bouillir pendant 10 à 20 minutes.

Les seringues en verre seront plongées 20 minutes dans l'eau carbonatée.

Le piston est séparé du corps de la seringue et le tout enveloppé dans une compresse et mis dans l'eau froide. L'aiguille métallique dans sa gaîne, sera jetée dans l'eau lorsque celle ci entrera en ébullition.

B. — STÉRILISATION DANS UN HOPITAL TEMPORAIRE OU AMBULANCE IMPROVISÉ

Là, pas d'organisation chirurgicale préétablie mais des locaux qu'il faudra adapter à leur fonction nouvelle ou des baraques où tout est à faire.

Il faudra se procurer tout le nécessaire. Au point de vue stérilisation du matériel chirurgical, on dispose en général d'un petit *stérilisateur de Lequeux*, et d'un *autoclave vertical*. Nous prendrons comme type de cette description l'installation faite dans l'hôpital, créé dans une ville de Champagne à l'aide de baraques en septembre 1915. Là, pas de gaz, le pétrole pour tout moyen de chauffage.

1° Le stérilisateur Lequeux [1] pour les instruments est une petite boîte métallique rectangulaire

[1] D'après la description de Lequeux.

en cuivre rouge étanche ayant un grand couvercle formant cloche.

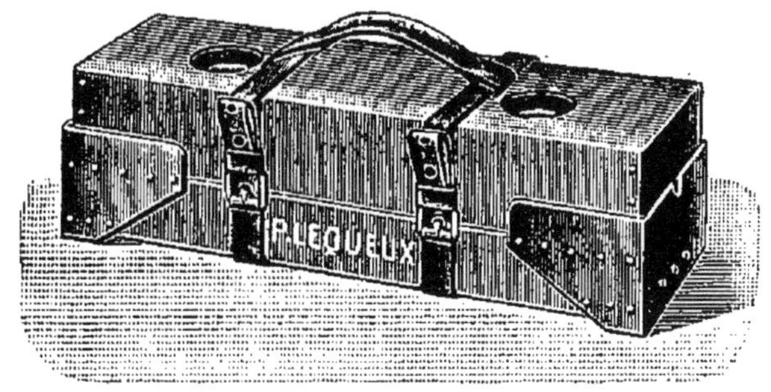

Fig. 72. — Stérilisateur de Lequeux.

On y dépose les instruments à stériliser.

Au fond, un plateau perforé mobile isole les instru-

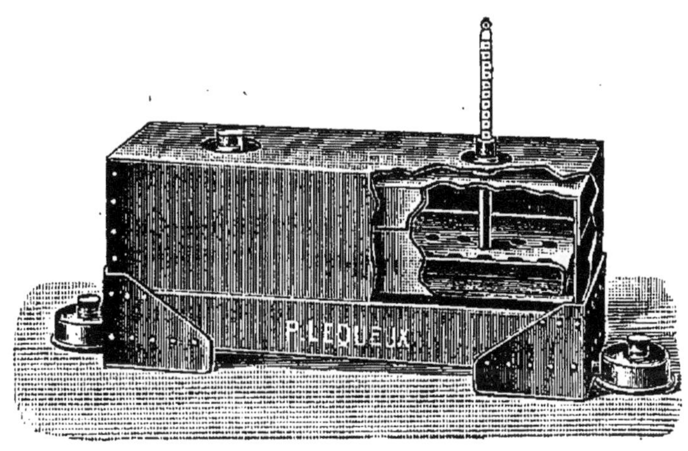

Fig. 73. — Coupe du même.

ments des parois. Deux tubulures permettent l'introduction d'un thermomètre. Tout autour un revêtement de tôle contient la boîte en cuivre et lui sert de support.

On prépare les instruments et l'appareil comme pour la stérilisation dans le Poupinel. Les lampes sont remplies d'alcool et placées sous la boîte à ses extrémités.

La température se maintient au-dessus de 120 degrés pendant 40 minutes environ. On laisse les lampes s'éteindre d'elles-mêmes et l'on attend le refroidissement.

Mais cet appareil d'urgence est insuffisant pour une formation importante de plusieurs centaines de blessés (1).

Aussi faut-il recourir à la poissonnière sur rechaud à pétrole où les instruments sont portés à l'ébullition sans arrêt. Il faut prévoir deux jeux d'instruments au moins, qu'on stérilise à tour de rôle.

2° L'AUTOCLAVE VERTICAL doit être également chauffé par le pétrole. C'est là qu'interviennent les brûleurs à plusieurs becs, brûleurs à vapeur de pétrole (2).

Bec à brûleurs (modèle Lequeux.)— Celui-ci fonctionne de la façon suivante :

On remplit incomplètement le récipient à l'aide de l'ouverture A qu'on ferme en vissant son bouchon métallique. On remplit d'alcool les petites cupules situées en C au-dessous des becs du brûleur B, on ouvre le ventilateur S.

(1) Les formations chirurgicales sont actuellement dotées presque partout de grandes étuves Poupinel.

(2) D'après l'instruction de Lequeux.

Allumage. — Lorsque l'alcool est brûlé presque complètement, fermer le ventilateur S et donner quelques coups de piston P jusqu'à ce que le pétrole en vapeur sorte des petits becs à la base des brûleurs.

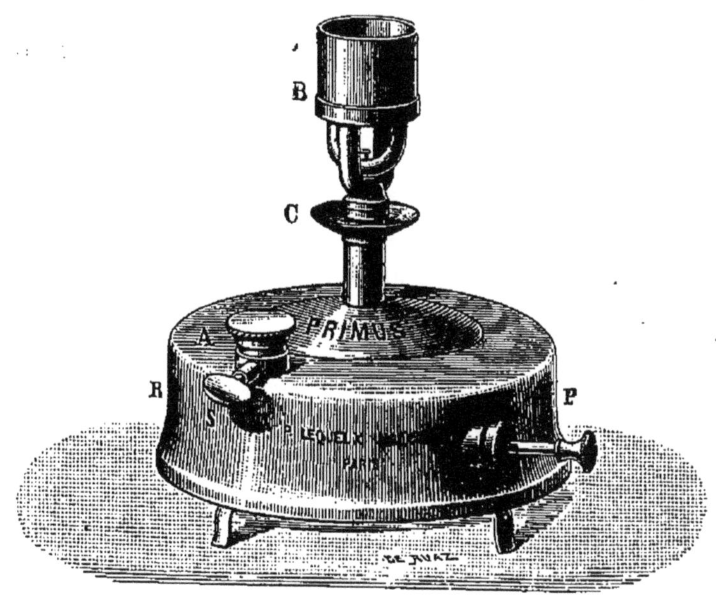

Fig. 74. — Le bec Primus.

et s'enflamme au contact de la flamme d'alcool. Pomper pendant quelques instants. Régler ensuite la flamme en ouvrant progressivement le ventilateur S jusqu'à ce qu'on ait la flamme voulue. Refermer le ventilateur.

Stérilisation de l'eau. — L'autoclave ne comporte pas de tuyauterie pour l'eau. Il faut, pour avoir une provision d'eau stérilisée, posséder plusieurs récipients de 50 litres en moyenne dans lesquels à l'aide du Primus, on portera l'eau directement à l'ébullition. Un régulateur à robinet indiquera le moment où cette ébullition commence (échappement de vapeur par le robinet laissé ouvert).

Un tuyau de métal conduit à travers la cloison l'eau bouillie jusqu'au lavabo de la salle d'opérations ou de la salle de pansements.

Pour tout le reste, on peut se procurer les bouilleurs nécessaires à la stérilisation des brosses, des gants, des drains, des fils, etc., ou employer des rechauds ordinaires moins coûteux et dépensant moins de pétrole.

C. — STÉRILISATION AVEC DES MOYENS DE FORTUNE

Là, plus d'autoclave, plus d'étude à sec. Tout doit se préparer par l'éblouillantement. Les instruments seront bouillis dans des faitouts ou des marmites à couvercle. On suivra ici les règles indiquées antérieurement. On se trouvera bien du procédé qui consiste à mettre les instruments dans une serviette dont on lie les quatre coins. Quand les instruments ont bouillis suffisamment on les retire en bloc dans la serviette, et, on étale celle-ci sur un plateau stérilisé.

Les objets de pansements seront eux aussi préparés humides tout au moins pour les champs et les compresses. Il existe heureusement des stocks réglementaires de pansements stérilisés (modèle de l'armée), qui sont très bien compris et permettent de faire une chirurgie propre avec le minimum de stérilisation sur place. Encore faut-il cependant avoir, dans la petite pièce réservée à la stérilisation, une dizaine de récipients pour les différents objets à stériliser.

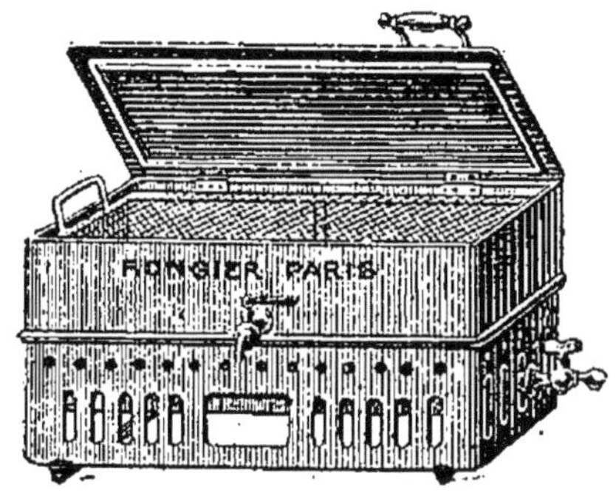

Fig 75. — Poissonnière.

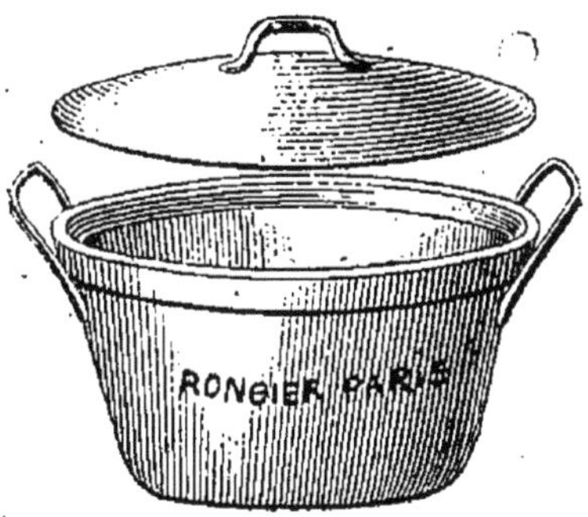

Fig. 76. — Faitout.

La préparation de l'eau se fera soit dans de grandes marmites, soit mieux dans des lessiveuses de 40, 50, 60 litres auxquelles on fait adapter un robinet. Si l'on prend soin de faire souder celui-ci à distance du fond, il ne souffrira pas du voisinage de la flamme ; chaque lessiveuse sera portée avant l'action chirurgicale dans la salle d'opérations ou la salle de pansements. L'eau ne subira ainsi aucune manipulation.

Le moyen de chauffage sera soit le bec Primus, soit le réchaud à pétrole ordinaire.

Flambage. — Nous avons rejeté à la fin de ce chapitre le flambage à l'alcool, moyen de stérilisation parfaitement insuffisant et néfaste aux instruments.

On ne l'emploiera que pour la préparation des récipients, des plateaux, des cuvettes.

Pour les instruments, lorsqu'on en sera réduit à les flamber, ne pas oublier de séparer les deux branches de ceux qui présentent une articulation.

CHAPITRE XIV

LE SERVICE DES OPÉRATIONS

Nous retrouvons ici les difficultés que nous avons éprouvées pour décrire le matériel de stérilisation.

De même qu'il diffère en temps de paix et en temps de guerre, dans une organisation fixe, dans une organisation momentanée ou improvisée avec des moyens de fortune, de même nous verrons le service des opérations s'adapter aux circonstances et réduire ses exigences et ses besoins tout en réduisant, hélas, son action.

LOCAUX

A. — LE SERVICE DES OPÉRATIONS DANS UNE INSTALLATION CHIRURGICALE MODERNE COMPLÈTE réclame des locaux et un matériel aptes à réaliser l'asepsie la plus absolue.

La *salle de stérilisation* possède un autoclave vertical et horizontal, un Poupinel ou une étuve électrique, une poissonnière électrique, des barillets d'eau stérilisée nombreux et garnis d'un appareil pour réchauffer l'eau mise en réserve, des armoires fermées pour le stock d'objets de pansements, les boîtes stérilisées ou à stériliser, enfin dans le mur qui sépare la salle de stérilisation de la salle d'opérations des tablettes métalliques où l'on passe les objets stérilisés et le linge sans pénétrer dans la salle d'opérations.

Le chauffage est assuré par des radiateurs placés dans les murs ou complètement recouverts d'un revêtement métallique lisse.

La *salle d'opérations* sera double : une salle pour les opérations aseptiques, une salle pour les opérations septiques. Chacune présente des murs de stuc ou d'opaline avec angles arrondis, un parquet dallé ou en mosaïque, une large verrière permettant l'arrivée du jour, un plafond lumineux éclairé par un clavier de lampes extérieur à la salle même.

Le lavabo, mis si possible en dehors de la salle d'opérations ou dans un angle éloigné, possède deux ou trois cuvettes avec écoulement d'eau à pédales ; un réservoir pour le savon liquide fonctionne également avec la pédale et se branche sur la canalisation d'eau. La table d'opérations se tourne, se coude, se renverse pneumatiquement avec le pied. Enfin des prises d'électricité placées tout autour permettent l'emploi de lampes simples ou frontales, de l'appareil à air chaud, du galvano cautère, etc.

B. — LE SERVICE DES OPÉRATIONS DANS UN HOPITAL IMPROVISÉ, TEMPORAIRE OU AUXILIAIRE aura une installation beaucoup plus simple.

En général, le chirurgien sera mis en possession de pièces nues, heureux s'il a le gaz et l'eau avec la possibilité de faire un peu de tuyauterie pour créer un lavabo. Lorsque la chose est possible, il fera peindre les murs de la salle de stérilisation avec de la peinture à l'huile, la salle d'opérations sera passée au ripolin tout au moins à mi-hauteur.

Lorsqu'il ne pourra pas peindre sa salle d'opérations il la tendra d'étoffe de toile ou de cretonne blanche, lavable et facilement renouvelable.

Un linoléum recouvrira complètement le parquet.

Dans la *salle de stérilisation* si on ne peut posséder des armoires, on se contentera de tablettes larges et occupant tout un côté de la pièce, des lames de tôle protègeront les murs au niveau des angles où on déposera l'autoclave et le cylindre à eau ainsi que les tablettes pour les bouilleurs.

La salle d'opérations possèdera un lavabo avec une cuvette et deux cols de cygne mobilisables au coude et qui communiquent avec le réservoir d'eau stérilisée placé dans la salle de stérilisation. La table d'opérations est simple. Le modèle de l'armée solide et pratique que nous reproduisons est le meilleur, car il est très transportable.

C. — LE SERVICE DES OPÉRATIONS DANS UNE AMBULANCE OU UN HOPITAL RÉDUIT A DES MOYENS DE FORTUNE : pourra fonctionner d'une façon très

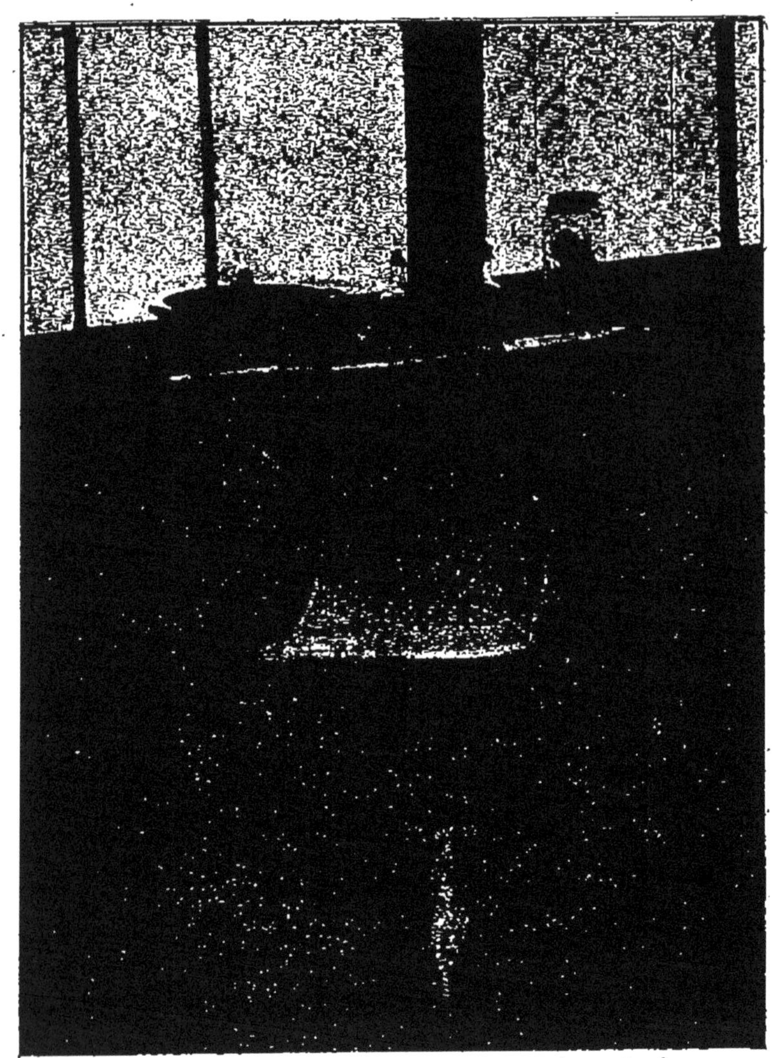

Fig. 77. — Lavabo avec faitout contenant les gants bouillis le bocal avec les brosses stérilisées, les flacons à savon liquide et à alcool.

satisfaisante si le chirurgien trouve à sa disposition une grande salle très éclairée. Il fera immédiatement diviser celle-ci en deux parties inégales par une cloison à mi-hauteur qui isolera une petite portion réservée à la *stérilisation*.

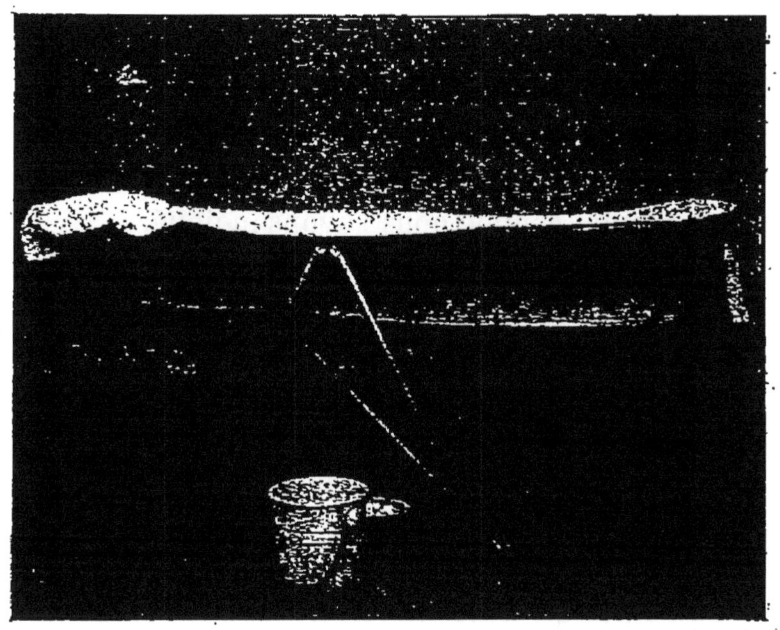

Fig. 78. — Table d'opérations (modèle de l'armée.

Il est déplorable de voir encore de nombreuses salles où l'on opère, où l'on travaille en pleine suppuration à deux mètres des divers récipients où se fait la stérilisation avec dans un coin, tout le stock de matériel de pansements et, en particulier, l'ouate souillée par toutes les poussières et même en contact avec les pansements sales.

Dans ce semblant de *salle de stérilisation*, on aura des tablettes pour le matériel, des tablettes pour les réchauds à alcool nécessaires à la poissonnière et aux différents bouilleurs ; un bec Primus ou un grand réchaud pour la préparation de l'eau stérilisée. Si les besoins en eau stérilisée sont considérables, et qu'il faille alimenter plusieurs salles, on pourra comme nous l'avons réalisé à Sainte-M. installer une véritable batterie de réchauds et de lessiveuses dans une salle spéciale sous la surveillance d'une infirmière exercée, chacune des lessiveuses portant un robinet comme nous l'avons indiqué.

Chaque service, en échange d'une lessiveuse vide, reçoit une pleine.

La salle de stérilisation comme la salle d'opérations seront fraîchement peintes ou passées à la lessive de soude, ainsi que le parquet et le carrelage.

Dans la *salle d'opérations*, la table, soit métallique, soit en bois sera placée en bonne lumière pendant le jour. Pour la nuit, on prévoira un éclairage à l'acétylène ou au pétrole avec réflecteur.

Le lavabo sera constitué par une table en bois peinte et recouverte de toile cirée avec deux cuvettes.

Une large tablette placée au-dessus soutiendra la lessiveuse ou le grand bidon à pétrole qui contient l'eau bouillie ; de chaque côté, une petite tablette portera le flacon à savon, les récipients pour les brosses, les limes à ongles et les gants.

Matériel mobile. — Si les locaux dans les trois organisations que nous avons envisagées offrent des différences aussi considérables, par contre le matériel mobile sera à peu près le même, un peu plus riche ou un peu plus compliqué dans l'installation définitive, mais sans importance pratique bien grande.

Dans la salle de stérilisation, il faut prévoir un évier avec canalisation d'eau venant de l'extérieur, ou un grand réservoir d'eau ordinaire, une lessiveuse ou une hotte à pansements pour les déchets des préparations et les papiers, une table assez grande pour la préparation des boîtes de pansements, la coupe des pièces de gaze et d'ouate, etc.

Dans la salle d'opérations, en dehors du lavabo et de la table d'opérations il faudra :

Deux petites tables de 60 centimètres sur 60 centimètres environ, et 90 centimètres de haut pour le chirurgien et son aide.

Chacune, recouverte de toile cirée ou de zinc quand elle n'est pas en opaline ou en verre ; autant que possible munie de roulettes, présente deux tablettes : l'une supérieure, l'autre inférieure. Sur la première on met le plateau ou la boîte d'instruments, la boîte à compresses et une cuvette qu'on remplira d'alcool pour les mains. Sur la seconde (l'inférieure) on met la boîte à champs d'un côté, la boîte à coton hydrophile de l'autre, ainsi qu'une seconde boîte de gaze si on en prévoit l'utilisation.

La *petite table d'anesthésie* porte les appareils à anesthésie (voir anesthésie). Dans une boîte spéciale une pince à langue stérilisée, une seringue à injections hypodermiques toute stérilisée des pinces hémostatiques montées de petites éponges ou de compresses pour enlever les mucosités de la gorge.

Sur une tablette inférieure, la réserve d'anesthésiques (chloroforme, éther, chlorure d'éthyle) et les ampoules d'éther, d'huile camphrée, de caféine qui pourraient être nécessaires en cas de syncope.

Des *tablettes de verre* étendues sur tout un côté de la salle, ou une longue table de deux mètres environ porteront le matériel nécessaire au cours des opérations.

La *table à deux étages*, sera peinte et recouverte d'une toile cirée et d'une grande alèze stérilisée et changée très fréquemment qui formera rideau en avant, presque jusqu'à terre.

Sur l'étage supérieur qu'on pourra recouvrir de zinc on mettra les cuvettes, les plateaux stérilisés ou flambés, un petit plateau pour l'antisepsie de la peau (contenant un godet pour la teinture d'iode, le flacon de teinture d'iode, un flacon d'alcool, des pinces et des tampons stérilisés). Des flacons ou de petites marmites émaillées à couvercles contiendront les fils, les drains, les objets en caoutchouc bouilli ou stérilisé ; un verre ou une boîte métallique sera remplie d'épingles stérilisées, une éprouvette graduée permettra de préparer rapidement une solution.

Une autre éprouvette ou un grand verre rempli d'alcool ou d'oxycyanure de mercure maintient la grande pince stérilisée qui permettra à l'infirmière de saisir les objets aseptiques réclamés par le chirurgien ; enfin le long du mur toute une série de flacons à deux tubulures ou bouchés à l'émeri contiennent l'alcool, l'eau oxygénée, le liquide de Dakin.

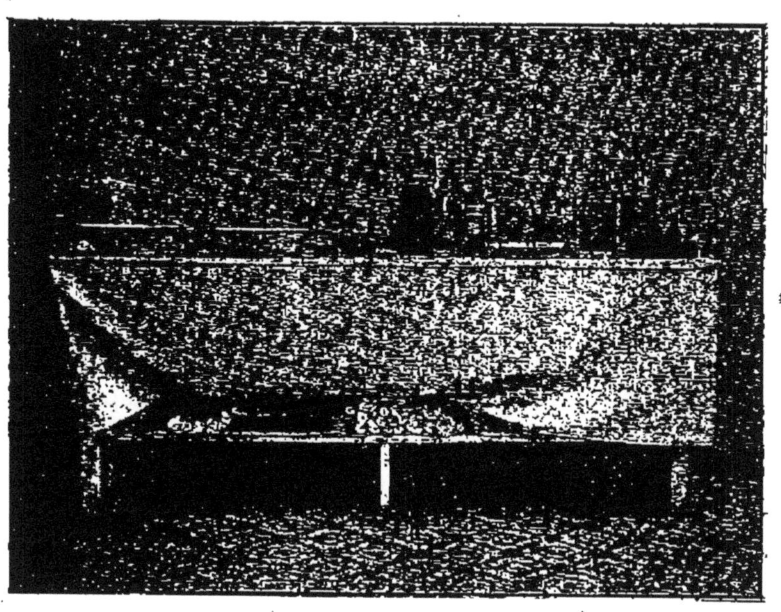

Fig. 79. — Grande table pour le matériel.

Ne pas oublier un bock laveur stérilisé, le thermocautère, un rasoir pour raser le malade si besoin est, et tout le matériel nécessaire pour faire des injections stimulantes ou des injections de serum chez un opéré très affaibli.

Sur l'étage inférieur sont, la réserve de pansements : les attelles, les gouttières les différentes bandes et les bandages.

On aura à proximité tout ce qui sera nécessaire à

la confection d'un appareil plâtré ; des couvertures, pour protéger l'opéré pendant l'opération, qui ne devront pas sortir du service et qu'on stérilisera le plus souvent possible.

Enfin deux ou trois tabourets, un seau sous la table d'opérations, une grande hotte à pansements ou une grande lessiveuse complètent ce matériel.

Entretien du service. — *La salle d'opérations* doit être lavée le matin à grande eau, ou, si cela a été fait après les opérations de la veille, on se contentera de passer sur les murs, le plafond et le dallage un linge mouillé trempé dans une solution antiseptique. Après chaque opération, ce lavage sera indispensable pour le sol. Les tables, les tablettes sont, elles aussi, soigneusement lavées, les parties métalliques frottées et bien entretenues. Les seaux et récipients à pansements sales, à compresses souillées sont vidées dans une grande caisse métallique, ou en bois doublée de zinc, qu'on emportera immédiatement pour la vider au four crématoire. On brûlera à ce four tous les détritus des opérations et les linges qui ne doivent pas servir à nouveau.

Les champs opératoires en toile, les blouses, tabliers, masques, brassières sont triés et plongés dans une solution antiseptique avant d'être portés à l'étuve et au lavage.

Les seaux et lessiveuses sont nettoyés avec une solution forte d'eau de Javel (2 ou 3 cuillerées à soupe par litre).

Les instruments sont nettoyés et remis dans les boîtes pour être de nouveau stérilisés.

Dans la salle de stérilisation il ne faut pas oublier :

1° De vider, de nettoyer, d'assécher l'autoclave lorsqu'il est au repos.

2° De décrasser les becs des brûleurs à pétrole, et surtout de s'assurer que les petits conduits d'arrivée des vapeurs de pétrole ne sont pas oblitérés (il existe pour cela des petites aiguilles spéciales).

Enfin dans tout le service on réduira au minimum tout ce qui reste exposé à l'air. En particulier les objets de pansements, les rouleaux d'ouate ne devront jamais rester sur les tables.

La netteté et l'élégance de la salle d'opérations doivent être un des plus grands soucis de l'infirmière consciente de son rôle.

CHAPITRE XV

LES LOCAUX ET LE MATÉRIEL D'UN HOPITAL TEMPORAIRE POUR BLESSÉS

Le titre de ce chapitre montre que nous ne décrivons pas l'hôpital ou la maison de santé du temps de paix où tout est prévu et organisé avec le souci d'un fonctionnement de longue durée.

Au contraire les formations de guerre, essentiellement temporaires, doivent, tout au moins dans leur matériel et dans leur personnel, être parfaitement mobiles.

Locaux. — Les locaux sont choisis soit dans une ville où un gros bourg possédant de nombreuses constructions, soit dans des centres dépourvus de bâtiments importants ou même en pleine campagne. De là deux organisations différentes.

DANS LE PREMIER CAS, il faut pour installer les hôpitaux, des bâtiments possédant de grandes pièces claires et aérées. La multiplicité des chambres, le peu de largeur des portes, des escaliers, l'éloignement des pièces de « service » rendent les maisons particulières presque toujours impropres à ce rôle.

On choisit de préférence de grandes écoles, des lycées, des casernes, des usines à condition qu'ils soient peu élevés, la multiplicité des étages rendant le travail des brancardiers très pénible et demandant un personnel très nombreux.

On se contente d'y faire la réfection de la peinture pour les murs, des lavages répétés à la lessive de soude pour le sol (parquet ou dallage), la désinfection soignée des fosses d'aisances, la révision des canalisations d'eau et de gaz si elles existent et on y installe le matériel en adaptant chaque pièce à un usage spécial chirurgical ou administratif.

Dans le second cas, bien différent, il faut créer l'hôpital.

La solution qui semble à première vue la plus séduisante, celle qui lui donne la mobilité la plus parfaite, c'est l'installation sous *tentes*. Malheureusement les tentes sont presque toujours peu pratiques, difficiles à chauffer et à maintenir chaudes. Celles qui possèdent de doubles parois sont rares ; elles ne présentent pas de plancher et il faut le faire établir si l'on veut éviter que l'humidité envahisse le matériel.

Elles sont petites et il faut les multiplier. Elles sont à portes simples, sans tambour et, chaque fois qu'on les ouvre, un courant d'air froid pénètre jusqu'aux blessés. Enfin, leur prix de revient est élevé.

En résumé, surtout dans la guerre sur place que nous subissons, elles offrent beaucoup d'inconvénients, peu d'avantages.

Les baraques, au contraire, construites très rapidement sur un type déterminé ([1]) sont des constructions légères mais solides, chaudes, spacieuses, aérées permettant de soigner et de panser facilement les blessés. On peut les ordonner de telle sorte que sur un espace restreint elles offrent toutes les commodités réclamées par le chirurgien et par l'administration.

Nous ne pouvons faire mieux que de décrire très rapidement ce qui nous paraît le modèle du genre, l'hôpital de la Marne installé à Vitry en septembre 1915, en renvoyant au plan qui représente et qui, mieux qu'une description, montrera la très originale et très pratique conception que tous les hommes compétents ont hautement approuvée ([2]).

Distribution des locaux. — Six baraques distribuées en « feuilles d'éventail » laissent au milieu et un peu en retrait de leur façade une place occupée par un pavillon d'opérations.

Une large galerie court sur tout leur front pour

([1]) Type du génie modifié par le Capitaine Conche.

([2]) Cet hôpital a été édifié sous la direction technique de M. le Médecin Principal de 2e Classe Teissier Médecin-Chef du Centre Hospitalier de Vitry. Sa conception de l'hopital en éventail entourant en demi cercle les salles d'opérations et de pansemenls permet un fonctionnement rapide et parfait.

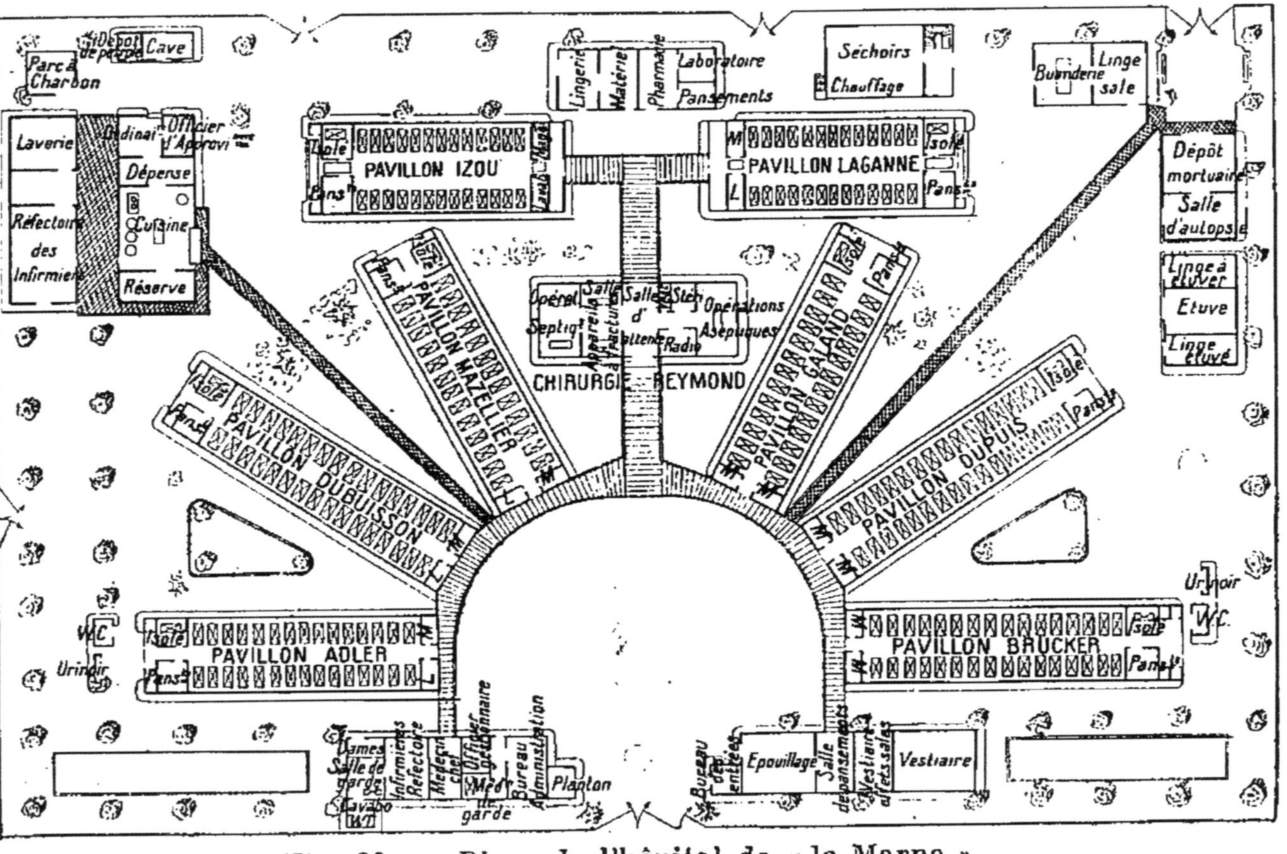

Fig. 80. — Place de l'hôpital de « la Marne ».

aboutir à une allée centrale qui conduit à l'entrée médiane du pavillon chirurgical.

Dans le demi-cercle qu'elles laissent par la courbe de leurs six façades d'entrée, une grande cour ornée de massifs est limitée en avant par une ligne de bâtiments qui sont à droite :

Le service des entrées ;

La salle d'examen et de nettoyage des entrants ;

La salle du premier pansement ;

La salle des vêtements quittés par les entrants ;

Le vestiaire où trouvent place, soigneusement étiquetés, les vêtements revenus de la désinfection du nettoyage, de l'atelier de réparation ;

A gauche : le service de garde ;

Le bureau des secrétaires ;

Le bureau de l'officier gestionnaire ou de l'administrateur ;

Le bureau du médecin chef ;

Le pavillon des Dames infirmières composé de deux pièces (une salle de repos, un réfectoire).

Derrière le pavillon chirurgical et sur une ligne parallèle à celle des constructions de la façade on trouve : la cuisine et ses dépendances.

Le magasin d'approvisionnements ;

La lingerie avec atelier de réparations ;

La pharmacie avec un petit laboratoire ;

La buanderie et le séchoir ;

Le lavoir.

Et isolé à l'extrémité, le four pour brûler les détritus et objets de pansements sales.

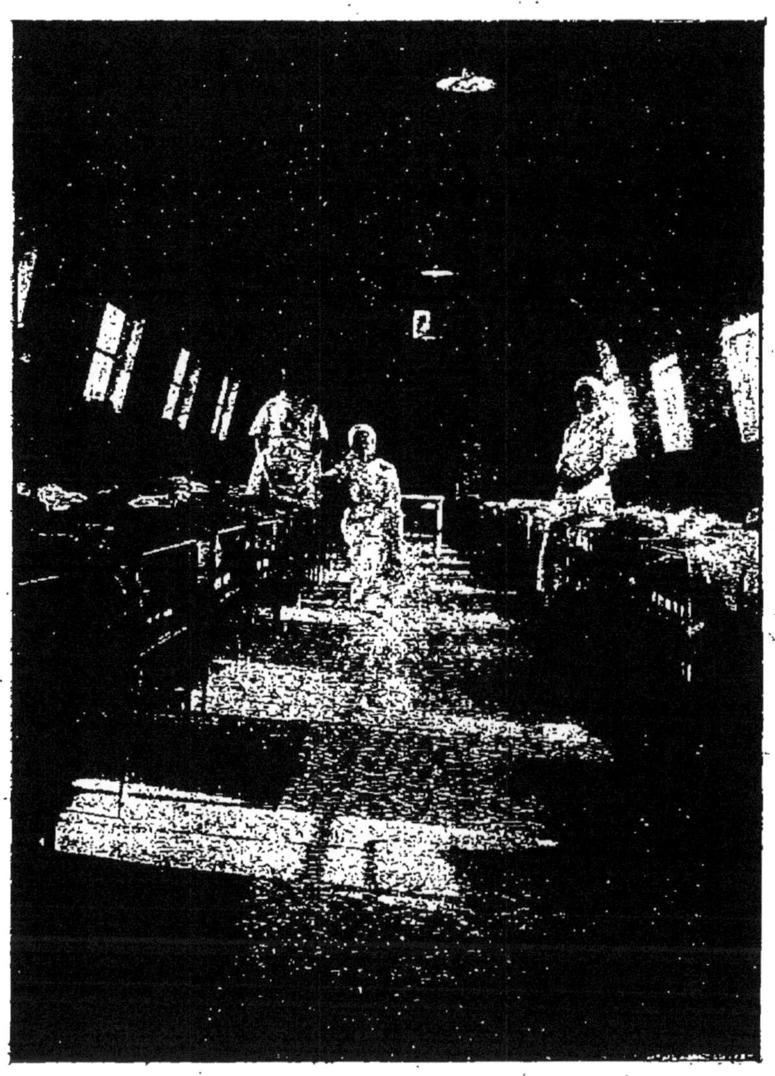

Fig. 81. — Pavillon d'hospitalisation.

Pavillons. — Chaque pavillon de blessés se compose ainsi qu'on peut le voir sur le plan, d'une grande salle de trente lits largement aérée et éclairée par 14 fenêtres (châssis à pivot).

Aux deux extrémités de la salle, des cloisons isolent deux petites pièces : du côté de l'entrée, une petite cuisine lavabo et une chambre pour le matériel et le linge. Au fond une salle de pansements et une chambre d'isolement avec un lit pour grands blessés.

Enfin accolés, tout à fait en arrière, à l'extérieur le cabinet d'aisances à tinette mobile et un petit réduit pour les seaux, les balais, etc.

Matériel.

Le matériel se compose de :

Poêles. — Deux grands poêles métalliques très suffisants pour le chauffage de la salle.

Lits. — Un lit pour mériter ce nom :

1° Doit être élevé notablement au-dessus du sol ;

2° Etre suffisamment élastique.

Il existe un nombre infini de modèles fixes ou démontables.

Le modèle réglementaire avec sommier élastique que nous représentons est très bien quoique un peu bas.

On peut établir un lit de fortune avec un cadre de planches placé sur pieds et sur lequel on tend un réseau de gros fil de fer ou mieux une étoffe solide.

Chaque lit doit pouvoir disposer pour le fonctionnement de deux paires de draps au moins, deux grandes alèzes, une toile caoutchoutée.

LA TABLE DE CHEVET très simple est une petite tablette portée sur quatre pieds divergents de 0^{m},70 de haut.

Une seconde tablette se trouve à 0^{m},30 environ du sol.

Il faut surtout éviter les tables de nuit fermées toujours encombrées par le blessé d'une multitude d'objets inutiles, d'aliments, de journaux. La table doit supporter le verre, le mouchoir et les fioles de potion, s'il y a lieu, sur sa tablette supérieure ; la musette et les objets personnels du blessé sur sa tablette inférieure. Elle doit toujours être très propre et bien ordonnée.

LES TABLES nécessaires pour le service sont très longues et étroites. Recouvertes de linoléum ou de toile cirée, elles doivent n'être encombrées d'aucun objet inutile. Il est agréable d'y voir quelques fleurs dans un vase ou une plante verte qui donnent un peu de gaieté à la salle.

Enumérons rapidement le *matériel nécessaire pour le fonctionnement d'une telle salle.*

Pour la salle même et cela en nombre variable suivant les lits et aussi suivant les ressources il faut :

Coussins en caoutchouc.

Bassins réniformes ou triangulaires.

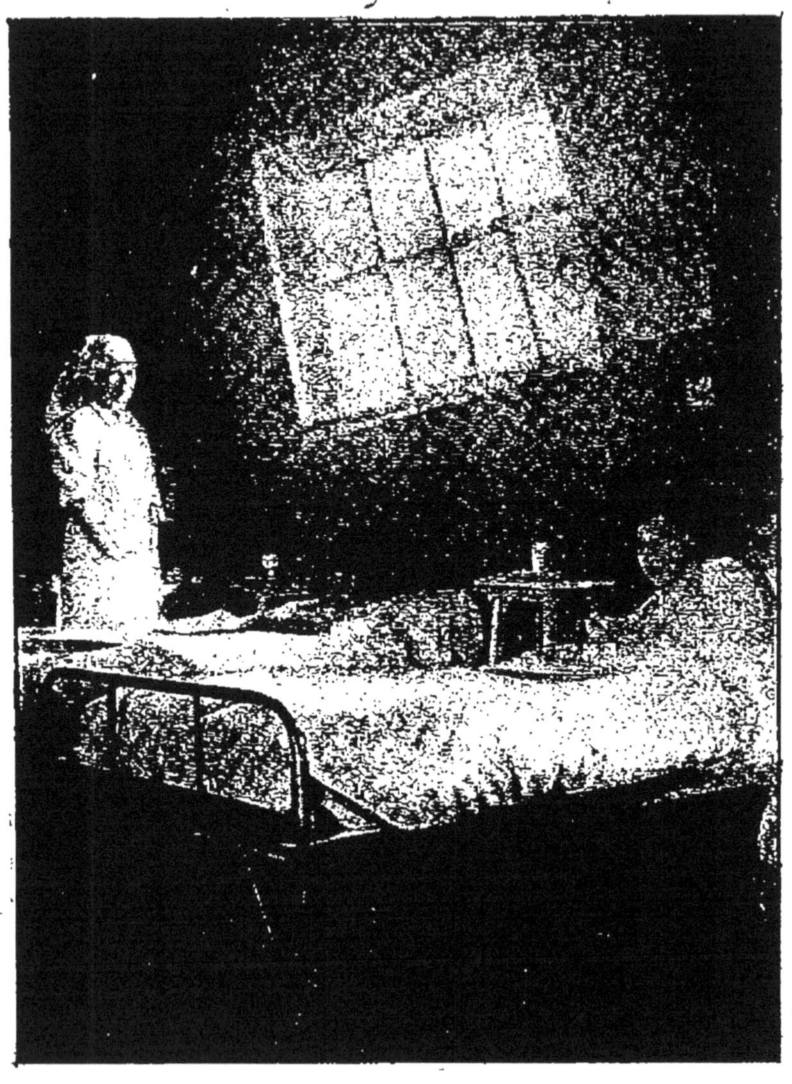

Fig. 82. — Lit réglementaire.

Bassins de lit en faïence.

Seau hygiénique en émail ou en faïence.

Urinals, vases de nuit, chaise hygiénique.

Cerceaux pour lits.

Cuvettes émaillées pour nettoyage des malades.

Bocks laveurs pour lavements, d'autres pour lavages des plaies, d'autres enfin pour les injections du sérum.

Brosses pour lavage des mains, brocs.

Thermomètres.

Biberons en porcelaine, verres, crachoirs avec couvercle.

Boules à eau chaude pour chauffer les lits.

Pots à tisane, bougeoirs.

Lessiveuse pour pansements sales et déchets.

Lampe applique avec reflecteur.

Le linge des hospitalisés formera un stock important de chemises, gilets de flanelle, mouchoirs, serviettes, torchons, des espadrilles. Des blouses et tabliers pour les médecins et les infirmières, des paravents pour isoler les grands blessés, seront aussi nécessaires.

Pour la cuisine et la tisanerie : des casseroles, faitouts, cuillers, fourchettes, assiettes et plats, couteaux, bols, bouteilles, cocotes, récipients de tous genres, des planches pour les repas des malades dans leur lit, des seaux, des brocs, des réchauds, des ustensiles de nettoyage (balais, éponges, lavettes), enfin les accessoires des poêles (seau et pelle à charbon, tisonnier). Ne pas oublier les extincteurs à incendie.

Dans la petite salle de pansements où ne se pansent que les blessures légères (toutes les blessures graves étant soignées à la salle de pansements du pavillon chirurgical), il faut quelques tablettes, une armoire, une table sur porte brancard, une petite table à pansements, des cuvettes, une poissonnière avec bouilleur, un plateau (avec pince à disséquer, ciseaux, sonde cannelée, stylet, quelques pinces), des bandes, du coton cardé, enfin un stock de matériel de pansements stérilisés que fournira tous les jours le pavillon central de chirurgie [1].

Entretien de la salle. — Le matin, de bonne heure, on ouvre largement les fenêtres (les blessés étant bien couverts) et on pratique le balayage humide. L'aération sera prolongée plus ou moins suivant la température, mais devra durer au moins une demi-heure.

Tous les vases seront nettoyés ainsi que les crachoirs et on y passera une solution d'eau de javel. Les verres seront soigneusement lavés à l'eau chaude.

Les tinettes vidées recevront une notable quantité de crésyl ou de sulfate de cuivre. On s'assurera que toute la vaisselle, bien lavée, a été mise en ordre dans la cuisine, le linge rentré du blanchissage sera classé et rangé dans la lingerie.

[1] Se reporter pour les détails au chapitre pansements.
Les boites contenant ce matériel appartiendront aux salles et ne seront jamais mélangées avec les boites des salles d'opérations.

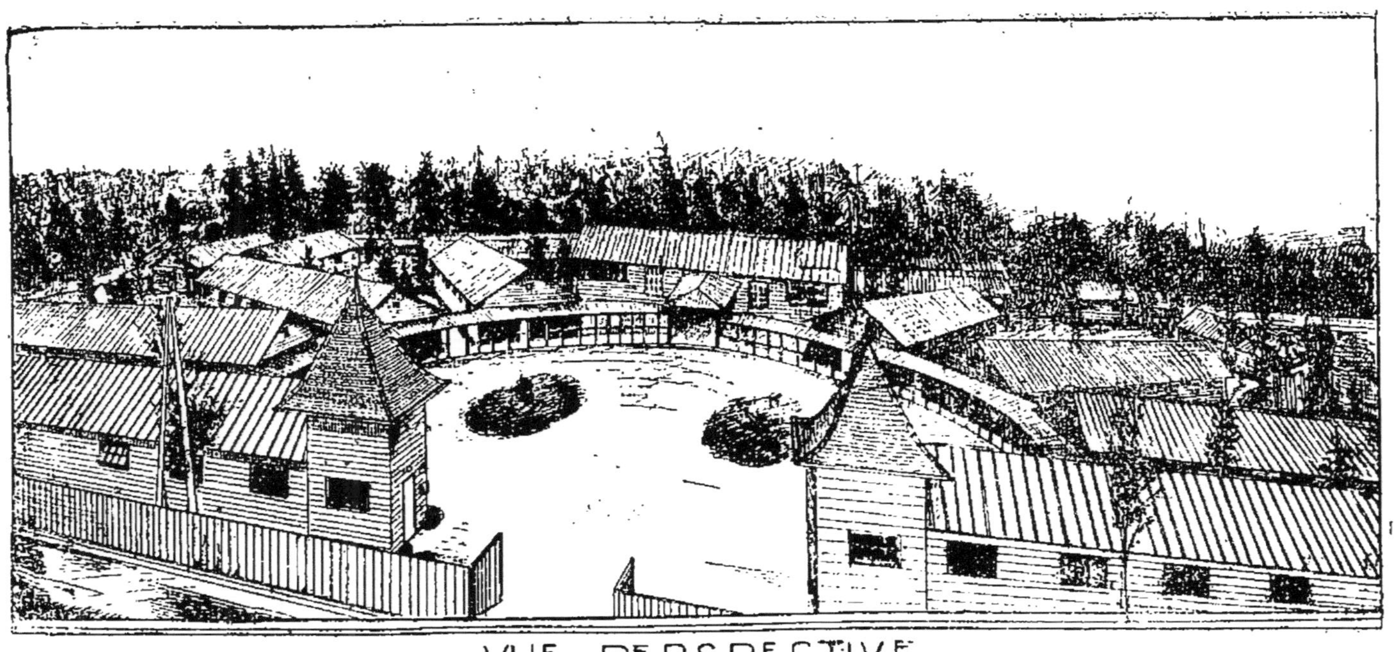

Fig. 83. — Vue perspective de l'hôpital de « la Marne ».

Le linge sale sera mis dans une caisse spéciale doublée de zinc.

Les détritus et les vieux pansements dans la lessiveuse qui plusieurs fois par jour sera vidée au four où sont brûlés tous les déchets.

On s'assurera que les feuilles d'observations et de température surtout pour les entrants sont bien à leur place et tenues à jour, que les thermomètres lavés baignent dans une solution d'oxycyanure au millième. Enfin on préparera dès le matin le matériel nécessaire à la toilette des malades, au lavage de la bouche, aux soins de propreté des cheveux et des ongles.

Le changement de linge se fera en général pendant les pansements.

La réfection des lits succèdera au nettoyage de la salle.

Les pansements auront lieu le matin après la préparation de la salle et avant le repas ; ils ne seront repris que deux heures environ après le repas de onze heures ou midi afin de laisser reposer les blessés.

Il est important de faire vite toute la toilette de la salle, afin de ne pas fatiguer les blessés qui ont besoin de calme, par une agitation et un bruit constants autour d'eux.

LIVRE II

L'ACTION CHIRURGICALE

CHAPITRE XVI

SOINS A DONNER AU BLESSÉ A SON ARRIVÉE A L'HOPITAL

Lorsque le blessé arrive à l'hôpital dans la voiture d'ambulance, il est immédiatement transporté dans la SALLE DE DÉSHABILLAGE ET DE NETTOYAGE (voir le plan page 203 épouillage).

Dans cette salle bien chauffée, on aura préparé soit une table, soit mieux, des brancards légèrement surélevés au moyen de tréteaux. On aura en permanence de l'eau qui chauffe sur un réchaud, des éponges, des serviettes, du savon mou, enfin des récipients pour effectuer le lavage.

Il faut commencer, dès son arrivée par *déshabiller* le blessé ; opération toujours délicate sur un homme étendu, rendue plus difficile par le pansement, la présence d'une fracture immobilisée dans une gouttière, etc.

Soulevé par un infirmier ou un aide, le soldat sera

d'abord débarrassé de sa capote qu'on enlève manche par manche, avec les plus grandes précautions, sans brusquerie, sans à-coups ; puis, c'est le tour du pantalon.

Pour celui-ci, comme pour les vêtements de dessous, souvent maculés de sang, de pus, de boue, si l'opération est trop difficile, on n'hésitera pas, soit à découdre, soit à couper.

La température doit être suffisante pour qu'on puisse enlever tout ce qui couvre le blessé, sauf son pansement auquel on ne touchera pas. C'est alors, que très rapidement (après avoir glissé entre le corps et le brancard une toile caoutchoutée si le brancard n'est pas préalablement tendu d'imperméable), on lavera le sujet des pieds à la tête avec de l'eau savonneuse. Il sera bon d'employer à ce lavage deux auxiliaires ou deux infirmiers afin de le faire au plus vite. Le blessé est, en général, fatigué, déprimé et souvent fébrile. Il faut que le nettoyage soit un soulagement, non une souffrance.

Le séchage, avec des linges chauds si possible, sera très doux et très complet. S'il existe sur le corps des parasites, on lotionne les points contaminés avec une solution de sublimé acétique chaud (vinaigre 300 grammes, sublimé 1 gramme).

On effectue alors le transport dans la salle d'examen. Pour cela à la hauteur de la table ou du brancard de lavage, on présente un brancard propre, sur lequel le blessé est glissé, ou se déplace lui-même doucement. On l'enveloppe de couvertures et on le passe à la salle de premier examen.

Salle du premier examen. — Il faut d'abord mettre le blessé sur la table à pansements. Pour cela deux procédés : s'il est suffisamment valide (blessure du membre supérieur, du cou, de la face), il se glisse de lui-même, le brancard étant mis à la hauteur de la table ; si, au contraire, il est très atteint, pendant que deux infirmiers, maintiendront le brancard bien horizontal au niveau de la table, deux autres glisseront leurs bras sous le corps, l'un à la hauteur des épaules, l'autre à la hauteur du bassin et des cuisses. Lorsqu'ils seront en mesure de soulever le corps sans secousses, les deux infirmiers brancardiers feront décrire au brancard un quart de conversion le long de la table et d'horizontal le mettront vertical.

Soutenant bien le corps, les deux porteurs font alors un pas vers la table, y déposent le blessé et retirent doucement leurs bras.

Pendant ce temps, l'infirmière prépare tout ce qui est nécessaire au pansement et à l'exploration rapide d'une plaie (pinces, ciseaux, pince à disséquer, sonde cannelée, stylet, pince à corps étranger). Elle prépare aussi, lorsque le blessé n'a pas eu d'injection antitétanique, la seringue de 10 centimètres cubes et l'aiguille nécessaire.

Cela fait, elle coupe le pansement et ne laisse sur la plaie que la gaze et l'ouate hydrophile que le médecin enlèvera lui-même. Celui-ci, après stérilisation de toute la région à l'alcool d'abord, à la teinture d'iode ensuite, examine la plaie, reconnaît la fracture si elle existe, l'hémorragie qui continue, établit en un mot la gravité de la blessure et, après avoir pris

13

le pouls et la température, décide s'il y a lieu d'opérer tout de suite, si le blessé doit être conduit à la salle d'opérations ou dans son lit.

Dans le premier cas (*salle d'opérations*), il fait immédiatement raser le malade, s'il y a lieu, recouvrir la région de champs stérilisés et d'un pansement provisoire.

Dans le second cas (*salle d'hospitalisation*) il fait un pansement définitif. On met alors au blessé (recouvert seulement d'une alèze et d'une couverture), une chemise propre, un gilet de corps s'il en portait. On l'enveloppe de couvertures et on le fait conduire à son lit.

Les soins à donner dans la salle d'hospitalisation. — Le blessé est arrivé à son lit. L'infirmière l'a suivi, ou a reçu les instructions du médecin de service. Elle a fait préparer le lit, l'a chauffé avec des boules si besoin est, et s'est inquiétée, avant tout, de savoir si le blessé peut recevoir une alimentation et s'il peut boire.

Nous avons vu trop souvent des blessés portant une plaie de l'abdomen et qu'il fallait condamner à la diète absolue, recevoir, dès leur arrivée, un grand verre de liquide. Il faut savoir résister aux sollicitations des blessés. Si le blessé peut boire on lui donnera de préférence un liquide chaud, tisane ou thé léger. S'il est très déprimé et sur les indications du médecin on y ajoutera un peu d'alcool (potion de Todd). Si le blessé doit rester à la diète prolongée, s'il doit être opéré le jour même ou le lendemain, on

Dates
P.
T.
Décembre
Injection sérum antitétanique 10cc
Huile camphrée 20cc
Huile camphrée 20cc
Huile camphrée 10cc
Sérum 500 gr.
Opération
Huile camphrée 10cc
Ablation d'esquilles
Appareil plâtré à anses
Collutoire collargol
Angine
Ablation des drains
Air chaud

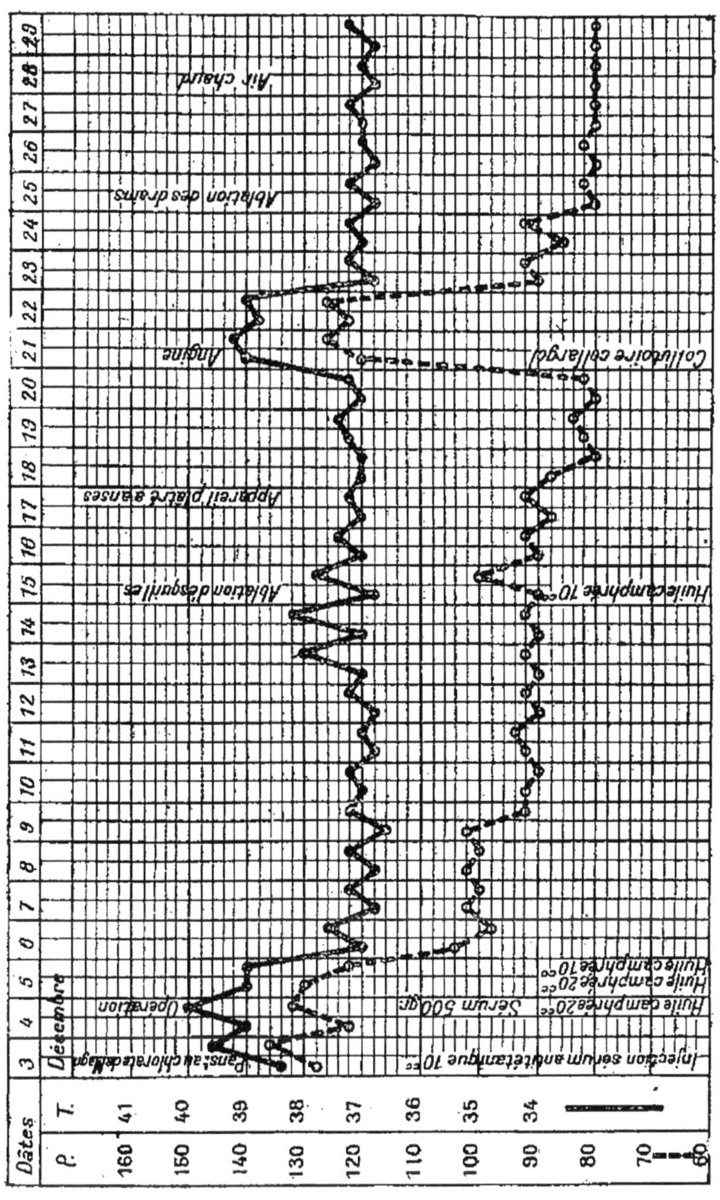

Fig. 84.

mettra sur le pied du lit une *fiche de couleur voyante* qui avertira le personnel qu'il ne doit pas participer aux distributions d'aliments ou de boissons. A cet usage nous avions fait préparer dans tous les hôpitaux où nous avons été appelés depuis le début de la guerre des petits carrés de bois peints en rouge qu'on peut facilement accrocher au pied du lit.

Si la blessure est grave, l'infirmière s'inquiétera de savoir s'il faut faire des injections de sérum ou d'huile camphrée, s'il faut les répéter.

Elle prendra la température immédiatement, puis ensuite deux fois par jour (à huit heures le matin et à quatre ou cinq heures le soir), afin de renseigner le chirurgien. Elle inscrira sur la feuille le pouls, la température, les respirations s'il y a lieu (voir page 219).

Elle surveillera le pansement fréquemment pour s'assurer qu'il n'y a pas hémorragie.

Elle notera les demandes et les plaintes du blessé, surtout si celles-ci prennent une importance spéciale (raideur de la nuque, douleur dans les mâchoires en cas de tétanos).

Enfin, elle fera montre d'une vigilance de tous les instants pour prévoir et prévenir s'il y a lieu les grandes complications des plaies que nous étudierons plus loin. Elle devra savoir aussi déplacer le malade sans le faire souffrir, faire son lit, changer les draps et les alèzes.

Si la plaie est légère, l'infirmière en dehors de son

Feuille d'observation

N° ____________

HOPITAL ____________

du Registre des Entrées

Nom et Prénoms : ....

Grade : ....

Régiment : ....

Compagnie (Esc^{on} ou B^{rie}) : ....

Domicile civil : ....

Entré le .... venant de ....

Blessé le ...., à ....

Sérum antitétanique ....

Diagnostic

d'entrée : ....

....

....

de sortie : ....

....

....

Intervention : ....

Examen radiologique : ....

....

Dernier pansement le : ....

Observation résumée ....

....

....

....

....

....

....

....

....

....

VOIR LA SUITE AU VERSO

Sorti le .... par

guérison.

décès.

évacuation sur ....

....

Le Médecin traitant,

Fig. 85.

rôle d'aide du chirurgien, pourra être appelée par celui-ci à faire des pansements. Elle apportera à ceux-ci un soin particulier et surtout songera toujours que l'oubli des précautions indiquées peut être la cause de la dissémination des microbes avec toutes ses conséquences.

Elle s'occupera non seulement de la propreté apparente de son malade, mais veillera à ce que ses dents soient lavées chaque jour et ses ongles propres. Elle fera couper ses cheveux courts, le fera raser, combattra l'invasion des parasites soit par le vinaigre au sublimé dont nous avons parlé soit par l'application d'onguent mercuriel qu'on fera suivre d'un lavage ou savon, soit par l'emploi du mélange à parties égales de xylol et de liqueur d'Hoffmann, procédé excellent, mais qui peut irriter la peau. Il faut pour éviter les cuissons très pénibles, soulever les cheveux ou les poils sur le peigne fin et frotter le tampon d'ouate imbibé de la solution sur la face supérieure du peigne qui protège ainsi la peau.

Elle veillera au bon ordre des lits et des tables de nuit, s'opposera à ce qu'on apporte aux blessés des aliments, des gâteaux, des bonbons qui ne leur laissent plus d'appétit pour les repas beaucoup plus importants pour eux.

Elle s'inquiétera aussi de savoir si ses blessés ont averti leur famille, s'ils désirent l'avertir et sans donner aucun renseignement sur la nature de la blessure et sur sa gravité qu'elle n'a pas qualité pour indiquer, elle facilitera cette correspondance après en avoir référé au médecin-chef.

Elle disposera enfin comme nous l'avons dit déjà quelques fleurs sans odeur forte ou quelques plantes vertes sur les tables de la salle à moins que, pour une raison spéciale, le médecin ne doive s'y opposer.

CHAPITRE XVII

LES PANSEMENTS

Anciennement les pansements des blessures ou des plaies se faisaient avec les substances les plus diverses employées sous forme de pâtes, d'emplâtres de solutions.

En dehors de quelques médicaments indiqués pour des plaies ou ulcérations spéciales, nous employons presque toujours à l'heure actuelle, les deux méthodes *antiseptique* et *aseptique* pour faire, suivant les cas, des pansements antiseptiques ou des pansements aseptiques.

Ces pansements se présentent sous deux formes : les pansements secs et les pansements humides.

Les pansements secs peuvent être aseptiques ou antiseptiques. Les pansements aseptiques conviennent à toutes les plaies opératoires ou accidentelles qui ne suppurent pas ou qui suppurent peu.

Les pansements antiseptiques se sont généralisés depuis la guerre, rendus nécessaires par le nombre et la virulence des microbes.

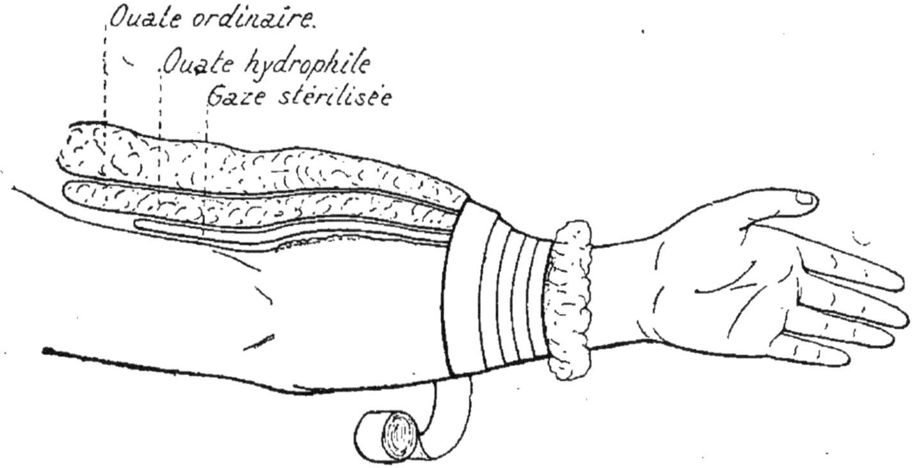

Fig. 86. — Pansement sec.

Le *pansement sec aseptique* est constitué d'abord par plusieurs couches de gaze stérilisée qui recouvrent directement la plaie. Par-dessus la gaze on place une couche d'ouate hydrophile stérilisée, sur celle-ci une couche d'ouate ordinaire et une bande.

Le *pansement sec antiseptique* ne se distingue du précédent que par l'emploi d'une gaze non plus seulement stérilisée mais imprégnée d'une poudre d'iodoforme, de salol, ou d'autres antiseptiques.

Les pansements humides sont appliqués sur des plaies en pleine évolution de suppuration ou sur les régions enflammées où se forme une suppuration.

Le pansement humide peut agir de deux façons : ou bien par la chaleur qu'il transmet à la région qu'il recouvre et que maintient une humidité soigneusement entretenue ou bien par l'action des liquides antiseptiques dont il est imprégné.

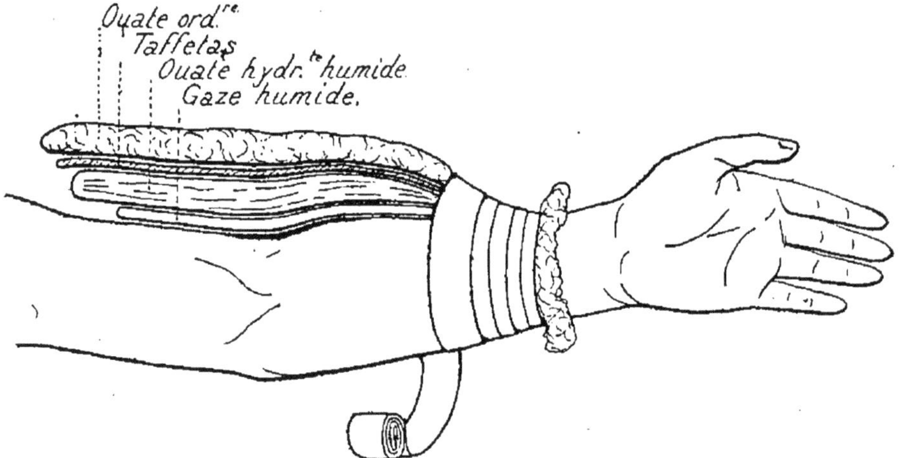

Fig. 87. — Pansement humide.

Le pansement humide a complètement remplacé l'antique cataplasme, excellent milieu de culture pour les microbes.

Ce pansement peut être *aseptique* et dans ce cas l'eau stérilisée dont on se sert doit être à une température élevée (45 degrés au moins). Ce pansement renouvelé fréquemment fait aboutir rapidement les inflammations où le pus n'est pas encore collecté et les limite ; de plus il calme très certainement les douleurs vives des inflammations locales.

Ce pansement peut être *antiseptique*. L'eau stérilisée est alors remplacée par de l'eau boriquée, du sublimé faible, de l'eau alcoolisée, de l'eau salée. Il faut n'employer l'eau phéniquée qu'avec les plus grands ménagements et surveiller les accidents qu'elle peut donner. Lorsqu'on peut s'en passer, il faut le faire ; elle donne de l'irritation de la peau, quelquefois de la gangrène des tissus, elle peut déterminer des phénomènes d'empoisonnement par son absorption.

Qu'il soit aseptique ou antiseptique, le pansement humide se compose de plusieurs couches de gaze trempée dans l'eau stérilisée, le sublimé à 1 $^0/_{00}$ mélangé à $^2/_3$ ou $^3/_4$ d'eau stérilisée chaude ou d'autres solutions antiseptiques. Ces couches de gaze, légèrement exprimées sont recouvertes d'une pièce de tissu imperméable (taffetas gommé, taffetas chiffon, mackinstosh) qui maintient l'humidité du pansement. Enfin celui-ci est terminé suivant la méthode habituelle : une couche d'ouate ordinaire et une bande.

On supprime de plus en plus actuellement le tissu imperméable dans les pansements humides : celui-ci semble avoir en effet plus d'inconvénients que de qualités. Le pansement se fait de la même façon, avec interposition entre la gaze mouillée et l'ouate ordinaire d'une couche d'ouate ordinaire passée à l'autoclave et qui ne dessèche pas le pansement comme l'ouate hydrophile.

Technique d'un pansement. 1° *Matériel.* — Il conviendra, avant de commencer un pansement, de bien s'assurer que tout ce qui est nécessaire se trouve sous la main. Rien n'est navrant comme de voir le médecin attendre, et surtout de voir le malade souffrir pendant que l'infirmière court de côté et d'autre pour trouver l'objet oublié. Il est préférable d'avoir trop que pas assez et sur la table, à côté de la table de pansements ou du lit si le pansement (ce qui doit être l'exception) se fait dans le lit, on dispose *le plateau aux instruments* (avec un bistouri, une sonde cannelée, un stylet, une pince à disséquer, une pince à corps étrangers, quelques pinces hémostatiques ou de Kocher, une paire de bons ciseaux), *les ciseaux à pansement* pour couper les bandes, les *boîtes stérilisées* et les *flacons* pour le pansement lui-même, le *plateau* à teinture d'iode avec un petit godet stérilisé, un flacon d'iode, quelques pinces réservées à cet usage où, très rapidement s'altère le nickel, et une boîte de *petits tampons* d'ouate hydrophile, les *imperméables*, les *bandes*, les *plateaux et cuvettes* pour le lavage des mains, *les gants stérilisés*, le chlorure d'éthyle pour anesthésier la peau si cela est nécessaire, enfin les *seaux*, la *lessiveuse* pour les pansements sales. L'infirmière aura aussi sous la main ce qui pourrait être nécessaire si les vêtements du médecin étaient souillés (blouses et tabliers de rechange).

Il ne suffit pas de savoir ce que doit être un pansement, il faut savoir l'appliquer.

Il ne faut pas oublier que faire un pansement est un acte chirurgical qui réclame toutes les précautions en usage lorsqu'il s'agit d'une opération.

2° *Nettoyage des mains*. — Les mains et les avant-bras de la personne qui doit faire le pansement sont soigneusement lavés au savon et brossés à la brosse dure pendant dix minutes au moins. Après un lavage prolongé à l'eau chaude, les mains sont trempées

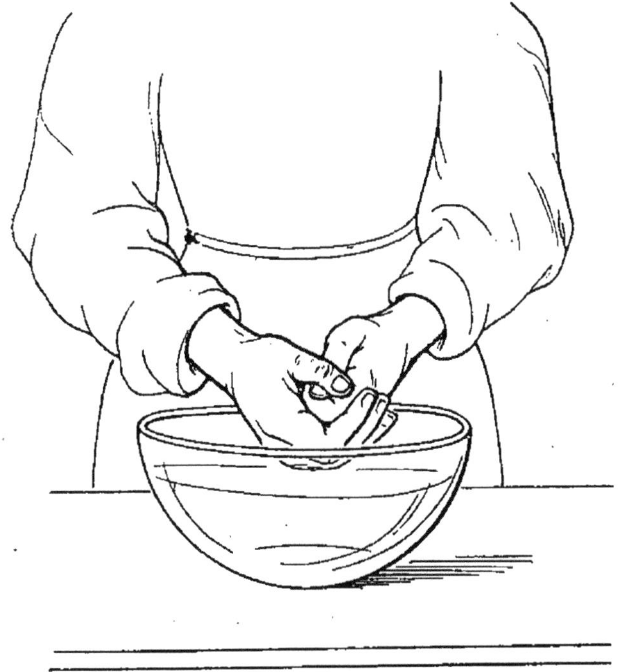

Fig. 88. — Lavage des mains (mauvaise manière).

dans l'alcool. Certains chirurgiens les passent ensuite au permanganate ou au sublimé que contient une cuvette préalablement flambée à l'alcool.

C'est alors que l'on garnit les mains de gants : si ceux-ci ont été stérilisés à sec à l'autoclave, on sèchera soigneusement les mains et les avant-bras avec un champ stérilisé ; s'ils ont été bouillis dans un faitout, on garde les mains humides. Avoir bien soin en mettant les gants de ne pas toucher un objet non stérilisé et de ne pas passer les doigts, en tirant la manchette, au-dessus de la peau traitée par le lavage.

3° *Nettoyage de la région.* — La région ou siège la plaie est elle-même préparée avec soin pendant ce

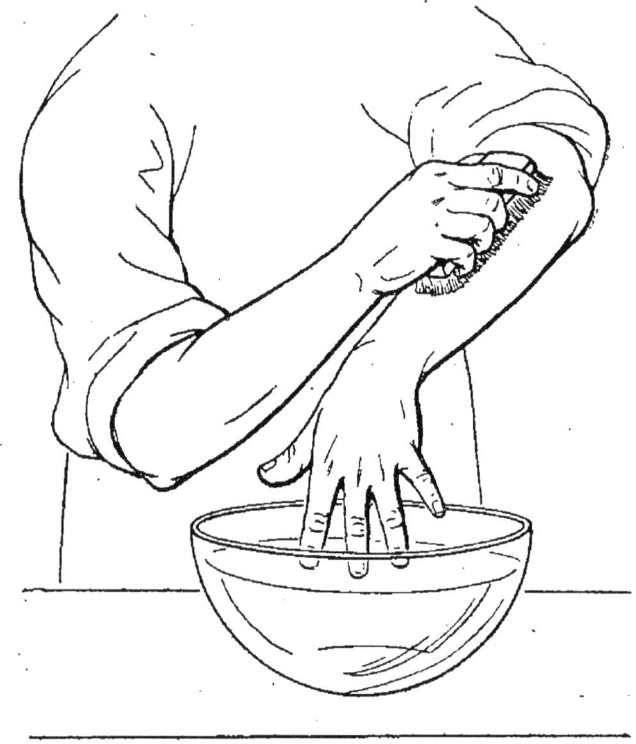

Fig. 89. — Lavage des mains (bonne manière).

temps par un aide qui a les mains propres ou bien, à bout de pinces stérilisées, le chirurgien ou l'infirmière passera sur la peau l'alcool et la teinture d'iode. S'il s'agit d'une plaie déjà pansée selon toutes les règles, on se contentera de frotter quelques instants cette région avec une compresse de gaze imbibée d'alcool, de sublimé, ou d'un autre antiseptique aussitôt que l'ancien pansement aura été enlevé. S'il s'agit d'une plaie qui vient de se produire ou qui a été mal désinfectée, on pourra la préparer de deux façons ; ou bien la laver d'abord au savon avec une brosse ou une compresse, faire couler sur la peau un peu d'alcool et enfin laver au sublimé [1] ; ou bien, après avoir protégé la plaie contre la pénétration des liquides de lavage, frotter longuement la peau à l'alcool puis imprégner d'une bonne couche de teinture d'iode.

Si la plaie (plaie des membres) suppure abondamment ou si la peau est particulièrement difficile à nettoyer (peau souillée de terre par exemple) on mettra la région malade dans un bain de sublimé chaud pendant une demi-heure au moins avant de commencer le pansement.

4° *Application du pansement.* — La gaze sèche ou humide doit toujours dépasser très largement, de tous côtés, la région blessée ou enflammée. Il faut songer, en effet, qu'un pansement, pour des causes multiples, peut glisser, se déplacer ; il faut donc que, dans un déplacement modéré, la gaze couvre encore la région atteinte.

L'ouate hydrophile doit à son tour, notablement

(1) Laver en chirurgie c'est non pas tamponner la plaie, mais la frotter doucement et plusieurs fois avec un peu d'ouate hydrophile ou de gaze imbibée de solution antiseptique et légèrement exprimée.

dépasser la gaze. Il faut prévoir, en effet, une suppuration abondante qui doit trouver pour l'absorber une large surface d'ouate hydrophile et il faut penser que l'ouate stérilisée sera un mur que ne doivent pas franchir les microbes venus de l'extérieur : le mur doit donc être très épais et ne pas offrir la moindre fissure.

La toile imperméable pour maintenir l'humidité nécessaire au niveau de la région, doit *en largeur* envelopper complètement le membre et *en hauteur* dépasser considérablement la zone atteinte.

L'ouate ordinaire est le filtre qui s'oppose au passage de l'air chargé de microbes ; elle doit être employée sans parcimonie.

Elle dépassera toujours de tous côtés l'ouate hydrophile ou la toile imperméable.

Son épaisseur sera toujours d'autant plus grande que l'on devra faire un pansement plus serré.

Les bandes étaient surtout autrefois les bandes de toile. Celles-ci très solides mais peu-souples, difficiles à appliquer sur les pansements, ne servent que dans certains cas particuliers.

On se sert plus volontiers maintenant des bandes de coton, de tarlatane apprêtée, de tissus élastiques (crépon Velpeau).

Pour qu'un pansement soit suffisamment compressif, la bande doit être uniformément serrée sur toute sa longueur. Elle doit s'appliquer par sa surface entière et non pas seulement par un de ses bords sous peine de former corde et d'étrangler la circulation du membre en un ou plusieurs points.

Plus ou moins large suivant la nature du pansement et son siège, elle ne devra dépasser les bords de l'ouate ordinaire ni à l'extrémité supérieure, ni à

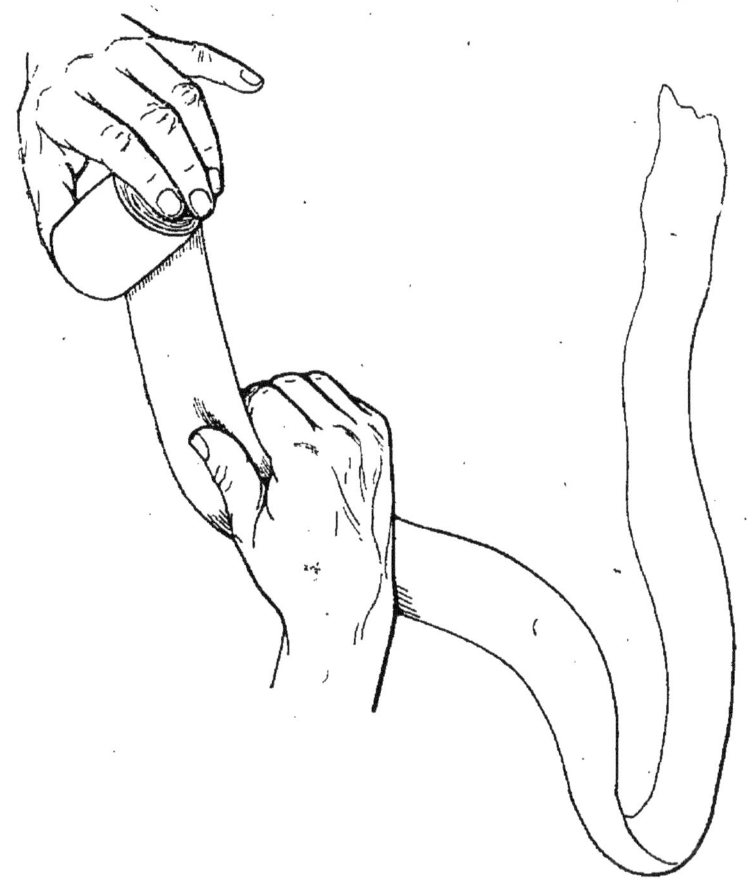

Fig. 90. — Comment on doit tendre une bande pour la rouler.

l'extrémité inférieure du pansement : l'élasticité de celui-ci n'existe que par l'interposition d'ouate entre la peau et la bande.

Nettoyage et mise en pla:e du matériel. — Les pansements terminés, le matériel est soigneusement nettoyé, les seaux et cuvettes vidés et flambés ou lavés avec une solution antiseptique. Les boites stérilisées ne sont jamais restées ouvertes au cours du pansement après l'application de la gaze et de l'ouate hydrophile.

L'infirmière n'oubliera pas qu'elle ne doit toucher ni à l'intérieur ni au bord des boites et que les couvercles, lorsque les boîtes sont ouvertes doivent reposer sur la table par leur face extérieure et non pas l'intérieur regardant la table.

Fréquence des pansements. — Les pansements seront renouvelés plus ou moins fréquemment suivant les indications du chirurgien.

En principe, dans notre chirurgie de guerre actuelle, toutes les plaies suppurent largement, il conviendra de faire le pansement souvent ; le pansement journalier est le plus souvent indispensable.

Pour les pansements humides avec toile imperméable on renouvellera les compresses deux, trois fois par jour et même plus.

De quelques pansements particuliers. — Certains pansements particuliers dont le type est *le pansement avec le liquide de Dakin* échappent à ces règles parce que comme le dit très justement le professeur Tuffier; « nous n'avions jusqu'à présent qu'une directive : évacuer les liquides de la plaie.

Maintenant, confiants dans le pouvoir antiseptique microbicide de l'agent employé, nous voulons, au contraire, le retenir au contact de tous les éléments de la plaie ».

Pour cela, au lieu d'ouvrir très largement les plaies au *point déclive* ainsi que nous le dirons, on se contente d'une ouverture plus ou moins grande permettant de nettoyer la plaie, d'enlever les corps étrangers jusqu'au fond de cette plaie.

Voici, dans ce cas, comment, d'après l'instruction préparée par le professeur agrégé Tuffier chirurgien consultant des armées, est réglée la technique des pansements faits avec le liquide de Dakin :

1° Le premier pansement fait immédiatement après la blessure (il sera fait en général à l'avant, au poste de secours) se compose de compresses imbibées de la solution de Dakin appliquées sur toute la surface de la plaie et recouvertes soit d'un des pansements actuels soit d'une ouate cardée complétée d'une bande non serrée.

2° Pour les pansements ultérieurs il faut que la solution antiseptique pénètre et reste le plus longtemps possible dans toute l'étendue et la profondeur de la plaie.

Pour réaliser cette pénétration, on met un tube qui pénétrera dans la plaie jusqu'au fond et par son autre extrémité fera saillie de trois à quatre centimètres en dehors du pansement. *C'est par là que toutes les trois heures on injectera cinq centimètres cubes environ de la solution.* On met par-dessus un peu de gaze et une bonne couche de *coton cardé* stérilisé qui n'absorbera pas le liquide.

La bande sera peu serrée. Le matériel nécessaire

bonne, si les pansements fréquents sont bien faits est simple, une seringue ou un tube à poire spécial de dix centimètres cubes et des tubes de caoutchouc *non perforés* de six millimètres de diamètre.

S'il existe plusieurs tubes de caoutchouc, on injectera dans chacun d'eux la quantité de liquide indiquée toujours toutes les trois heures, aussi bien la nuit que le jour [1].

Pansement pour l'héliothérapie et l'aérothérapie. — On appelle héliothérapie le traitement par les rayons solaires — aérothérapie l'application de l'air comme moyen thérapeutique.

Dès le temps de paix, nous avions publié les excellents résultats que nous donnait l'héliothérapie dans les plaies tuberculeuses au voisinage même des grandes villes *sans climat marin* et sans *climat d'altitude*. Plusieurs chirurgiens ont reconnu les bienfaits de la méthode pour les plaies de guerre. Il suffit alors, pour le bain d'air et de soleil, de recouvrir simplement la plaie d'une légère couche de gaze et de la laisser ainsi exposée au soleil pendant plusieurs heures. Le traitement ne peut s'appliquer utilement que pour les plaies dont la suppuration régresse et qui vont vers la cicatrisation.

Résultats que doivent atteindre les pansements. — Si la méthode chirurgicale suivie est

(1) Ce pansement type a été modifié par plusieurs chirurgiens et par nous-même pour permettre d'une façon plus complète l'exploration et le nettoyage des plaies.

avec les antiseptiques voulus, l'infirmière constatera bientôt des modifications heureuses dans l'état local et l'état général du blessé.

Localement la plaie qui était fétide, de vilain aspect (sanieuse, recouverte d'un enduit grisâtre, jaune ou noirâtre) qui présentait des bords tuméfiés et suintants, avec un pus très abondant variant du jaune doré au vert foncé, *se modifie.*

Elle se nettoie, des bourgeons rouges apparaissent, saignent lorsqu'on enlève le pansement, même lorsqu'on prend la précaution indispensable de le décoller sous un jet d'eau bouillie ou de liquide antiseptique. L'œdème diminue, puis disparaît. L'odeur n'existe plus, enfin, le pus devient moins épais, moins coloré, moins abondant. Dans le traitement par le liquide de Dakin, le liquide devient clair et gommeux et ce caractère est important à noter.

L'état général change lui aussi — la température tombe, le pouls devient moins rapide, le facies pâle surtout dans les grandes suppurations, se colore; l'appétit se manifeste et le blessé cesse de maigrir. En quelques jours, c'est une résurrection que la pratique patiente, fréquente et très minutieuse des pansements antiseptiques hâtera ; sa négligence au contraire amène les plus graves complications (gangrène gazeuse, érysipèle, etc.).

Bandages. — On attachait il y a quelques années une grande importance à l'étude des bandages.

En réalité celle-ci n'a plus actuellement d'autre rai-

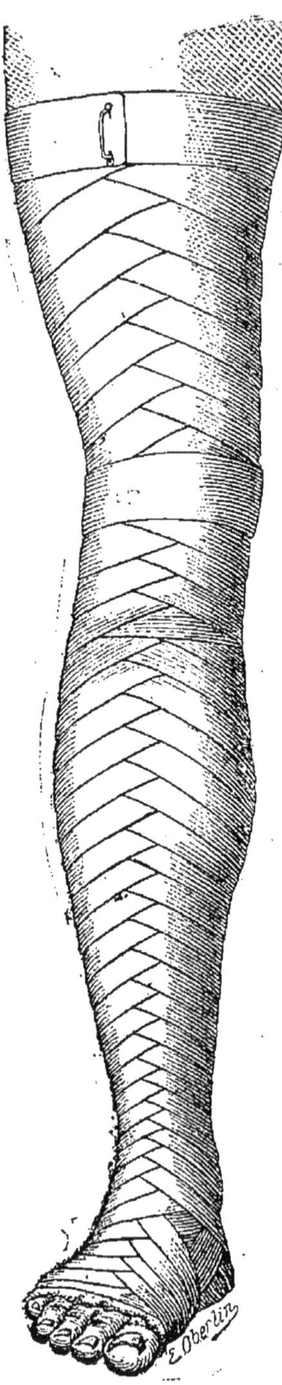

Fig. 91. — Bandage croisé du membre inférieur (d'après Chavasse).

son d'être que d'apprendre aux élèves à faire des pansements corrects et c'est encore la pratique qui sera la meilleure école. Elle seule enseignera à bien rouler une bande de toile et à bien faire un renversé. Nous nous contenterons des indications générales qui regardent toutes les bandes, et, en particulier, les bandes de tarlatane, de coton, les bandes de crépon.

Nous terminerons ce chapitre par la description du bandage et l'énumération rapide des principaux bandages que l'infirmière pourra, lorsqu'elle en aura le loisir, étudier soit sur une de ses compagnes soit sur un mannequin. Faire souvent le même bandage est la seule condition pour le bien faire.

Pour appliquer une bande, on en saisit le *globe* de la main droite à pleine main, le pouce étant dessus, les autres doigts allongés étalant l'extrémité de la bande, placée au-dessous et à gauche de cette extrémité déroulée.

La main gauche applique cette extrémité (*chef initial*) sur la circonférence à recouvrir et la maintient pendant que la main droite, laissant échapper de la bande, sans pour cela abandonner la traction, contourne de gauche à droite le membre à envelopper et revient au point de départ en recouvrant le chef initial. Deux tours ou *circulaires* sont ainsi faits pour bien fixer la bande, puis on imbrique les différents tours les uns sur les autres, de l'extrémité vers la racine du membre de telle façon que le tour morde sur le tour précédent d'un nombre de centimètres qui sera le même sur toute l'étendue du pansement.

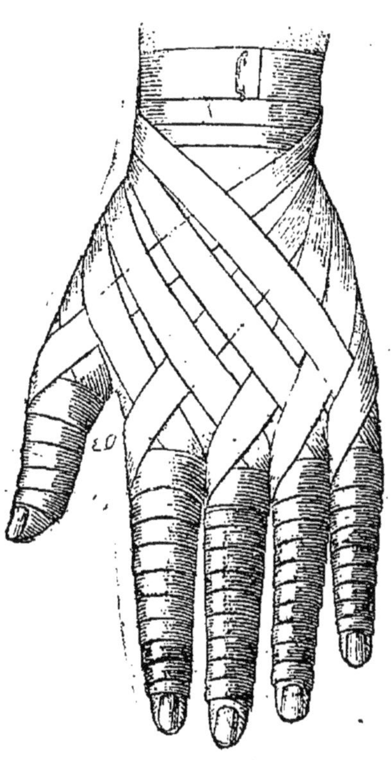

Fig. 92. — Gantelet (d'après CHAVASSE).

La bande doit être, jusqu'au bout, maintenue bien tendue et surtout lorsqu'on la passe d'une main à l'autre. Une épingle anglaise en fixe l'extrémité, sauf pour les bandes de tarlatane mouillée. Pour celles-ci on fendra la bande au niveau du chef terminal ; puis on fera un nœud d'arrêt et enfin, avec chaque demi-longueur, une demi-circulaire autour du membre ; on nouera alors les deux extrémités à leur point de rencontre.

On fait des renversés avec les bandes de toile lorsque, sur un membre conique, le volume augmente de l'extrémité vers la racine (jambe, avant-bras). Si on roule sur ce membre la bande circulairement, elle ne s'applique que par un côté et gode de l'autre côté qui reste flottant. Elle perd ainsi toute solidité.

On *renverse* la bande (voir la figure) de la partie saillante à la partie plus étroite et on veille à faire les renversés au même point de la circonférence, ce qui donne lorsque le pansement est terminé, une ligne droite de renversés s'imbriquant élégamment.

Principaux bandages.

Bandages de la tête et du cou.

Circulaire du cou.
Circulaire du front.
Croisé de la tête et du cou.
Croisé d'un œil (monocle).
Croisé des deux yeux (binocle).
Croisé de la tête et de la face.
Fronde.

Bandages du membre supérieur.

Circulaire d'un doigt.
Circulaire de l'avant-bras.
Circulaire du bras.
Huit du coude.
Spica de l'épaule.

Bandages du membre inférieur.

Circulaire de la jambe.
Circulaire de la cuisse.
Spiral du pied.
Bandage de l'entorse.
Huit du genou.
Spica de l'aine.

Bandages du thorax et de l'abdomen.

Bandage de corps.
Croisé du sein.
Circulaire de la poitrine.

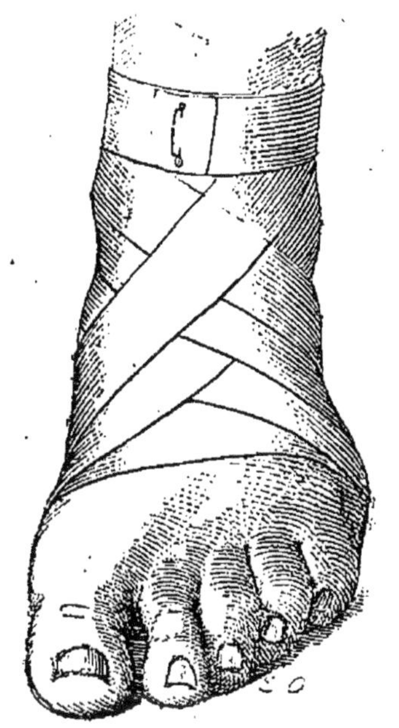

Fig. 93. — Croisé du cou de pied (d'après CHAVASSE).

Un *bandage circulaire* s'enroule autour d'une partie cylindrique.

Un *bandage spiral* est le bandage qui s'applique sur une partie conique du corps (avant-bras, jambe). C'est lui qui nécessite l'emploi des *renversés*.

Un *spica* est un bandage qui s'enroule en Huit de chiffre successivement sur le tronc et la racine d'un membre.

Le Huit de chiffre est le même bandage s'appliquant dans la continuité d'un membre (genou par exemple).

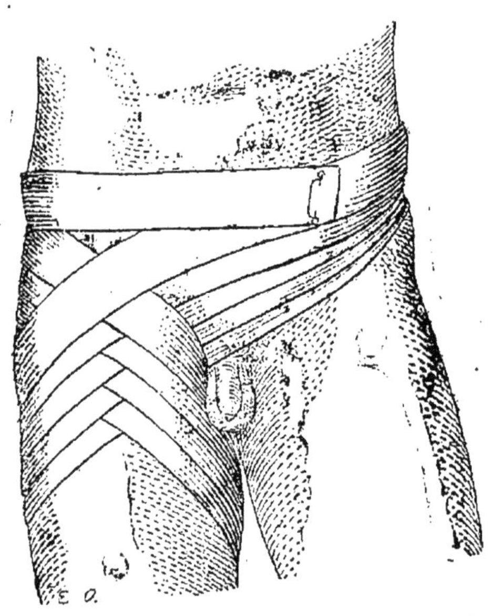

Fig. 94. — Spica de l'aine (il est mieux de faire un circulaire sur la cuisse).

La *fronde* est un bandage de soutien dont les différents tours prennent en anse la région qu'il faut maintenir (menton).

Le *monocle* et le *binocle* sont des bandages de la tête couvrant l'un des deux ou les deux yeux.

Signalons enfin le *bandage en T* pour la région pelvienne que son nom décrit suffisamment.

CHAPITRE XVIII

SOINS A DONNER A UN BLESSÉ AVANT, PENDANT, APRÈS L'OPÉRATION

Avant l'opération. — La *pratique du temps de paix* est la suivante pour la préparation d'un malade de chirurgie à une opération.

Lorsqu'il entre à l'hôpital, il faut, pendant les jours qui précèdent l'opération, prendre certaines précautions indispensables.

L'alimentation doit être légère. La veille de l'opération, elle sera fortement diminuée et on donnera, ce même jour, de bonne heure le matin, ou même l'avant veille, une purgation pour rendre libre le tube digestif. Si on donne la purgation trop tard, l'opéré peut souiller la salle d'opérations au cours de l'anesthésie.

A partir de minuit, pendant la nuit qui précède l'intervention, toute alimentation, solide ou liquide, sera complètement supprimée.

Il sera toujours bon de couvrir la région d'un pansement stérilisé après lavage, pendant les deux ou trois jours qui précèdent.

Certaines indications spéciales résultent de l'opération même. Dans les interventions sur la tête, il ne faut pas oublier de raser largement le cuir chevelu. S'il s'agit d'une opération sur la gorge ou le nez, il sera bon de faire un peu d'antiseptie en introduisant dans les narines, matin et soir, pendant plusieurs jours de l'huile resorcinée à $\frac{10}{100}$. Dans les opérations abdominales ou sur les organes du périnée, on donnera à partir de la veille un peu d'opium pour constiper le malade.

On veillera à ce que le malade ait la vessie vide avant d'aller à la salle d'opération et on provoquera la miction.

Il faut éviter tout ce qui pourrait énerver le malade : le bruit, la trop grande lumière, l'excès de chaleur, les conversations trop longues. Il faut lui laisser ignorer l'heure de l'opération, pour qu'il ne s'inquiète pas.

Dans la pratique de guerre, chez un blessé en général gravement atteint, on intervient aussi vite que possible. Le blessé est souvent conduit à la salle d'opérations dès son arrivée.

Si le chirurgien a pris la décision de remettre à quelques heures ou au lendemain son intervention, on fera la préparation du blessé aussi complète que possible ainsi que nous venons de le dire, mais surtout on s'efforcera de permettre à l'organisme affaibli par la perte de sang, par l'infection plus ou moins marquée, de supporter le choc opératoire. Pour cela, on fera, suivant les indications du chirurgien, des injections de sérum, de sérum de Locke (sérum glucosé) et surtout d'huile camphrée à hautes doses (30, 40, 50 centimètres cubes dans les 24 heures).

L'huile camphrée, excellent stimulant, a cette supériorité d'être injectée à l'aide de la seringue et de fatiguer beaucoup moins le blessé.

Le matin de l'intervention, on garnira les jambes soit de jambières en flanelle, soit de bottes d'ouate.

S'il s'agit d'une amputation, le membre sera entouré d'un pansement sur toute son étendue jusqu'à la région où sera taillé le lambeau. Nous avons vu négliger cette précaution et, lors de l'application du garrot, le pus de gangrène, le sang couler en quantité et inonder la table et le sol. La chirurgie sera aussi efficace, tout en gardant la prétention d'être propre et élégante.

C'est pour la même raison que la salle d'opérations bien préparée aura, avec ses moyens de fortune, un ordre, une propreté aussi minutieuse que dans un hôpital du temps de paix.

Le blessé sera amené à cette salle chaudement enveloppé. Les fausses dents s'il en a, auront été retirées.

Tout bandage serré, tout vêtement comprimant le cou ou les poignets sera rendu lâche.

Pendant l'opération. — Au moment où on commence l'anesthésie, l'*infirmière* fixe les membres du blessé le long de la table d'opération à moins que l'intervention ne porte sur un des membres.

S'il y a une fracture immobilisée dans une gouttière, elle n'enlèvera la gouttière que lorsque l'anesthésie sera complète. Nous avons vu trop souvent, pendant la période d'excitation, un membre fracturé se contracter et s'agiter en tous sens.

Le sommeil est complet : c'est à ce moment qu'on coupe le pansement, après avoir mis le blessé en bonne position.

Pendant ce temps, l'infirmière chargée du service des tables (une autre s'occupant uniquement du service du matériel stérilisé ou à stériliser) présente au chirurgien et à son aide qui se lavent les mains : le savon liquide stérilisé, les brosses, les limes à ongles, puis l'alcool soit dans une cuvette, soit versé directement d'un flacon à deux tubulures sur les avant-bras et les mains ; enfin les gants stérilisés ou bouillis.

Elle se porte alors vers la table d'opérations et offre à l'aide le plateau contenant ce qui est nécessaire pour la stérilisation de la peau par la teinture d'iode.

Cette préparation étant faite, elle ouvre la boîte des champs opératoires en ayant soin de poser le couvercle sur une des tables, la face interne en l'air ainsi que nous l'avons dit.

Pendant l'opération, elle veille sur les instruments et les boîtes stérilisés, empêche les allées et venues trop près des tables, remplace une boîte vide par une pleine, réclame à l'infirmière de stérilisation un instrument ou un appareil qui manque, prépare, en cas de besoin, la solution antiseptique dans le bock-laveur, fait tiédir le sérum, sort les ampoules hypodermiques s'il est besoin d'une injection, ouvre les tubes ou les boîtes de fils, de drains, prévoit les demandes, ne laisse rien au hasard, en un mot silencieuse et rapide elle devient le rouage intelligent et indispensable de qui dépend la rapidité et souvent la réussite d'une opération.

L'infirmière chargée de la stérilisation se tiendra vigilente près de ses bouilleurs et de sa poissonnière où l'eau est à l'ébullition pendant toute l'opération. Armée d'une longue pince dont les mors plongent au repos dans la poissonnière, elle va y saisir les instruments réclamés par le chirurgien, fait bouillir ceux qui ont pu se souiller ou tomber à terre. Elle aussi devra prévoir dans la préparation des instruments toutes les éventualités qui pourront se produire au cours de l'intervention.

Après l'opération. — Le pansement est terminé. Le blessé roulé dans des couvertures, le visage enveloppé de serviettes dans le cas où il aurait des vomissements, est placé sur le brancard, selon la méthode que nous avons indiquée antérieurement [1].

[1] Voir. *Soins à donner au blessé à son arrivée à l'hôpital.*

Ce brancard pour opérés sera fermé par des moyens de fortune (cerceaux, couvertures).

Il est ramené dans son lit, lit chauffé avec des boules et dans lequel on a supprimé les oreillers et traversins. Une toile caoutchoutée a été placée entre le matelas et le drap inférieur.

Le malade sort ainsi du sommeil chloroformique et il est confié entièrement à la surveillance de l'infirmière.

Voici les particularités importantes que celle-ci doit noter sur le carnet spécial qu'elle tiendra à jour toutes les six heures au moins.

La physionomie du malade. — Un malade qui, sorti du sommeil, pâlit progressivement, a un regard vague, des narines qui se pincent est un malade qui va mal : il faut craindre une hémorragie ou une infection.

La parole. — Un malade qui parle beaucoup a de la fièvre. Un malade dont la parole est embarrassée, pâteuse, a la langue sèche, ce qui est un mauvais signe. Un malade qui ne répond pas aux questions, semble ne pas les comprendre est un malade infecté ou très faible.

La langue. — La langue d'un opéré doit rester humide. Elle devient blanchâtre assez rapidement et se nettoie seulement quand l'intestin a pu être évacué, c'est-à-dire du deuxième ou quatrième jour en général. Il faut examiner fréquemment la langue.

La langue sèche, *rôtie* est un signe d'infection ou d'hémorragie.

Le pouls. — Le pouls donne des indications très importantes. Il faut le prendre tous les quarts d'heure (sauf si le malade repose) pendant la première journée ; on peut suivre ainsi ses modifications.

Un pouls qui devient plus faible et plus rapide indique une hémorragie les premiers jours, une infection ensuite.

Un pouls qui devient beaucoup plus rapide en restant fort, indique l'élévation de la température.

Un pouls extrêmement rapide avec des arrêts, des intermittences indique en général une infection grave.

La température. — La température doit être prise à l'aide du thermomètre à maxima deux fois par jour au moins : le matin et le soir à 8 heures et à 4 h. ou 5 h. suivant les indications du chirurgien e les exigences du service.

La température est inscrite immédiatement sur la feuille qui ne doit jamais quitter le malade pendant toute la durée de son séjour.

Le tube digestif. — Les vomissements sont constants le premier jour, après l'anesthésie : ce sont des vomissements de mucosités ou de bile qui durent plus ou moins longtemps. Ordinairement, ils ont cessé au bout de vingt-quatre heures.

Les vomissements peuvent devenir d'un vert foncé ; ce sont les vomissements porracés qui indiquent souvent la péritonite. Les vomissements noirs, très fétides, ressemblant à des matières liquides, sont appelés vomissements fécaloïdes. Leur présence est un symptôme grave qu'il faut noter.

D'ordinaire, le tube digestif n'évacue pas son contenu avant le deuxième jour qui suit l'opération. Il peut se produire, dès le premier jour, des évacuations gazeuses qui soulagent le malade et qui sont un excellent indice dans les opérations sur la cavité abdominale.

Suivant les indications du chirurgien, on amènera une évacuation intestinale, le troisième, quatrième où cinquième jour après l'opération, quelquefois plus tardivement, par l'emploi de lavements ou de purgatifs légers.

Fonctionnement de l'appareil urinaire. — L'élimination d'urine doit se produire trois ou quatre heures après l'opération. Si elle ne se fait pas dans une période qui varie suivant les cas entre dix et vingt heures, il faut la provoquer artificiellement par le sondage ou cathétérisme de l'urètre. Dans ce cas, il faut avertir le chirurgien et faire bouillir dans une marmite les sondes molles et rigides dont il a coutume de se servir. Dans les cas de rétention, le cathétérisme doit se faire deux fois par jour en moyenne.

On gardera dans un bocal pendant, plusieurs jours, après l'opération l'urine de « 24 heures ». On videra le bocal chaque jour après la visite du chirurgien.

L'alimentation des opérés varie suivant chaque pays, suivant la façon de faire de chaque chirurgien. Elle peut être résumée en ceci :

Rien le premier jour. Humecter la langue avec un tampon de gaze imbibé d'eau de Vichy froide.

A partir de minuit, si les vomissements sont arrêtés, donner quelques cuillerées d'un mélange de champagne ou de sirop et d'eau alcaline, toutes les heures en moyenne.

Donner, le second jour, du champagne ou de l'alcool dans de l'eau de Vichy.

Commencer le lait le troisième jour. Le quatrième jour, essayer les potages et reprendre progressivement l'alimentation, suivant les indications du chirurgien.

Les soins de propreté. — Un opéré doit être maintenu dans une propreté rigoureuse. Il faut qu'il soit lavé des pieds à la tête, en exceptant, bien entendu la région recouverte du pansement. Le lavage doit être fait à l'eau savonneuse chaude, être suivi d'un séchage parfait et d'une légère friction à l'alcool sur les membres.

Le lit, durant cette opération, doit être protégé avec des serviettes: il ne doit pas recevoir une goutte d'eau.

Les cheveux doivent être soigneusement peignés. Enfin, il ne faut pas négliger les soins de la bouche. Le nettoyage des dents doit être fait aussi soigneusement que celui des ongles.

Pour les indications spéciales: boissons, injections de sérum, d'huile camphrée, etc., l'infirmière exécutera les ordres du chirurgien qu'elle ira chercher immédiatement après l'opération si on omettait de les lui transmettre.

Elle notera sur la feuille de température dans la

hauteur, au-dessus de la ligne de température tous les faits importants, jour par jour ; en premier lieu l'opération et l'emploi d'un pansement particulier. Au-dessous de la ligne de température elle marquera les injections de sérum et d'huile avec les quantités.

La feuille de température est un document où, en dehors de la fiche d'observation, le chirurgien trouve en un coup d'œil tous les renseignements qui peuvent l'intéresser.

Elle portera toujours aussi le diagnostic, avec des indications conventionnelles s'il y a intérêt à cacher au blessé la nature ou l'importance de son traumatisme.

CHAPITRE XIX

ANESTHÉSIE GÉNÉRALE. — ANESTHÉSIE LOCALE

Définition. — On appelle anesthésie, l'emploi de certaines substances qui déterminent l'abolition de la sensibilité, soit en un point du corps, soit dans le corps tout entier. Dans ce cas, la perte de sensibilité s'accompagne de perte de la conscience : il y a ce qu'on appelle sommeil anesthésique.

On désigne en général ce sommeil sous le nom d'anesthésie générale. L'abolition de la sensibilité en un point limité s'appelle anesthésie locale.

Les anciens chirurgiens ne connaissaient pas l'anesthésie générale. C'est seulement depuis cinquante ans qu'elle est employée d'une façon courante après la découverte des propriétés du chloroforme vers 1840, Auparavant on se contentait de compressions énergiques sur le trajet des nerfs ou de l'emploi du froid pour diminuer la douleur au cours des opérations.

Actuellement on ne ferait pas d'opération de quelque importance sans anesthésie.

Une des grandes préoccupations du chirurgien de guerre doit être, d'avoir toujours un stock d'anesthésiques suffisant même dans les périodes de grande activité :

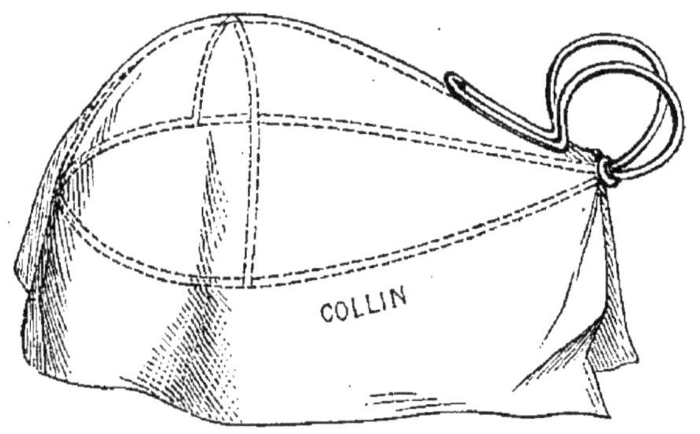

Fig. 95. — Masque à chloroforme.

A. — **Anesthésie générale.** — L'anesthésie générale consiste à charger l'air que respire le malade des vapeurs d'un liquide volatil qui est ainsi transporté dans le sang et détermine le sommeil anesthésique. Les principaux de ces liquides sont : le chloroforme, l'éther, le bromure d'éthyle et le chlorure d'éthyle.

Chloroforme. — Liquide incolore, à odeur « de pomme de reinette », le chloroforme est le plus employé des anesthésiques. On l'administre à doses très faibles : quelques grammes suffisent chez les enfants. On peut, ou bien le verser goutte à goutte sur une compresse et mettre cette compresse devant les narines et la bouche du malade ou bien le donner à l'aide d'un appareil comme l'appareil de Ricard qui le dose d'une façon rigoureuse.

En chirurgie de guerre, il est souvent difficile d'avoir un appareil d'un prix élevé comme le Ricard. On pourra se contenter d'un masque fait par un ouvrier, tel que celui que nous représentons. On le recouvre de flanelle, de toile imperméable et on met à l'intérieur une forte compresse de gaze qu'on change pour chaque opération.

Le chloroforme s'altère rapidement à l'air et surtout à la lumière. Il doit être conservé dans des flacons en verre jaune fermés à la lampe.

Ether. — L'éther se donne à doses plus fortes. Tout le monde connaît l'odeur de l'éther et sa facilité à s'évaporer. Très inflammable, l'éther ne doit pas être employé dans une salle où se trouve une flamme sous peine d'explosion très grave. On le présente au blessé au moyen d'un masque simple ou d'un sac en caoutchouc adapté au masque qui couvre le visage.

Bromure d'éthyle. — C'est un anesthésique à effet très rapide et dont l'emploi ne peut être prolongé. L'abolition de sensibilité qu'il détermine ne dépasse pas quelques minutes. D'odeur violente, légèrement alliacée, il s'emploie à l'aide d'un cornet qui, renfermant une notable quantité d'anesthésique (de 10 à 20 grammes), est appliqué énergiquement sur le visage.

Chlorure d'éthyle. — Beaucoup plus employé maintenant, détermine une anesthésie qui peut être prolongée 10 minutes ou un quart d'heure. On le donne soit à l'aide du masque de Camus, soit au moyen d'un appareil de fortune comme celui décrit par le Dr Jacquet et dont voici le principe :

Prendre un entonnoir en fer blanc, aplatir la circonférence qui devient ovale afin de mieux recouvrir la bouche et le nez du blessé.

Sur le tuyau percer 2 orifices circulaires A, B de 5 à 6 millimètres de diamètres.

Dans chacun des orifices, introduire et fixer un petit tuyau de métal du même diamètre.

Sur ces deux tubes on mettra, à frottement dur, un petit tube de caoutchouc.

Le supérieur sert à recevoir l'extrémité de l'ampoule de chloréthyle. L'inférieur à l'introduction de l'air quand il y a lieu.

A l'extrémité du tuyau de l'entonnoir, adapter solidement une vessie de porc desséchée.

Doubler le bord tranchant de l'entonnoir d'un revêtement de caoutchouc ou d'étoffe imperméable rembourrée d'ouate.

Sommeil anesthésique. — Le sommeil anesthésique se produit assez lentement surtout dans l'anesthésie chloroformique. Après un certain nombre d'inspirations, le malade entre dans ce qu'on appelle la *période d'excitation*. Déjà inconscient, il crie, se débat et il est nécessaire qu'il soit bien maintenu sur la table d'opération ou le chariot. C'est après cette période que commence le sommeil caractérisé par

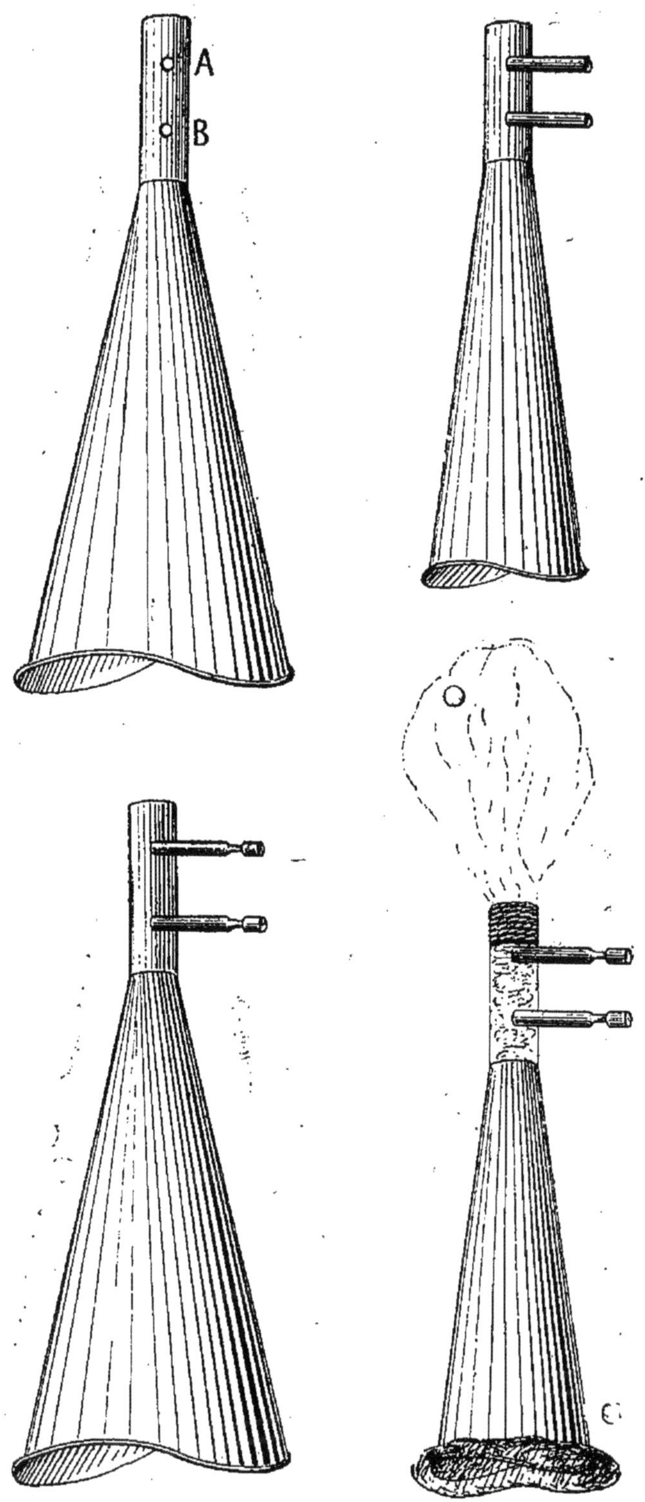

Fig. 96. — Appareil de Jacquet.

ce fait que les membres soulevés retombent sans force. Il y a alors *résolution musculaire.*

Le sommeil doit être surveillé avec le plus grand soin : l'examen de l'œil, de la physionomie, du pouls doit se faire à tout instant, car un excès de chloroforme peut amener des accidents très graves. Une quantité insuffisante, en permettant des mouvements à l'opéré, trouble ou ralentit l'opération.

L'examen de l'œil se fait en soulevant la paupière supérieure. Si celle-ci reste inerte une fois soulevée, le sommeil est complet ; si, au contraire, elle tend à s'opposer à l'effort du doigt qui la soulève, c'est que le sommeil est incomplet.

La partie centrale de l'œil, la *pupille* doit être très petite pendant le sommeil. Si elle se dilate, c'est, ou bien que le malade a pris trop de chloroforme, ou bien que le sommeil va cesser.

L'examen de la *physionomie* montre dans certains cas, une pâleur cireuse de la peau avec une coloration bleutée des paupières, c'est une indication qu'il faut interrompre ou diminuer le chloroforme pendant quelques instants, car la dose a été trop forte. Si le visage est très rouge, les lèvres violettes, on dit que le malade se cyanose : c'est un signe d'asphyxie, le plus souvent causée par des mucosités qui obstruent la gorge.

L'examen du pouls enfin indique si celui-ci reste régulier et bien frappé ou s'il devient faible et irrégulier. Dans ce cas, il faut diminuer la quantité de chloroforme.

L'infirmière qui n'intervient pas directement dans l'acte d'endormir le malade doit cependant, lorsqu'on le lui demande, surveiller tout cela. Elle devra aussi prendre certaines précautions avant l'anesthésie, pendant l'anesthésie, après l'anesthésie.

Précautions à prendre avant l'anesthésie. — L'avant-veille, la veille, ou dans des cas spéciaux, sur les indications du chirurgien, il convient de rendre libre le tube digestif au moyen d'un purgatif ou d'un lavage de l'intestin.

L'alimentation depuis deux jours est très légère, surtout végétarienne. La veille de l'opération, elle sera presque complètement supprimée. A partir de minuit, le malade ne devra rien prendre, même pas une goutte de liquide.

Ces précautions indispensables en temps de paix, n'ont plus force de loi en temps de guerre où l'on opère souvent les blessés dès qu'ils arrivent. Il faut dire du reste qu'ils présentent en général une tolérance tout à fait remarquable à l'anesthésie générale ; même quand ils ont été alimentés peu de temps auparavant.

En quinze mois de chirurgie de guerre nous avons surveillé l'anesthésie de près de deux mille blessés : nous n'avons eu en dehors de quelques alertes très légères qu'une mort sous chloroforme : celle d'un blessé qui présentait une plaie de la moelle épinière et qui était condamné.

Cela ne veut pas dire qu'il ne faille pas prendre

toutes les précautions susceptibles d'éviter les accidents.

Précautions à prendre pendant l'anesthésie. — Il faudra supprimer tout ce qui peut être une entrave à la circulation où à la respiration : jarretières, caleçon ou pantalon boutonné, col serré. Les fausses dents doivent être soigneusement enlevées dans la salle d'opérations si cela n'a pas été fait avant le transport du blessé.

Celui-ci comme nous l'avons dit, urinera peu de temps avant l'anesthésie.

Il faut songer qu'un malade a tendance à se refroidir et le couvrir chaudement.

Les jambes, garnies de bottes d'ouate ou de flanelle, sont enveloppées d'alèzes.

Pendant toute la période d'excitation, les bras et les jambes seront solidement maintenus, puis fixés aux bords de la table d'opérations par un lien suffisamment élastique et modérément serré.

On surveillera encore pendant l'anesthésie les vomissements pour lesquels on munira le chloroformisateur de tampons montés, de serviettes, de compresses.

Si le blessé à tendance à mordre ou à « avaler » sa langue qui fait alors office d'un véritable corps étranger obstruant le larynx, il faut donner au chloroformisateur :

1° L'ouvre-bouche, 2° la pince à langue, 3° les tampons montés pour nettoyer la gorge des mucosités ou du sang qui l'obstruent.

Précautions à prendre après l'anesthésie. — Le malade dans son lit, est ramené endormi, enveloppé dans des couvertures.

Le lit est préalablement chauffé avec des boules très chaudes, bien enveloppées de molleton pour éviter les brûlures trop fréquentes.

Tout oreiller ou traversin a été supprimé, le malade doit reposer à plat.

Lorsqu'il se réveille, des vomissements ne tardent pas à se produire en général. Il faut les prévoir et garnir le pourtour de la tête et du cou, légèrement inclinés sur le côté, de linges qui seront changés dès qu'ils seront souillés.

Enfin l'infirmière doit surveiller le réveil. Celui-ci peut se produire rapidement et s'accompagner d'une crise d'agitation au cours de laquelle l'opéré encore inconscient tente de se lever ou d'arracher son pansement.

Il faut le calmer par quelques mots dits avec douceur et le maintenir.

Le sommeil peut, au contraire, être lent à disparaître. Certains malades marquent une tendance, à la suite des opérations graves, au ralentissement progressif de la circulation et du pouls. Il faut, dans ce cas, activer le réveil par quelques frictions sur les membres, et quelques flagellations légères des joues avec une serviette mouillée. Si le réveil ne se produit pas, si le blessé reste pâle, avec un pouls petit, il faut faire avertir le chirurgien et préparer des injections d'éther et d'huile camphrée.

Lorsque le malade s'éveille, il faut :

1° Lui interdire de parler.

2° Résister à ses demandes de boisson et lui laver fréquemment la bouche avec de l'eau de Vichy.

Si les vomissements se calment, on pourra sur les indications du chirurgien, et dans le courant de la nuit seulement, commencer à donner quelques gouttes de liquide (eau de Vichy, eau de Vals, liquide légèrement alcoolisé).

Les accidents déterminés par les anesthésiques seront traités par les méthodes indiquées plus loin.

B. — ANESTHESIE LOCALE

L'anesthésie locale se pratique de deux façons :

1° A l'aide de substances réfrigérantes qui gèlent la peau et les terminaisons sensibles des nerfs ;

2° A l'aide d'injection sous la peau de substances qui abolissent momentanément la sensibilité de ces nerfs.

Réfrigérants. — Les principaux réfrigérants employés sont la glace mélangée au sel et surtout le chlorure d'éthyle volatisé à la surface de la peau. Cette anesthésie est extrêmement courte : elle ne dépasse pas quelques minutes pour la glace, quelques secondes pour le chlorure d'éthyle.

Elle est indiquée par la décoloration complète de a peau au point touché par l'anesthésique.

Elle a l'inconvénient de durcir la peau et est suivie d'une phase de congestion où les douleurs se manifestent très intenses.

Injections sous-cutanées. — On emploie, pour ces injections, des solutions de cocaïne, et de stovaïne ou de novocaïne au centième ou deux centième avec ou sans adrénaline.

Cette anesthésie est plus durable. L'infirmière devra préparer, lorsqu'il sera nécessaire de la pratiquer :

1° Une seringue à injections hypodermiques avec ses aiguilles ; le tout stérilisé à l'autoclave ;

2° Les ampoules contenant les solutions de cocaïne, de stovaïne, de novocaïne soigneusement titrées ;

3° Tout ce qui est nécessaire à la stérilisation de la peau du malade, des mains du chirurgien et de son aide ;

4° Des champs ;

5° Le matériel demandé pour l'intervention.

Le malade préparé pour cette anesthésie devra, contrairement à ce qui se passe pour l'anesthésie générale, avoir mangé peu de temps avant l'injection.

Aussitôt après, on lui donnera à plusieurs reprises du café noir.

Enfin, s'il y a syncope ou tendance à la syncope, on fera une injection sous-cutanée de caféine, sur les indications du chirurgien ; on ouvrira les fenêtres, on fera étendre sur un lit ou à terre le blessé, et on passera un linge mouillé sur son front et son visage.

Avec une solution faible (au deux centième) même avec des doses fortes de la solution on n'observera pas ces accidents, beaucoup plus rares du reste depuis l'emploi de la stovaïne et de la novocaïne.

CHAPITRE XX

SYNCOPE. — ASPHYXIE
RESPIRATION ARTIFICIELLE ET TRACTIONS RYTHMÉES DE LA LANGUE

SYNCOPE

Définition. — La Syncope est l'arrêt brusque de la respiration et des mouvements du cœur qui s'accompagne de perte de connaissance.

La Syncope est déterminée, au point de vue physiologique, par une modification du fonctionnement du système nerveux.

Les parties du système nerveux central qui règlent la respiration et la circulation, cessènt leur action.

Causes. — La *syncope* peut être produite par des causes multiples. Les émotions vives (joie ou tristesse), les souffrances aiguës, certaines modifications brusques de la température ou de la pression atmosphérique, les gaz délétères peuvent la créer.

Mais la cause la plus importante pour nous, c'est l'action des anesthésiques généraux.

La *syncope* due au chloroforme particulièrement peut se produire de deux manières :

a) Elle se manifeste dès le début de l'anesthésie, alors que le malade n'a pu aspirer que quelques bouffées de chloroforme : c'est la syncope cardiaque, la plus grave, qui cède bien rarement aux moyens employés pour la combattre ;

b) Elle survient après une anesthésie longue et souvent difficile ; elle résulte de la saturation par le chloroforme : c'est la syncope qui cède ordinairement à l'emploi de la respiration artificielle.

ASPHYXIE

Définition. — L'ASPHYXIE est le résultat de l'absence d'oxygénation du sang qui ne peut plus accomplir ses fonctions de nutrition des tissus.

Description. — L'asphyxie passe par deux phases bien distinctes : une phase d'excitation où les mouvements respiratoires sont augmentés en nombre et en amplitude, où des mouvements désordonnés agitent le corps ; une phase de dépression où les mouvements respiratoires deviennent rares, où les mouvements du corps ont cessé. Très souvent, la perte de connaissance survient longtemps avant la mort qui termine l'asphyxie.

Causes. — L'asphyxie dépend de causes multiples : tantôt l'oxygène manque à l'air respiré, tantôt cet oxygène ne peut pas arriver jusqu'au poumon par suite d'une obstruction des voies respiratoires, tantôt le poumon est incapable de laisser passer cet oxygène dans le sang, tantôt, enfin, le sang ne peut charger ses globules de cet oxygène.

1° Asphyxie par manque d'oxygène. — Ou bien l'oxygène est en quantité trop faible dans l'air ou bien il est remplacé par un autre gaz impropre à la respiration (acide carbonique, oxyde de carbone, hydrogène sulfuré, gaz asphyxiants, etc.), ou bien, enfin, l'asphyxié, plongé dans un milieu autre que l'air, ne peut y trouver l'oxygène qui lui est nécessaire (asphyxie par noyade).

2° Asphyxie par obstruction des voies respiratoires. — Cette obstruction peut être causée par un obstacle accidentel dans le larynx ou la trachée (corps étranger tombant par la bouche dans le larynx, tel que sou, jouet chez un enfant, aliments chez les vieillards déprimés ou les malades, dentier pendant l'anesthésie), ou bien par une forte pression exercée à l'extérieur sur la trachée (strangulation, pendaison), ou bien par une maladie qui fait gonfler les tissus normaux et rétrécit le diamètre du larynx et de la trachée (tels les abcès autour du larynx et de la trachée, le gonflement du larynx produit par une plaie infectée de l'arrière bouche), ou bien, enfin, par une maladie produisant des membranes qui empêchent le passage de l'air (croup) ;

3° Asphyxie par modification de l'absorption au niveau du poumon. — La muqueuse du poumon, au travers de laquelle filtre l'oxygène, peut être détruite par l'entrée de gaz irritants ou de vapeurs très chaudes dans l'appareil respiratoire. Elle peut aussi être recouverte de produits de suppuration si abondants qu'ils ne lui permettent pas de fonctionner, ou bien, elle peut être enflammée et épaissie (broncho-pneumonie, pneumonie, congestion pulmonaire) ;

4° Asphyxie par impossibilité ou est le sang de se charger d'oxygène. — Si le cours du sang est arrêté par insuffisance de force des contractions du cœur, par un obstacle sur le trajet des vaisseaux qui le transportent, si les globules rouges ne peuvent plus emmagasiner l'oxygène, c'est encore l'asphyxie qui se produit, asphyxie plus lente, mais aussi grave. Si la place de l'oxygène dans le sang est prise par un gaz qui ne peut être éliminé, c'est encore l'asphyxie (oxyde de carbone).

Traitement de la syncope et de l'asphyxie. — Syncope et asphyxie se manifestent par l'arrêt des fonctions vitales et, en particulier, l'arrêt de la respiration et de la circulation. Différentes méthodes peuvent être employées à leur traitement : les unes

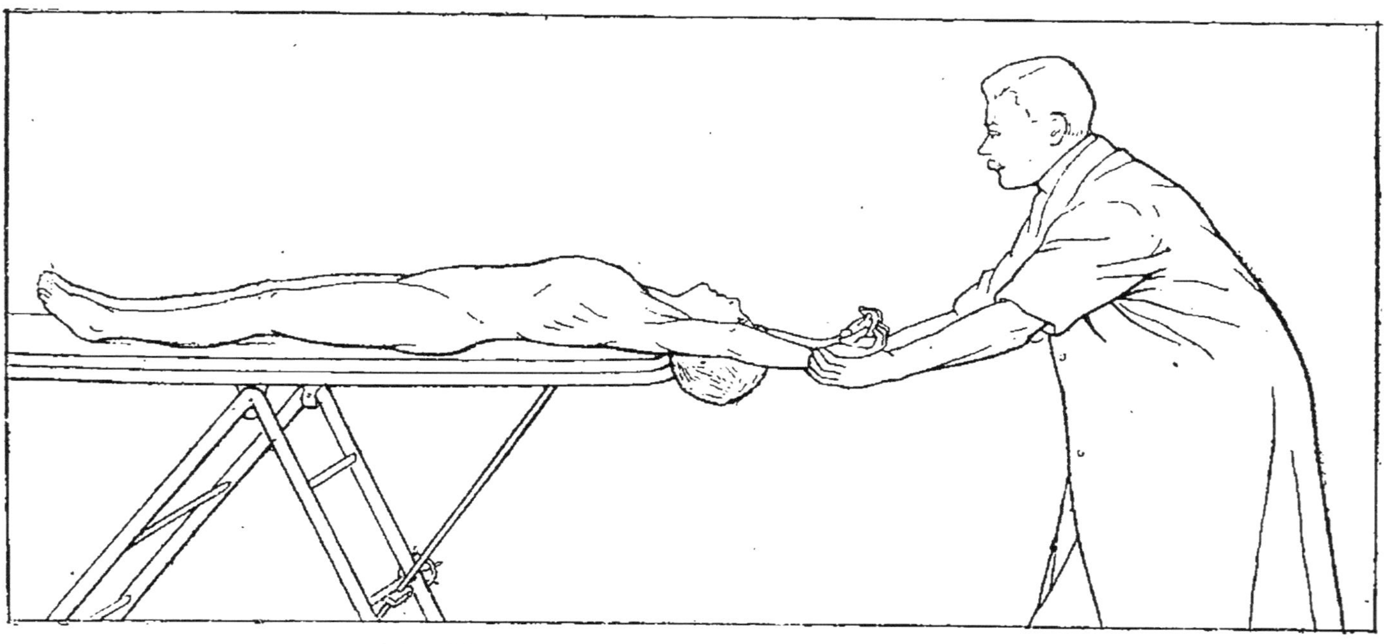

Fig. 97. — Respiration artificielle (1er temps).

s'adressent à la cause même de la syncope ou de l'asphyxie ; les autres ont pour but, soit d'agir sur la circulation, soit d'agir sur la respiration.

Traitement s'appliquant à certaines causes de syncope ou d'asphyxie. — Si l'air est modifié dans ses qualités, s'il contient trop peu d'oxygène ou trop d'acide carbonique, il faudra faire une aération énergique, au besoin employer les ballons d'oxygène.

Si la syncope se produit ou tend à se produire au cours de l'anesthésie, il faut immédiatement interrompre celle-ci et faire respirer de l'air pur ou de l'oxygène au malade.

Si l'immersion a rempli les bronches et les poumons d'eau, il faudra favoriser son expulsion par des pressions sur le thorax et la région de l'estomac, le corps étant couché sur le côté.

S'il s'agit d'un corps étranger du larynx, le rétablissement du passage de l'air s'obtient soit par la *trachéotomie*, en faisant à la trachée, au-dessus du sternum, une petite incision où l'on introduit une canule ; soit par *le tubage* qui consiste à faire passer au milieu des membranes qui obstruent le larynx un tube métallique creux qui sert au passage de l'air et ne s'oblitère pas.

Enfin, se trouve-t-on en présence d'une maladie du poumon ou du cœur, il faut agir sur ces organes pour s'opposer à la syncope ou à l'asphyxie.

Moyens agissant sur la circulation. — Ils sont de

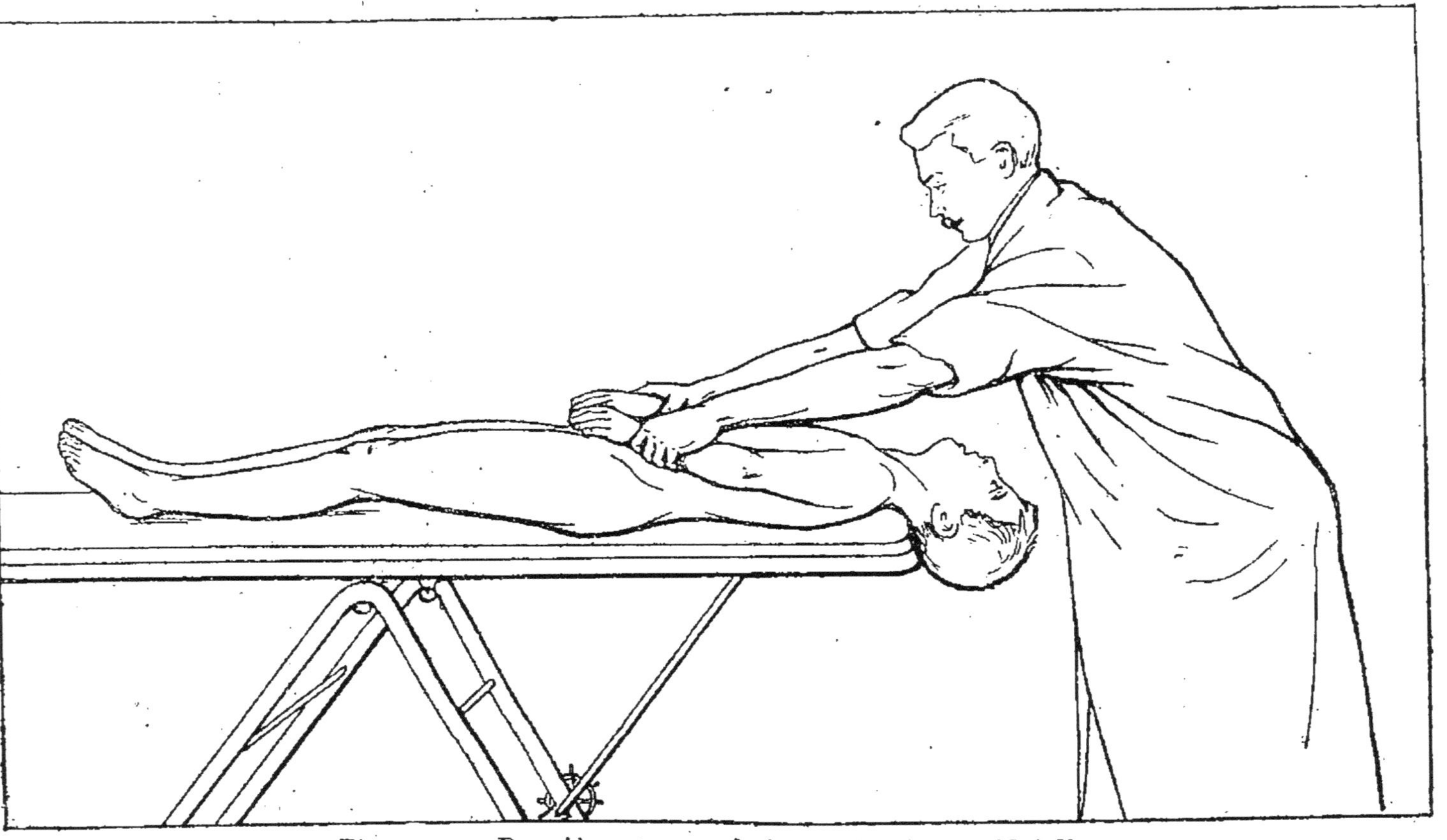

Fig. 98. — Deuxième temps de la respiration artificielle.

deux sortes : ceux qui agissent sur la circulation en général, ceux qui agissent sur le cœur :

a) *Ceux qui agissent sur la circulation* en général consistent en applications chaudes sur tout le corps et en frictions qui favorisent le cours du sang, ou encore en injections de caféine ou d'éther sous la peau ;

b) *Ceux qui agissent sur le cœur* ont pour but de déterminer ses contractions : application de compresses d'eau très chaude sur la région précordiale et sur la région de l'estomac, application du marteau de Mayor (marteau métallique qu'on fait préalablement chauffer dans de l'eau bouillante), emploi de l'électricité soit extérieurement, soit à l'aide d'aiguilles mises à travers la paroi thoracique au contact du cœur.

Tous ces moyens n'ont qu'une action très incertaine et doivent céder le pas à ceux qui, en agissant sur les mouvements respiratoires, vont exciter les centres nerveux qui règlent la respiration et la circulation.

Moyens agissant sur la respiration. — Ces moyens sont au nombre de deux : la *respiration artificielle*, les *tractions rythmées* de la langue. La *respiration artificielle* est l'ensemble des manœuvres qui cherchent à remplacer la respiration normale.

Elles sont basées sur les modifications que subit la cage thoracique pendant la respiration.

Au moment de l'inspiration, en effet, les côtes, très

obliques, s'élèvent et se redressent, augmentant ainsi le diamètre du thorax. Pendant l'expiration, au contraire, elles s'abaissent et diminuent la capacité thoracique. Les muscles pectoraux, qui se fixent sur les côtes, d'une part, sur les bras, de l'autre, attireront les côtes en haut si on éloigne leur insertion brachiale.

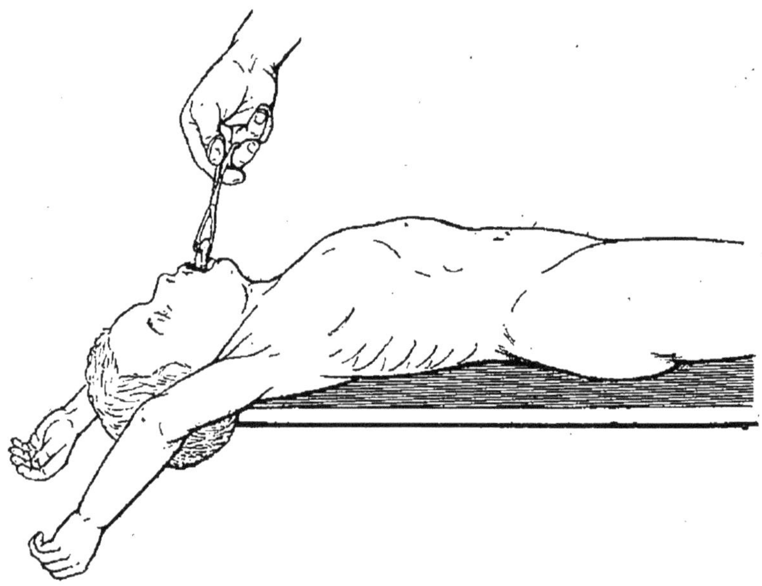

Fig. 99. — Tractions rythmées.

Pour cela, le sujet étant couché sur le dos, les deux bras sont saisis solidement un peu au-dessous des coudes, relevés d'un mouvement rythmé et énergique de chaque côté de la tête et mis ainsi dans l'extrême extension. A ce moment, l'air pénètre dans la poitrine, ce qu'on perçoit par un sifflement caractéristique. Les bras sont alors ramenés le long du corps avec la même énergie et viennent, en s'y appliquant, comprimer le thorax à sa partie inférieure, amenant ainsi le mouvement d'expiration qui chasse l'air du poumon.

Ce double mouvement doit être fait quinze fois par minute environ.

Les *tractions rythmées* de la langue se font au moyen des doigts entourés d'une gaze pour saisir la langue ou au moyen d'une pince spéciale (la pince à langue). Chaque mouvement consiste à attirer brusquement la langue hors de la bouche, puis à la laisser se rétracter en arrière. Il faut faire de quinze à vingt tractions par minute.

On combine, d'ordinaire, les tractions rythmées et la respiration artificielle. On fait la traction au moment où l'air pénètre dans la poitrine par l'élévation des bras.

Il est important de ne pas perdre courage : le retour de la respiration et des battements du cœur a été obtenu quelquefois au bout d'une demi-heure d'efforts.

CHAPITRE XXI

TRAITEMENT DES PLAIES. — LEUR CICATRISATION. — INFLAMMATION. — SUPPURATION

Définition. — On désigne sous le nom de plaie toute solution de continuité, toute ouverture accidentelle, anormale de la peau ou des différents organes.

Classification. — On divise les plaies d'après la cause qui les produit : en plaies par instrument tranchant ou piquant, par instrument contondant, par arrachement ou déchirure, par projectile.

La meilleure division pour les plaies de guerre est celle en plaies par *armes blanches* et plaies par *armes à feu* dans lesquelles on distingue : les plaies par balles, les plaies par éclats d'obus ou par shrapnells, les plaies par éclats de grenades, de torpilles ou de mines.

Suivant l'importance de la plaie, celle-ci est dite *non pénétrante* lorsqu'elle intéresse seulement la peau et les parties molles qui la doublent, *pénétrante* lorsqu'elle va jusqu'aux organes ou aux grandes cavités (péritonéale, pleurale, cranienne) qui occupent l'intérieur du corps.

Une plaie produite par un projectile qui, après un trajet plus ou moins long sous les parties molles, sort à l'extérieur, est une plaie en *séton*.

Une plaie produite par un projectile qui traverse de part en part le corps ou un membre est uue *plaie transfixante*.

Les plaies des membres se divisent en plaies des parties molles, et plaies avec fracture lorsque l'os est brisé.

Evolution. — Lorsqu'une plaie se produit, ou bien elle n'est pas envahie par les microbes, et l'organisme, par un travail plus ou moins rapide, cherche à la fermer *(cicatrisation)*, ou bien elle est envahie par les microbes qui accomplissent leur travail de destruction et entravent la *cicatrisation*.

Celle-ci sera donc très différente suivant les cas :

Tantôt elle est extrêmement rapide (trois à huit jours pour les plaies sans microbes).

Tantôt elle n'est complète qu'après plusieurs semaines ou plusieurs mois de traitement.

Cela dépend de deux conditions :

1° La nature de la plaie.

2° Le traitement immédiat de cette plaie.

La plaie septique est celle qui, envahie par des microbes, ne guérit qu'après une lutte entre ces microbes d'une part, les cellules et les globules blancs de l'organisme de l'autre.

Cette lutte aboutit à la formation du pus et cette plaie septique ne guérit qu'après une *suppuration*.

La plaie aseptique est celle où les microbes n'ont pas pénétré, ou, par conséquent, la cicatrisation se fera normalement sans être enrayée par l'infection microbienne.

En réalité, en dehors des plaies chirurgicales faites à l'aide d'instruments *stérilisés* sur une région *antiseptisée*, toutes les plaies sont septiques puisque :

1° L'agent qui détermine la plaie est recouvert de microbes.

2° La peau est elle-même couverte de microbes qui pénètrent avec cet agent sous la peau.

Donc en présence d'une plaie accidentelle, quelle qu'elle soit il faut songer toujours à la libérer de ses microbes et la traiter par conséquent par la méthode antiseptique.

De la guérison des plaies. — Deux cas peuvent se présenter :

1° La plaie est aseptique (plaie faite au cours d'une intervention chirurgicale) ou légèrement septique ;

2° La plaie est évidemment septique ; elle contient ou non des corps étrangers.

1° Plaie aseptique. — Lorsqu'une plaie se produit,

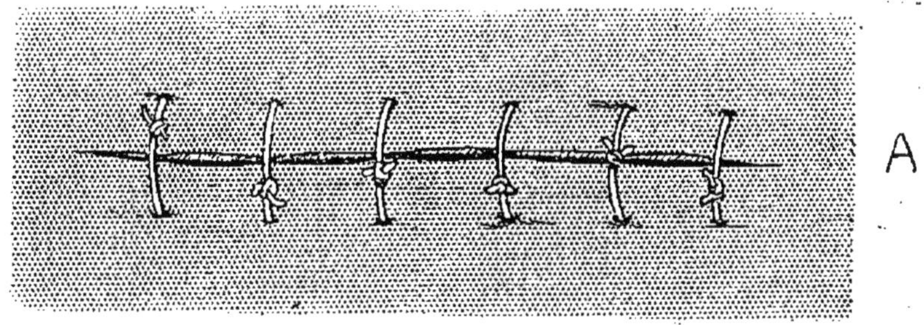

A. Suture à points séparés.

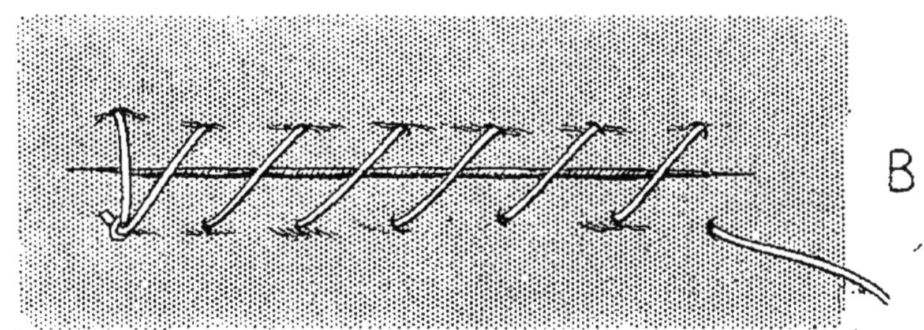

B. Suture en surjet.

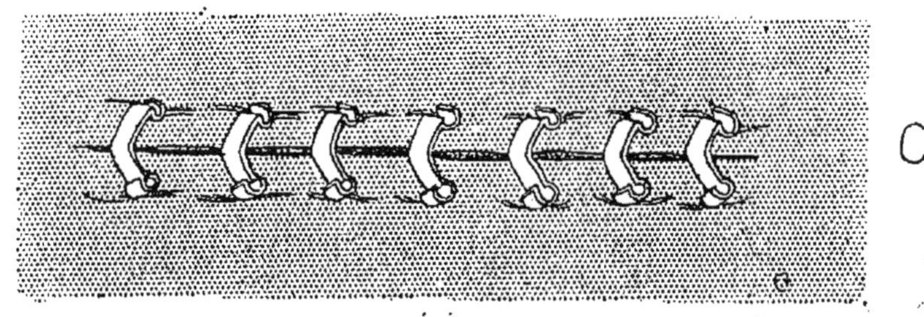

C. Agrafes Michel.

Fig. 100.

elle a pour résultat de déterminer presque toujours, la rétraction des tissus ; les bords, les lèvres de la plaie s'écartent et laissent un espace vide plus ou moins grand.

Or, la guérison, la cicatrisation d'une plaie aseptique se fait d'autant plus rapidement que le rapprochement des lèvres est plus complet. Aussi, dans la plupart des cas, opère-t-on ce rapprochement à l'aide de *sutures*.

Les sutures de la peau se font au moyen de fils qu'on passe sous cette peau à l'aide d'une aiguille et qu'on lie en rapprochant les tissus. Les principaux de ces fils sont :

Pour la peau, le *crin de Florence* et, dans quelques cas rares, les *crins de cheval* ; pour les tissus profonds, le *catgut*, le *tendon de renne*, la *soie* et le *fil de lin*. On emploie maintenant fréquemment pour la peau de petites agrafes métalliques : — les *agrafes Michel*.

La suture d'une plaie ne doit se faire que si celle-ci est propre et complètement nettoyée à l'aide d'antiseptiques, sinon on s'expose à voir se développer une inflammation quelquefois très grave au-dessous des tissus suturés.

Technique de la réunion par suture. — Pour que le chirurgien puisse faire une réunion par suture, il faudra préparer :

1° *Tout ce qui est nécessaire au nettoyage de la peau* (cuvette, alcool, éther, teinture d'iode, un rasoir s'il est utile de raser la peau) ;

2° *Tout ce qui est nécessaire à la stérilisation des mains* du chirurgien (eau bouillie, savon, alcool, gants stérilisés).

3° *Tout ce qui est nécessaire à la suture* (aiguilles, ciseaux, pinces à disséquer et à griffes, pinces hémostatiques, sondes cannelées, crins de Florence de différents calibres, catguts et soies également de différents calibres, agrafes Michel avec leur pince spéciale, tampons de gaze ; tout cela stérilisé).

4° *Tout ce qui est nécessaire au pansement.* Le pansement est presque toujours un pansement sec aseptiqué. Il faudra donc de la gaze stérilisée, de l'ouate hydrophile stérilisée, de l'ouate ordinaire, des bandes.

Le second pansement, dans le cas de réunion par première intention, si la plaie n'est pas douloureuse, s'il n'y a pas de température, ne se fait que le sixième ou septième jour, époque à laquelle on enlève les fils ou les agrafes.

En général la cicatrisation est complète au huitième jour.

2° Plaie septique. — Une plaie septique va devenir le siège d'une lutte engagée entre les microbes qu'elle contient et les tissus vivants aidés des globules blancs. Le résultat peut être ou bien la pénétration des microbes plus profondément dans le corps ou bien la disparition progressive de ces microbes. Dans les deux cas, il y a production de pus, c'est-à-dire suppuration.

Au-dessous de la couche de pus, les tissus écartés essaient de se rapprocher au moyen de productions cellulaires qu'on nomme des bourgeons charnus. Le bourgeonnement d'une plaie ne se fait bien que si le pus est éliminé à mesure qu'il se produit. Il est donc absolument nécessaire que la plaie reste béante.

Cependant, dans certains traitements (liquide de Dakin) qui stérilise les plaies en la baignant constamment, on peut rechercher la stagnation des liquides dans les infractuosités d'une plaie faiblement ouverte et non drainée. Ce n'est pas là notre pratique, même avec le liquide de Dakin.

Dans les deux cas, la cicatrisation se fait toujours lentement.

Dans nos blessures de guerre actuelles on peut poser en principe que toute plaie par projectile, en exceptant la plaie par balle, est une plaie septique qu'il faut laisser ouverte et ne pas suturer immédiatement.

Technique de la réunion lente. — On ne saurait plus, pour une plaie septique souillée de corps étrangers, comme le sont presque toutes nos plaies de guerre par projectiles remplis de débris de vêtements, d'éclats de mitraille, de terre, etc., se contenter d'un lavage rapide à l'aide d'une solution antiseptique. Il faut pour une telle plaie, s'il s'agit d'une blessure suffisamment ouverte, instituer des pansements humides locaux : (pansement alcoolisé, au chlorate

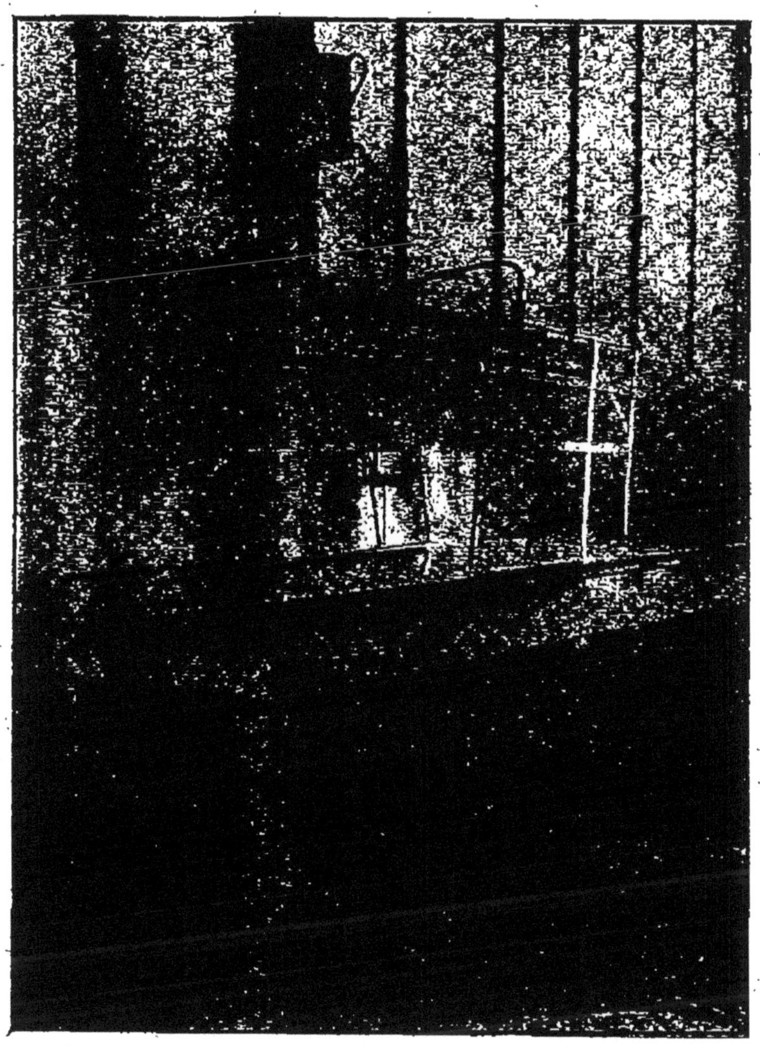

Fig. 101. — L'appareil et la table spéciale pour le goutte à goutte.

de magnésie, au Dakin, etc.), renouvelés fréquemment, et, si besoin est, des bains antiseptiques prolongés, de longues pulvérisations avec le pulvérisateur de Championnière ou l'irrigation continue par les appareils de goutte à goutte.

L'appareil de goutte à goutte pour une plaie simple sera celui de Murphy pour l'instillation rectale du sérum ou bien un appareil de fortune qu'on établira très simplement avec un grand bock et son tube de caoutchouc sur lequel est interposé un robinet laissant filtrer très peu de liquide, enfin une petite canule en verre à bec effilé. On établit la canule au-dessus de la plaie, on règle l'écoulement et on maintient cette irrigation pendant une heure, deux heures, plus si la plaie est très infectée. On couvre pendant ce temps le reste du membre avec des linges secs.

S'il s'agit de plaies multiples comme les éclats de grenade ou d'obus que nous avons vus, souvent au nombre de quarante ou cinquante, moucheter une grande partie du corps, on peut se servir d'un long tube métallique, percé de nombreux petits trous, placé au-dessus du corps ou du membre atteint et parallèlement à lui et qui communique avec un grand bock-laveur (1).

Pour permettre l'écoulement du liquide, on peut

(1) Nous ne reviendrons pas sur les solutions antiseptiques à employer. Nous renvoyons au chapitre antiseptiques. Rappelons seulement que nous employons de façon constante le chlorate de magnésie à 25 °/₀₀, le liquide de Dakin, l'eau de javel à 20 °/₀₀.

faire préparer une table spéciale à rigole médiane, recouverte de zinc, plus haute à la tête qu'aux pieds, surtout pratique pour les larges plaies des membres inférieurs qui sont les plus fréquentes (voir figure).

Les pansements souillés de pus doivent être changés très fréquemment, plusieurs fois par jour si la chose semble utile, et surtout s'il y a inflammation.

La *cicatrisation* est lente et doit être surveillée. Souvent les bourgeons se produisent d'une façon exubérante et il faut les détruire à la limite de la peau avec un crayon de nitrate d'argent ou un peu de teinture d'iode. Il n'est pas interdit d'une façon absolue dans une telle plaie, lorsqu'elle est très large (moignon d'amputation par exemple) de tenter, non pas une suture, mais un rapprochement des lèvres de la plaie qu'on commence lorsque toute inflammation a disparu et que la suppuration est presque tarie. On pratique ce rapprochement avec un agglutinatif (leucoplaste, emplâtre à l'oxyde de zinc, etc.), — en interposant entre la plaie et l'agglutinatif qui prend la peau sur les deux bords une couche de gaze stérilisée, ou bien à l'aide de points d'approche faits aux angles avec le crin de Florence.

Inflammation. — Suppuration. — Dans la plupart des cas, sur une plaie à orifice étroit, il convient de faire une incision, un débridement pour permettre aux produits de la suppuration d'être éliminés au dehors, et aussi, pour aller à la recherche des corps étrangers.

Malgré ces débridements, les plaies par armes à feu et surtout les plaies par éclats d'obus, très fortement infectées, suppurent rapidement.

Évolution de la suppuration. — La production de pus qui caractérise la suppuration ne se montre pas dès l'entrée des microbes en un point déterminé. Il se produit après cette entrée plusieurs phases bien distinctes :

a) *La période latente* de préparation à l'envahissement des tissus est peu marquée. Le blessé souffre peu, sa température est normale. Cette période est courte et ne dépasse pas en général 48 heures.

Quelquefois même l'envahissement par des microbes très virulents se fait au bout de 10 à 15 heures après la blessure.

b) *La période de suppuration*, où le pus, résultat de la lutte entre les microbes et l'organisme se produit est donc très rapide. Elle est annoncée chez nos blessés qui, presque tous, présentent des microbes anaérobies, par l'odeur fétide que dégage la plaie, par l'apparition d'un pus très liquide semblable à du bouillon grumeleux ou coloré en gris ou en jaune plus ou moins foncé. En même temps les lèvres de la plaie se tuméfient, le membre gonfle (œdème) et le doigt appuyé sur la peau laisse une profonde dépression.

La température s'élève à 38-39°, le pouls devient plus rapide. Le teint se plombe, la langue se dessèche — en un mot l'*envahissement* de l'organisme par les microbes est chose faite.

Il faut entamer la lutte localement et généralement, pour éviter les grandes complications des plaies dont nous parlerons plus loin.

Traitement local. — En dehors des incisions dont nous avons parlé, de l'emploi patient des antiseptiques sous toutes leurs formes, on pratiquera un *drainage* aussi complet que possible.

Le drainage est l'ensemble des moyens employés pour permettre l'écoulement du pus au dehors.

Dans la pratique civile, avant la guerre, on drainait *bien*, lorsque dans une plaie, on plaçait soit une mèche de gaze, soit un petit tube de caoutchouc de 5 à 10 millimètres de diamètre. Or, les mèches obstruent presque toujours l'orifice de la plaie et les petits drains se bouchent.

Dans les profondes cavités creusées au milieu des tissus par les projectiles de guerre, nous avons été amenés d'abord à employer des drains de plus en plus gros, et, actuellement le diamètre de 25 à 30 millimètres ne nous semble pas exagéré. Souvent même on place plusieurs drains les uns à côté des autres, en canon de fusil ou en flûte de Pan. Ces drains ont le double avantage de permettre l'écoulement du liquide et d'empêcher la fermeture des lèvres de la plaie contre laquelle il faut constamment lutter.

Mais nous reconnûmes bien vite que l'agent du drainage n'était pas l'unique terme du problème et que les meilleurs drains placés dans une cavité à orifice plus élevé que cette cavité ne drainaient absolument rien. De là la règle établie, de drainer *au point déclive* de la circonférence du membre et la nécessité de contre incisions faites en ce point.

L'infirmière saura donc qu'en général ses blessés porteront des drains qui traverseront le membre de part en part. Elle veillera à ce qu'ils ne se déplacent pas si elle est chargée des pansements — elle les assurera même avec deux épingles anglaises stérilisées, en ayant soin de glisser une couche de gaze entre la peau et l'épingle.

Lavages. — Les drains ne sont pas seulement les agents de l'évacuation du pus. Par leurs nombreux orifices latéraux, ils permettent les lavages qui doivent pénétrer dans toutes les anfractuosités de la blessure. Mais bien souvent, très vite, ils sont oblitérés, soit par le pus concrété, soit par des bourgeons charnus qui pénètrent dans leurs orifices. Lorsqu'au cours d'un lavage, on s'aperçoit que le liquide introduit par un des bouts du drain ne sort pas par l'autre, ce qui indique l'oblitération du drain, il faut, soit déplacer celui-ci légèrement dans les deux sens pour le dégager soit, si cette manœuvre ne suffit pas, avertir le chirurgien qui le remplacera par un autre.

Les solutions employées pour le lavage sont l'eau bouillie, le Dakin, le chlorate de magnésie à 25 $^0/_{00}$, l'eau oxygénée à 6 volumes, l'eau iodée, le permanganate de potasse au deux millième, etc.

On fait ces lavages, à l'aide du bock, stérilisé ainsi que son tube de caoutchouc et ses canules. La solution employée ne doit pas être froide.

Les pansements seront faits fréquemment. On emploiera surtout les pansements humides sans toile imperméable.

Traitement général. — Nous avons indiqué comment une plaie infectée réagissait très vite sur l'état général. Cette constatation est évidente en tout temps, mais elle prend une importance capitale dans la chirurgie de guerre. Très vite, en effet, si on ne jugule pas l'infection locale, on la voit envahir l'organisme et sans parler des grandes complications que nous étudierons, le seul fait d'une suppuration établie, causée par des microbes très virulents, amène vite l'affaiblissement général du blessé.

C'est une constatation que l'on peut faire tous les jours, et, s'il y a lieu d'en tirer cette conclusion qu'à tout prix, il convient de faire disparaître la suppuration localement, il faut y ajouter cette autre indication : qu'il faut lutter contre *l'affaiblissement* du malade et contre *l'infection* qui menace sa vie.

Pour empêcher l'affaiblissement. — Pour permettre au blessé de soutenir la lutte, nous avons les injections de *sérum*, de *sérum glycosé* ou *sérum de Locke*, de *sérum alcoolisé* dont la vogue nous a paru bien excessive, d'*huile camphrée*, d'*adrénaline* à la dose de six à trente gouttes d'une solution au millième soit dans le sérum, soit par voie buccale (Sergent).

Pour lutter contre l'infection, les agents colloïdaux (collargol, electrargol) ne nous ont pas donné les s espérés.

Des différents sérums préconisés, aucun ne nous paru avoir une valeur spécifique.

C'est par l'emploi de l'arsenic et surtout des injections de sels de mercure que nous avons eu les résultats les plus favorables.

Le mercure s'emploie sous forme de cyanure de mercure au centième, à la dose de un centimètre cube par jour pendant cinq jours.

Cesser cinq jours et reprendre (Souligoux).

Il faut attendre les résultats qu'on ne tardera pas à publier du sérum de Leclainche et Vallée.

Traitement de la période de réparation. — Après un temps variable, l'abcès s'est vidé, le pus ne se reproduit plus, la cavité qui était grisâtre, recouverte de débris purulents, se couvre de bourgeons charnus bien rouges : c'est la période de réparation. Les bourgeons comblent peu à peu la cavité, et les drains sortent chaque jour davantage de celle-ci. Il faut cependant se garder de les enlever tant que la cavité est encore appréciable : on peut toujours craindre un retour offensif des microbes si la poche se ferme prématurément.

Enfin les bourgeons arrivent à la peau. Souvent dépassant leur but, ils deviennent exubérants. Il faut les cautériser au crayon de nitrate d'argent ou à la teinture d'iode.

A ce moment, le pansement humide a été remplacé par le pansement sec ; la cicatrisation se fait rapidement.

CHAPITRE XXII

LES COMPLICATIONS DES PLAIES. — LES BRULURES

Sans parler de tous les incidents que peuvent arrêter ou retarder l'évolution favorable d'une plaie, irritation ou *sphacèle* (mortification) de la peau avoisinante, production de bourgeons fongueux, de croûtes sous lesquelles le pus s'accumule, un certain nombre de complications peuvent survenir qui, non seulement, troublent le traitement et le modifient mais sont capables de menacer l'existence du blessé ou la vitalité d'un membre.

De ces complications, les unes nous étaient connues du temps de paix, les autres nous ont été révélées depuis l'état de guerre, depuis l'accumulation de nombreux blessés relevés tardivement sous le feu de l'ennemi ou atteints de blessures particulièrement infectées.

1° Complications des plaies en général. — Supposons que pendant la période de suppuration, les microbes malgré le traitement ou avant ce traitement aient pu, de proche en proche, gagner les régions voisines; envahissement favorisé souvent par un décollement des tissus, une fissure dans un os, l'ouverture d'une cavité articulaire, etc., il se produira dans ces régions une collection purulente : c'est l'*abcès* ou *phlegmon circonscrit* qu'il faut savoir découvrir, inciser et drainer le plus tôt possible.

Si cet envahissement de proche en proche, dû surtout à la virulence des microbes, à l'absence ou l'insuffisance de défenses de l'organisme, ne se limite plus mais gagne peu à peu du terrain et tend à envahir tout le membre, il s'agit d'un *phlegmon diffus*.

Le **phlegmon diffus** est bien plus grave que le phlegmon circonscrit. La lutte contre lui est d'autant plus difficile qu'il est plus mal limité et qu'il faut, par des incisions multiples avec drainage, atteindre les limites de son action, sous peine de le voir toujours progresser. Très vite aussi, il menace d'infection tout l'organisme. Si les microbes, collectés en un point, envahissent les vaisseaux lymphatiques et, suivant leur trajet, progressent rapidement en déterminant sur le membre des traînées rougeâtres et un gonflement souvent considérable, il y a **lymphangite**.

Enfin, si cette invasion microbienne se fait dans les veines, celles-ci s'oblitèrent, se *thrombosent* par des caillots sanguins remplis de microbes.

Le membre par suite de la gêne de la circulation

devient volumineux, il prend une teinte blafarde, il est incapable de se mouvoir : c'est la **phlébite**, surtout dangereuse parce que les caillots, très friables peuvent se détacher au moindre mouvement et donner des *embolies* presque toujours mortelles.

Qu'il y ait *abcès*, *phlegmon diffus*, *lymphangite* ou *phlébite*, l'infirmière sera avertie d'une complication par l'élévation de la température, la rapidité du pouls, le facies modifié et par l'examen local du membre. Elle saura l'importance d'un traitement chirurgical rapide et avertira le chirurgien. Dans l'impossibilité où elle est presque toujours de reconnaître s'il y a ou non phlébite, elle évitera de remuer le membre atteint et l'immobilisera de son mieux.

Enfin, elle pour raprévoir l'**infection générale** due à l'envahissement de l'organisme par les microbes soit de proche en proche soit par la voie des vaisseaux sanguins ou lymphatiques et elle surveillera son évolution.

Infection générale. C'est par l'élévation considérable de la température montant à quarante degrés et au-dessus qu'on apprendra l'infection. En même temps le pouls est très rapide, souvent irrégulier, la langue devient sèche, l'appétit disparaît, les mouvements sont hésitants, les mains tremblent. Souvent il y a de la diarrhée fétide, des vomissements, la respiration est plus rapide, superficielle, le blessé se plaint d'une sensation d'angoisse ou de douleurs en divers points du corps.

Il conviendra d'instituer un traitement énergique par les agents que nous avons déjà cités : collargol, électrargol, arseno-benzol, sels de mercure.

Certains chirurgiens se sont bien trouvés de l'emploi des sérums et, en particulier, dans le cas d'infection à streptocoque, du sérum antistreptococcique à hautes doses (trente à quarante centimètres cubes par jour). Nous n'avons malheureusement aucune constatation favorable à ajouter aux leurs.

Trop souvent la lutte est vaine et le blessé meurt d'embolie, de suppurations multiples, d'une complication cardiaque ou pulmonaire (endocardite, pleurésie, broncho-pneumonie).

2° Complications des plaies de guerre. — La guerre nous a appris beaucoup de choses et, en particulier, notre présomption. Nous pensions avoir tout vu, tout prévu au point de vue chirurgical et nous avions décidé que nous ne reverrions jamais les grandes complications que nos prédécesseurs avaient décrites en reconnaissant leur insuffisance. Brusquement, sont réapparues toutes les infections ou presque qui avaient été constatées dans les grandes guerres de l'Empire et dans la guerre de 70. Nous savons que ces infections sont dues soit au streptocoque soit à ces microbes anaérobies qui pullulent dans la terre et dont la guerre de tranchées a submergé nos blessés. Ces microbes sont transportés dans les plaies surtout par les débris de vêtements entraînés par le projectile. Ils donnent des suppurations fétides, accompagnées ou non de gaz, d'évolution rapide et grave.

L'érysipèle des plaies dû au streptocoque se présente sous forme de plaques rouges ou roses légèrement saillantes, terminées par un bord sinueux, irrégulier, mais qui tranche nettement par son « bourrelet » et sa coloration avec la plaie voisine.

Traité par la teinture d'iode, en application sur la peau voisine pour arrêter sa propagation qui se fait très rapidement et par les grandes pulvérisations antiseptiques, l'érysipèle guérit généralement, mais il est souvent accompagné des grandes manifestations du streptocoque sur le cœur, le poumon, les vaisseaux. Il est donc d'un pronostic grave.

Abcès gazeux. — Il ne faut pas conclure de la présence de gaz au niveau d'une plaie qu'on se trouve en présence de la gangrène gazeuse. Toute plaie qui contient des anaérobies peut laisser filtrer des gaz au milieu des produits de la suppuration. Mais cette constatation suffit pour imposer un traitement très large de la blessure qui doit être débridée au maximum et drainée de même. Toute intervention timide dans ce cas favoriserait l'évolution de la gangrène gazeuse, deuxième terme de l'infection par les anaérobies.

Il nous a toujours paru plus facile de lutter contre les anaérobies que contre le streptocoque quand on intervient à temps.

Lorsque l'infirmière constatera qu'un pansement répand une odeur fétide et que la plaie contient des gaz, elle doit en avertir immédiatement le chirurgien.

La gangrène gazeuse se manifeste au début, non seulement par les symptômes locaux suivants : *gonflement* du membre perçu par le blessé qui accuse une tension très douloureuse, *crépitation gazeuse* sous la peau, mais aussi sous les muscles, profondément ; *teinte blafarde des téguments* avec traînées, ou îlots *bronzés* de proche en proche, *refroidissement* du membre et *absence de battements* au niveau des vaisseaux des extrémités, mais aussi par des symptômes généraux extrêmement importants : grands frissons avec sensation de froid, hoquets, petitesse et rapidité du pouls souvent irrégulier, élévation de la température allant à 40 degrés, vomissements (dont le pronostic est particulièrement grave), enfin, un peu plus tard, torpeur générale, abolition de la sensibilité au niveau des plaies.

A la période de gangrène confirmée, en plus de ces symptômes, la plaie devient horriblement fétide, les muscles verdâtres, bruns ou, au contraire, « lavés » presque décolorés font saillie au dehors de la plaie. On les enlève à la pince comme des morceaux d'amadou, sans une goutte de sang, sans douleur. Enfin, le membre au-dessous de la plaie est complètement froid et envahi par la gangrène qui présente sur la peau ses îlots verts ou noirs et des phlyctènes remplies d'un liquide noirâtre.

A la *première période*, le chirurgien se contentera quelquefois avec succès d'incisions multiples longues et profondes pour aller atteindre les couches de gaz et de sérosité. Il drainera toutes ces incisions par de très longs drains, et fera passer dans ces drains un courant presque ininterrompu de liquides antiseptiques (eau de Javel, liquide de Dakin, chlorate de magnésie, etc.). De plus il établira en permanence soit le pulvérisateur, soit l'appareil de goutte à goutte pour irriguer la peau.

A la *seconde période*, seule l'*amputation très rapide* ou la désarticulation du membre peuvent sauver le blessé.

Le tétanos dû à un microbe particulier (le bacille de Nicolaïer), fut malheureusement très fréquent au début de la guerre.

L'emploi systématique pour toutes les plaies du sérum antitétanique comme préventif l'a fait complètement disparaître.

L'infirmière s'inquiètera donc de savoir si le blessé qui arrive a reçu l'injection antitétanique. Dans la négative ou même dans le doute, elle le signalera au médecin qui n'hésitera pas à faire une injection.

On fait, en général, une injection de 10 centimètres cubes, sous la peau de la cuisse ou de l'abdomen.

On surveillera avec attention un blessé (surtout s'il porte une blessure du pied ou de la main) qui se plaint de vives douleurs irradiées autour de sa plaie.

Mais si le tétanos se déclare, il faut en connaître les premiers symptômes : *raideur de la nuque, difficulté de desserrer les dents* (*trismus*). C'est dès ce moment qu'il faut établir un traitement très énergique, trop souvent inefficace. Puis apparaissent les contractures des membres et du corps de plus en plus fréquentes, la difficulté d'avaler, une température de plus de

40 degrés et enfin très rapidement (2 à 10 jours) la mort souvent brusque.

Tout tétanos qui n'a pas entraîné la mort au bout de 10 jours a des chances de guérir.

Le traitement du tétanos est encore, hélas, bien insuffisant.

Traitement général. — Chloral à haute dose (8 à 12 grammes par jour), silence et obscurité dans la chambre du malade.

Traitement curatif. — Injections massives de sérum antitétanique (20, 40, 60 centimètres cubes par jour). Injections de ce même sérum intra-rachidiennes. Injections sur le trajet des nerfs. Méthode de Bacelli (injections de 20 centimètres cubes d'une solution phéniquée à 2 %, chaque jour). Injections intra-rachidiennes de sulfate de magnésie (3 centimètres cubes d'une solution à 25 %).

Tous ces traitements comptent des succès, mais combien d'échecs? Le tétanos est le désespoir du chirurgien d'armée plus encore que la gangrène.

Brûlures. — Il est impossible de traiter ici complètement la question si complexe des brûlures.

Celles-ci offrent tous les degrés depuis le coup de soleil jusqu'à la destruction complète d'un membre.

Au point de vue du traitement on peut les diviser en : brûlures superficielles, brûlures avec phlyctènes, ou avec escarres.

Les brûlures superficielles souvent étendues (coup

de soleil, irradiations d'un foyer très ardent, explosion à distance) guérissent facilement. Il faut simplement chercher à calmer les douleurs soit par l'emploi de lotions vinaigrées ou légèrement antiseptiques tièdes, soit par des applications de liniment *oléo calcaire* ou de pommade à l'*ektogan*.

Pour les brûlures plus profondes avec ou sans phlyctènes, avec ou sans escarres (déflagration de poudre, explosion d'obus, explosion de bidons d'essence, etc.), il faudra toujours pratiquer une désinfection soignée de la peau toutautour de la brûlure, à l'aide de l'eau savonneuse, de l'alcool et de l'éther, puis s'il existe des phlyctènes, on les respectera soigneusement, sans même les ouvrir, avec une aiguille stérilisée.

On appliquera alors sur toute la région des compresses imbibées d'une huile balsamique (phyctol, pyroleol) ou dans la pratique hospitalière de l'huile goménolée à 10 °/₀. Très rapidement les phlyctènes se dessèchent sans douleur et l'épidermisation se fait au-dessous d'elles.

En même temps chaque jour avec une compresse huilée ou vaselinée, on enlèvera les croûtes s'il en existe ; on nettoiera les escarres. Cette pratique est infiniment supérieure à l'ancienne méthode de l'acide picrique très dangereux, surtout chez les enfants.

Les brûlures avec escarres traverseront après cette période d'inflammation, une seconde période d'élimination des escarres qui en tombant laisseront une plaie bourgeonnante et de cicatrisation difficile.

Il est, cependant, indispensable de guérir vite une telle plaie, car sa fermeture lente s'accompagne de la production de cicatrices vicieuses. Pour cela, on emploiera les pansements au sérum de cheval, au sérum de Locke, l'application directe sur les bourgeons charnus de protective ou de taffetas chiffon stérilisé, l'air chaud, l'héliothérapie ; tout cela, dans le but de hâter la production d'îlots de peau.

Si cela est insuffisant, on fera des greffes (greffes épidermiques, greffes de peau complète, greffes avec lambeau pris à distance).

Nous ne pouvons entrer dans les détails de ces greffes dont le chirurgien décidera l'opportunité et l'urgence.

On n'oubliera pas que les *brûlures étendues*, même superficielles, sont très graves et se terminent souvent par la mort (accidents rénaux ou péritonéaux). On tentera de remédier à l'absence de fonctionnement de la peau en activant le débit du rein par des boissons, des injections de sérum et on luttera contre le shock nerveux par l'emploi de la caféine, de l'huile camphrée et des toniques.

CHAPITRE XXIII

TRAITEMENT DES HÉMORRAGIES

Définition. — On appelle hémorragie toute issue du sang hors des cavités, des canaux dans lesquels il est normalement contenu.

Anatomie. — Rapidement, nous rappellerons que le système où le sang circule se compose du cœur, des artères, des capillaires et des veines. Chassé du *cœur* par la contraction du muscle cardiaque, le sang passe avec force dans les *artères* et de là se répand dans les *capillaires* afin de nourrir toutes les parties, toutes les cellules du corps. Puis il passe dans un système de canaux appelés *veines* et de là revient au cœur pour reprendre sa course.

Le sang artériel est d'un rouge vif, le sang veineux d'un rouge plus noir d'où le nom de sang rouge donné au sang artériel, de sang noir donné au sang veineux.

Mécanisme de sortie du sang hors les vaisseaux. — Un certain nombre de maladies qui amènent un amincissement, un défaut de résistance des vaisseaux ou encore qui détruisent peu à peu leurs parois, d'autres qui modifient les propriétés normales du sang déterminent des hémorragies (tels les ulcères ou ulcérations, les anévrysmes).

Mais les hémorragies les plus importantes sont celles qui résultent d'une *blessure de vaisseaux*, permettant au sang de s'échapper. Cette blessure des vaisseaux est extrêmement fréquente en chirurgie de guerre.

Lorsqu'une hémorragie se produit, le sang coulant hors des vaisseaux, vient au contact des tissus, de la peau et dans un grand nombre de cas, lorsque la blessure vient de l'extérieur, au contact de l'air.

Or, le sang jouit d'une propriété spéciale : lorsqu'il n'est plus en contact avec les parois des vaisseaux, dès le moment où ce contact finit, il cesse de former un liquide homogène et la plus grande partie de sa masse devient solide ; c'est ce qu'on appelle la *coagulation du sang* ; la partie solide ainsi formée est le *caillot*.

Lorsqu'un caillot se forme, il tend à oblitérer l'orifice par lequel le sang liquide s'échappe ; il y réussit assez souvent et le traitement des hémorragies consistera, dans un grand nombre de cas, à permettre la production d'un caillot, soit en diminuant la force de projection du sang, soit en activant, par l'emploi de substances spéciales, la propriété qu'a le sang de se coaguler.

Traitement des hémorragies artérielles. — Les principales hémorragies, les plus graves, sont les hémorragies artérielles.

Une blessure d'une grosse artère amènera la mort très rapidement, souvent avant qu'on ait pu porter secours au blessé.

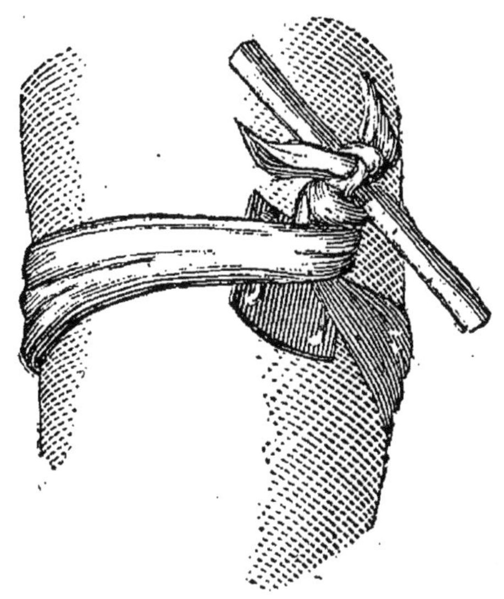

Fig. 102. — Garrot (d'après Chavasse).

Le traitement des hémorragies artérielles peut être un traitement définitif qui arrête complètement l'hémorragie, c'est le traitement chirurgical ; mais il peut être aussi un traitement d'urgence, traitement provisoire qui arrêtera ou diminuera momentanément l'issue du sang en attendant l'emploi des moyens chirurgicaux.

1° Traitement d'urgence. — Dans toute hémorragie artérielle la rapidité du traitement a une importance capitale. Il faut avant tout arrêter le sang.

On a pu dans quelques cas, enrayer une faible hémorragie artérielle à l'aide de substances coagulantes. C'est ainsi qu'on préconisait beaucoup, il y a quelques années, le perchlorure de fer, et l'amadou. Ces deux moyens d'hémostase ont été complètement abandonnés : d'une efficacité douteuse, ils ont avant tout, contre eux, de n'être pas aseptiques et de déterminer souvent des suppurations graves.

L'antipyrine en poudre et la solution d'adrénaline sont surtout réservées aux hémorragies capillaires ; il faut pour arrêter une hémorragie des moyens plus puissants.

On emploie pour cela la *compression*. En comprimant une artère, on l'aplatit, on arrête donc ou tout au moins on diminue la quantité de sang qu'elle est chargée de distribuer.

La compression peut se faire sur une artère qui saigne en deux points :

1° *Au-dessus du point ou siège l'hémorragie*, c'est-à-dire entre celui-ci et la racine du membre ;

2° *Au niveau même de la blessure artérielle.*

La première compression est la *compression indirecte*, la deuxième est la *compression directe.*

a) *La Compression indirecte* est la vraie compression de guerre. C'est elle que pratiquent les hommes chargés de relever les blessés ; c'est celle que fera l'infirmière si elle constate brusquement une hémorragie chez un opéré.

Elle peut se faire en *comprimant uniquement l'artère* sur un point de son trajet. Il faut pour cela que cette artère repose sur un plan résistant (os, articulation). Cette compression ne peut être pratiquée

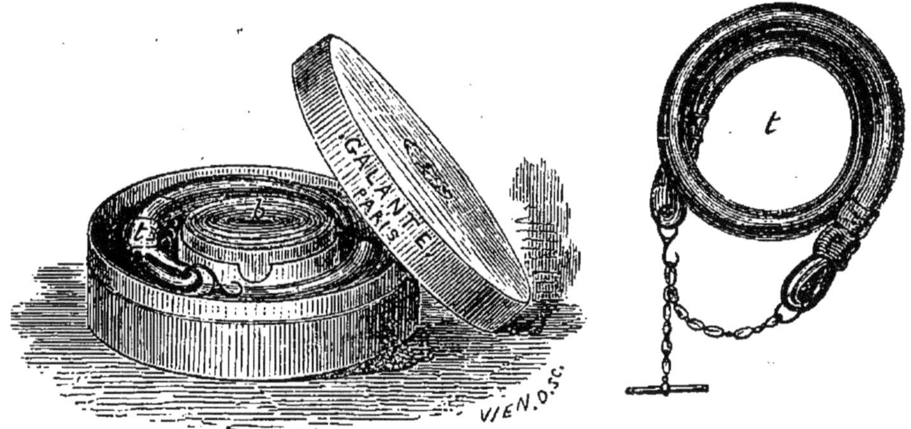

Fig.103. — Tube d'Esmarch pour l'hémostase (d'après CHAVASSE)

que si l'on connaît bien le trajet de l'artère. On ne la tentera pas à l'aide de pelotes en gaze ou de caoutchouc qu'il est difficile de maintenir ; la seule façon de faire la compression indirecte sur l'artère même est de pratiquer *la compression digitale*.

Si la situation n'offre pas une gravité immédiate, on aura le temps de faire la compression au moyen d'un lien circulaire qui, comprimant toutes les parties molles du membre, arrête le cours du sang dans celui-ci. Cette compression se fait soit à l'aide d'une bande élastique (la bande ou le tube d'Esmarch) ou mieux d'un gros tube de caoutchouc, soit à l'aide d'un lien inextensible qu'on tord circulairement autour du membre à l'aide d'un petit levier de bois qui opère la torsion. (C'est ce qu'on appelle le *garrot.*)

Bande d'Esmarch et *garrot* sont de bons moyens pratiques, à la portée de tous pour arrêter rapidement une hémorragie grave. Mais il faut bien savoir que leur emploi ne saurait être prolongé pendant longtemps : au bout de quelques heures, le membre, privé de sang, commencerait à se gangrener.

On emploie le *lien élastique* dans la plupart des opérations graves sur les membres et, en particulier, les amputations afin d'éviter au blessé une grosse perte de sang.

Pour bien placer le lien élastique il faut :

1° Le passer sous le membre ;

2° Le tendre au maximum ;

3° Sans relacher la traction des deux côtés, l'enrouler autour du membre une ou même deux fois.

4° Le fixer soit à l'aide d'un crochet qu'il porte, soit en le prenant au ras du membre entre les mors d'une forte pince.

b) *La compression directe* consiste à oblitérer la plaie à l'aide d'un pansement compressif très serré.

On se contente quelquefois d'un pansement à plat avec une grande quantité d'ouate ordinaire et des bandes de toile qui permettent une compression plus efficace que les bandes de tarlatane.

D'autres fois, après un nettoyage antiseptique de celle-ci, on bourre la plaie avec une mèche de gaze ou bien encore, on met une pelote de gaze de coton sur la région qui saigne.

QUE FERA L'INFIRMIÈRE EN PRÉSENCE D'UNE HÉMORRAGIE ?

Il est très fréquent dans les salles de blessés de constater des hémorragies. Ce devra être un des principaux soucis de l'infirmière, qui, très souvent, examinera le pansement de ses grands blessés ou grands opérés pour savoir s'ils ne saignent pas.

Il ne suffit pas de constater qu'un pansement dans sa périphérie n'est pas taché de sang pour affirmer qu'il n'y a pas hémorragie. Il faut aussi examiner le lit *autour* du membre et *sous le malade.*

Trop fréquemment le sang qui ne traverse pas la couche imperméable de coton cardé, suit le pansement vers son extrémité déclive et vient inonder le lit.

Trois cas peuvent se présenter :

a) L'hémorragie est considérable : c'est certainement une grosse artère qui saigne ; *b)* l'hémorragie est moyenne ou paraît telle ; *c)* l'hémorragie est légère.

a) L'*hémorragie est considérable*, c'est une hémorragie de la fémorale ou de l'humérale.

Ici pas *une seconde* à perdre. La mort survient en quelques minutes. Sans perdre de temps à chercher un matériel toujours trop long à trouver, l'infirmière se précipitera près du blessé et appuiera l'extrémité des doigts de ses deux mains sur la région de l'artère.

Pour le membre inférieur, elle saura que l'*artère fémorale* passe à la base de la cuisse, à égale distance de l'épine iliaque et du pubis. Elle reconnaîtra ses battements et elle pèsera de toutes ses forces pendant qu'autour d'elle on cherchera le lien de compression.

Pour le membre supérieur, c'est dans l'aisselle, au-dessous du muscle pectoral, dans le fond du creux que les doigts iront presser, sur l'humérus, tout le paquet vasculo-nerveux où se trouve l'*artère humérale*.

Cette pratique seule sauvera le blessé qui a une hémorragie des gros vaisseaux.

La compression digitale est extrêmement pénible et ne peut être prolongée longtemps avec la même main, c'est pourquoi il faut la faire à deux mains, chacune prenant à tour de rôle quelques secondes de repos.

On ne cesse la compression digitate que lorsque le lien est placé.

b) *L'hémorragie est moyenne.* — Elle siège sur la jambe ou l'avant-bras. Après avoir fortement serré le pansement, l'infirmière place le lien qu'on a été chercher et *qui doit toujours exister dans chaque salle.* Elle le pose très au-dessus du point qui saigne.

c) *L'hémorragie est légère.* — Le pansement présente une tache rouge qui augmente plus ou moins rapidement.

Ici, la compression du pansement s'impose.

Si elle ne suffit pas, il sera temps d'appliquer le lien compresseur.

Il ne faut pas croire que la surveillance d'un blessé ou d'un opéré au point de vue des hémorragies puisse se relacher au bout de quelques jours. Tant qu'il y a suppuration, l'ulcération des vaisseaux peut se produire : c'est ce qu'on appelle l'*hémorragie secondaire*.

Ce traitement d'urgence doit être rapidement suivi du traitement chirurgical.

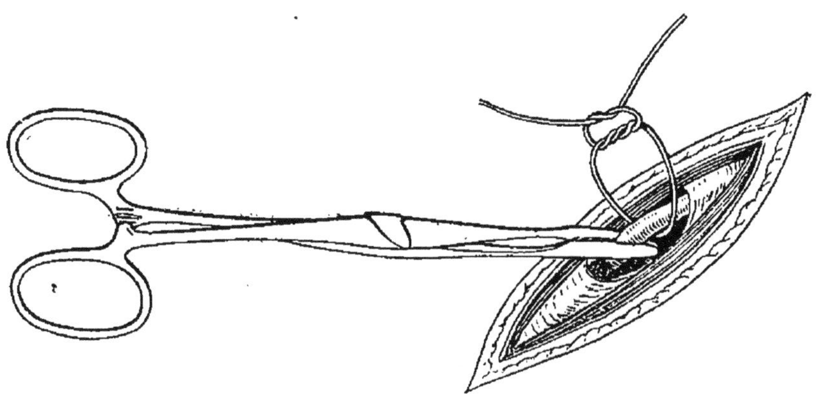

Fig. 104. — Ligature d'une artère.

2° Traitement chirurgical. — Il consiste à faire ce qu'on appelle la *ligature* de l'artère. La ligature de l'artère se fait soit à distance de la blessure, le chirurgien allant faire, plus haut que celle-ci, une incision découvrant l'artère, passant un fil au-dessous et la liant ; soit au niveau même de la plaie en prenant le point qui saigne avec une pince hémostatique ou de Kocher.

Si la plaie est petite, il faudra l'agrandir pour voir ce vaisseau et faire la ligature, rendue difficile souvent par la présence de caillots qui masquent organes et muscles. Après avoir tamponné énergiquement et nettoyé la plaie, le chirurgien voit le point exact d'où jaillit le sang. Il le saisit entre les deux mors de la pince hémostatique, ferme celle-ci, et voit si l'hémorragie est arrêtée. Si le sang continue à couler, c'est que la pince est mal placée. Si la plaie reste étanche, c'est que la blessure artérielle est fermée par la pince.

A l'aide d'un fil passé circulairement autour du bec de celle-ci et qu'on lie directement au-dessous de ce bec, on arrête définitivement l'hémorragie.

Quelquefois, il est nécessaire de passer le fil sous la pince, à travers les tissus, à l'aide d'une aiguille.

Enfin dans quelques cas, il est impossible (la plaie étant très profonde) de passer un fil sous la pince. On laissera alors celle-ci à demeure jusqu'à ce que l'oblitération de l'artère soit chose faite (24 à 48 heures).

Dans la ligature à distance, le chirurgien incise la peau sur le trajet de l'artère, découvre celle-ci et passe au-dessous l'aiguille mousse de Deschamps ou de Cooper qui se charge du fil qu'on lie ensuite par dessus.

Quel est le matériel nécessaire pour cette hémostase chirurgicale ?

On préparera :

a) Ce qu'il faut pour laver la région et la plaie (eau stérilisée, savon, brosse, alcool, éther, ou mieux le plateau à teinture d'iode).

b) Une solution antiseptique (sublimé à $^1/_2$ $^0/_{00}$, permanganate de potasse, eau oxygénée pour les mains ou de l'alcool et des gants de caoutchouc).

c) *Des instruments.* — Pinces hémostatiques, pinces de Kocher, pinces à disséquer et à griffes, sondes cannelées ordinaires, ciseaux, aiguilles de Reverdin, aiguilles de Deschamps ou de Cooper.

d) *Des fils.* — Pour la ligature, on se sert ou bien de soie plate, ou bien de catgut.

Dans les plaies largement suppurantes de nos blessés, on emploie plus volontiers la soie qui ne se résorbe pas.

e) *Pour fermer la plaie* après l'hémostase, on emploiera, comme à l'ordinaire, des crins de Florence ou des agrafes.

Hémorragies veineuses. — Les hémorragies veineuses ont ceci de particulier qu'en général les veines très flasques s'affaissent, s'aplatissent, que l'écoulement du sang s'arrête de lui-même.

Il faut faire exception pour les veines durcies et rigides qu'on trouve chez les variqueux par exemple et qui peuvent donner des hémorragies importantes, ou encore pour les grosses veines (veines jugulaires, veine cave, etc.), dont la blessure est aussi rapidement grave que celle des grosses artères.

Mais il faut signaler une faute de traitement qui a plusieurs fois entraîné la mort de blessés qui auraient dû vivre. C'est celle qui consiste dans le cas d'hémorragie veineuse et, en particulier, d'hémorragie due à des varices rompues, à mettre une compression circulaire *entre le point d'hémorragie et la racine du membre*. Une telle compression, susceptible d'arrêter une hémorragie artérielle, ne peut qu'augmenter une hémorragie veineuse car elle rend plus grande la masse de sang qui, au-dessous de la ligature, vient s'accumuler dans le membre et augmente la pression dans les veines.

Hémorragies capillaires. — Sont presque toujours négligeables sauf dans certaines petites tumeurs où les capillaires sont dilatés (angiomes) ou chez une catégorie de malades (hémophiles) dont le sang ne se coagule pas et chez qui un saignement du nez ou des gencives, peut prendre les allures d'une grave hémorragie.

Traitement de certaines hémorragies spéciales.

Epistaxis (saignement de nez). — Emploi d'un tampon d'ouate imbibé d'adrénaline ou d'une solution d'antipyrine et laissé à demeure dans la narine.

Si ce moyen n'est pas suffisant, faire un *tamponnement* énergique à l'aide d'ouate hydrophile, de l'orifice antérieur de la narine. Si enfin le sang coule alors dans le pharynx, c'est au chirurgien qu'il appartient de faire le *tamponnement postérieur* des fosses nasales, pour lequel il faut : de la gaze stérilisée, du fil solide, une sonde uréthrale en caoutchouc mou, une solution faiblement antiseptique ou de l'eau bouillie. Quelquefois, pour éviter le retour d'hémorragies nasales constantes, il faut recourir à des cautérisations de la muqueuse nasale.

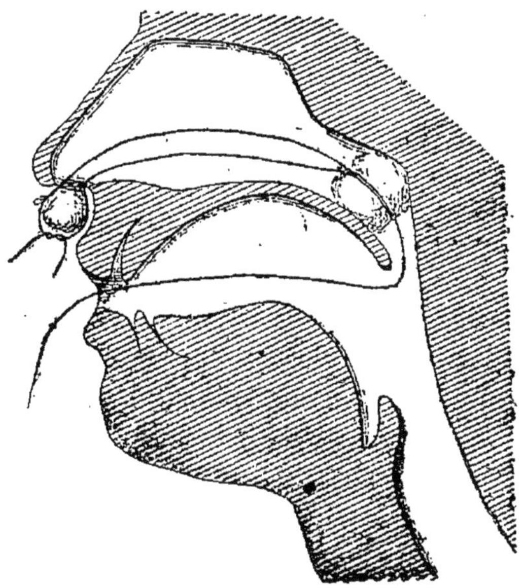

Fig 105.—Tamponnement des fosses nasales (d'après CHAVASSE).

Hémoptysie (crachement de sang des tuberculeux ou des blessés de poitrine). — Mettre le malade immédiatement au repos, lui donner à sucer de petits morceaux de glace et mettre en permanence devant la région sternale une vessie en caoutchouc remplie de glace.

Hémorragie de l'estomac. — Repos absolu. Diète complète tant qu'il y a hémorrogie. Petits morceaux de glace à l'intérieur. Vessie de glace sur la région gastrique. Régime lacté *absolu* lorsqu'on permet l'alimentation.

Hémorragies internes. — Blessure du poumon, du rein, etc.

En général le chirurgien s'abstiendra d'intervenir. Mettre le blessé à plat, au repos. Les hémorragies se calment le plus souvent. Surveiller avec soin le pouls.

Traitement général des hémorragies. — Les malades qui ont de fortes pertes de sang, ne tardent pas à avoir un pouls très rapide et faible, une langue sèche, une soif ardente. Il faut sans hésiter instituer des injections de sérum artificiel (suivant l'âge, 200, 500 centimètres cubes) on ajoutera au sérum les injections d'huile camphrée, qui permettra de diminuer la quantité de sérum, quantité qu'on ne peut augmenter indéfiniment sans danger pour le blessé.

En même temps, s'il n'y a pas contre indication, on fera boire au blessé des boissons alcoolisées. On le réchauffera à l'aide de boules. On songera chez lui à la syncope toujours possible et on aura sous la main tout ce qui permettra de lutter contre elle (voir accidents de l'anesthésie).

CHAPITRE XXIV

TECHNIQUE DES INJECTIONS HYPODERMIQUES ET DES INJECTIONS DE SÉRUMS

Définition. — Comme leur nom l'indique, les injections sous-cutanées ou hypodermiques sont des injections faites sous la peau, pour introduire dans l'organisme des substances médicamenteuses ou des sérums.

On sait que la peau est doublée d'un tissu infiltré de graisse composé de larges mailles et qu'on appelle le tissu cellulaire sous-cutané. Ce tissu, par un système de fentes très petites, communique avec le système des vaisseaux lymphatiques.

Le même système cellulaire existe entre les muscles et, dans chaque muscle, entre les fibres musculaires.

Les liquides injectés dans ce tissu cellulaire sont absorbés très rapidement et passent dans la circulation générale : c'est sur cette propriété spéciale que sont établies ces injections sous-cutanées.

Instrumentation. — On se sert, pour faire ces injections, de petites seringues. Les premières employées furent les *seringues de Pravaz*, qui se composaient d'un piston en cuir avec tige métallique et d'un petit corps de pompe en verre soutenu par une armature métallique. Sur le modèle de ces seringues qui avaient une contenance de 1 ou 2 centimètres cubes, furent établies des seringues plus grandes d'une capacité de 10, 20 centimètres cubes et même davantage pour les injections de sérum : ce sont les seringues de Roux.

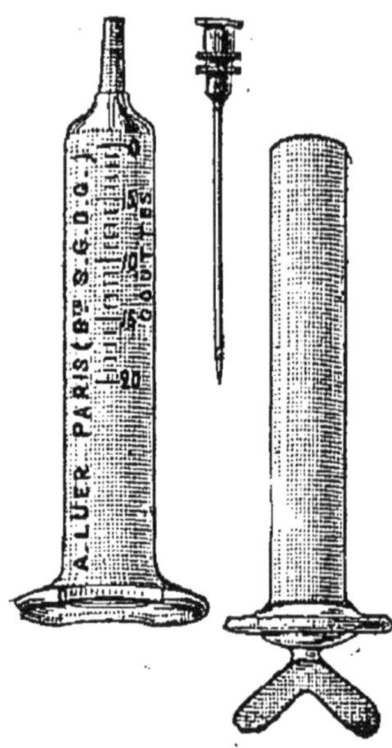

Fig. 106. — Seringue en verre (d'après CHAVASSE).

A ce moment on se contentait de laver les seringues et les aiguilles, mais avec les progrès de l'asepsie on apprit qu'il fallait les faire bouillir pour les stériliser.

Or, ni la seringue de Pravaz, ni son piston en cuir ne peuvent supporter longtemps l'ébullition : c'est pourquoi on se sert actuellement, de seringues en verre avec un piston également en verre. D'autres modèles ont un piston en amiante ou en métal.

La seringue en verre est constituée de la façon suivante :

1° Un corps de pompe d'une contenance de 1 ou 2 centimètres cubes (suivant les modèles) portant à sa partie inférieure un ajutage pour la canule de l'aiguille. Ce corps de pompe est gradué de telle façon qu'on puisse injecter la moitié ou le quart de son contenu ;

2° Un piston en verre adapté exactement à la cavité de la seringue ;

3° Des aiguilles très fines soit en acier soit en platine.

Liquides à injecter. — La facilité avec laquelle on peut introduire, par les injections, des substances médicamenteuses dans l'organisme a fait préparer un grand nombre de solutions hypodermiques.

Ces solutions sont le plus souvent, des solutions de médicaments dans l'eau ; cependant, on se sert d'autres liquides : tels que l'huile, l'éther, l'alcool.

Il ne suffit pas de préparer des solutions, il faut encore, pour pouvoir les injecter sous la peau, avoir la certitude qu'elles sont stérilisées, car l'oubli de cette nécessité peut déterminer la production d'abcès très graves au niveau de l'injection. C'est pour diminuer les chances d'infection qu'on prépare de petites ampoules qui contiennent exactement la dose nécessaire à une injection et qui sont soigneusement fermées et stérilisées.

Les principaux liquides à injecter sont : la *morphine*, l'*éther*, la *caféine*, le *cacodylate de soude*, l'*huile camphrée*.

Pour la morphine qui est d'un usage fréquent, le

faut savoir qu'il existe deux solutions courantes : la solution au $^1/_{100}$ et la solution au $^1/_{50}$ qui est deux fois plus forte. Une injection d'un centimètre cube de la solution au $^1/_{100}$ représente 1 centigramme de morphine.

Précautions à prendre pour faire une injection. — Une injection sous-cutanée doit être considérée comme un véritable acte chirurgical qui peut, s'il n'est pas bien fait, entraîner les accidents les plus graves. Pour les éviter, il conviendra de prendre de grandes précautions antiseptiques.

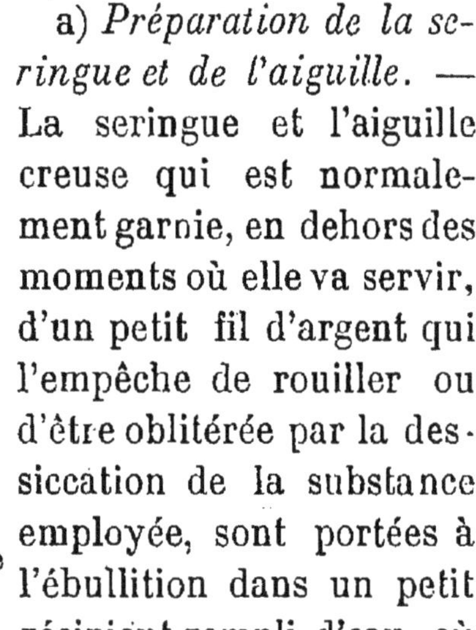
Fig. 107. — On chasse l'air de la seringue.

a) *Préparation de la seringue et de l'aiguille.* — La seringue et l'aiguille creuse qui est normalement garnie, en dehors des moments où elle va servir, d'un petit fil d'argent qui l'empêche de rouiller ou d'être oblitérée par la dessiccation de la substance employée, sont portées à l'ébullition dans un petit récipient rempli d'eau, où elles resteront jusqu'au moment où on les prendra pour faire l'injection.

b) *Préparation de la région.* — La région où doit

se faire l'injection doit être choisie avec le plus grand soin parmi celles où le tissu cellulaire est le plus abondant. On fait, d'ordinaire les injections soit dans la région fessière, soit à la partie inférieure de l'abdomen soit à la racine de la cuisse (partie externe), soit au bras ou à l'avant-bras. La région choisie doit être soigneusement lavée et antiseptisée suivant les règles déjà indiquées. S'il faut gagner du temps, le badigeonnage à la teinture d'iode pourra suffire.

c) *Préparation des mains.* — Le lavage et l'antisepsie des mains doivent être faits comme à l'ordinaire.

Technique de l'injection hypodermique. — La préparation du malade et de l'instrumentation étant effectuées, l'opérateur prend, dans son récipient, la seringue stérilisée.

Un aide lui présente l'ampoule préalablement ouverte. Il y remplit la seringue ; puis il fixe, sur l'ajutage de celle-ci, l'aiguille en platine qu'il peut passer encore dans la flamme d'une lampe à alcool.

La seringue ainsi préparée contient une certaine quantité d'air, introduite avec le liquide, pendant l'aspiration de celui-ci. Pour chasser cet air, il suffit de renverser la seringue, la pointe de l'aiguille étant en haut et d'appuyer doucement sur le piston. Lorsqu'une gouttelette de liquide se montre à l'extrémité de l'aiguille, il ne reste plus d'air dans la seringue.

Soulevant alors, entre le pouce et l'index de la main gauche, la peau de la région stérilisée, l'opérateur enfonce de la main droite l'aiguille à la base du pli ainsi formé, parallèlement à l'axe du pli.

L'introduction de l'aiguille doit se faire avec pré-

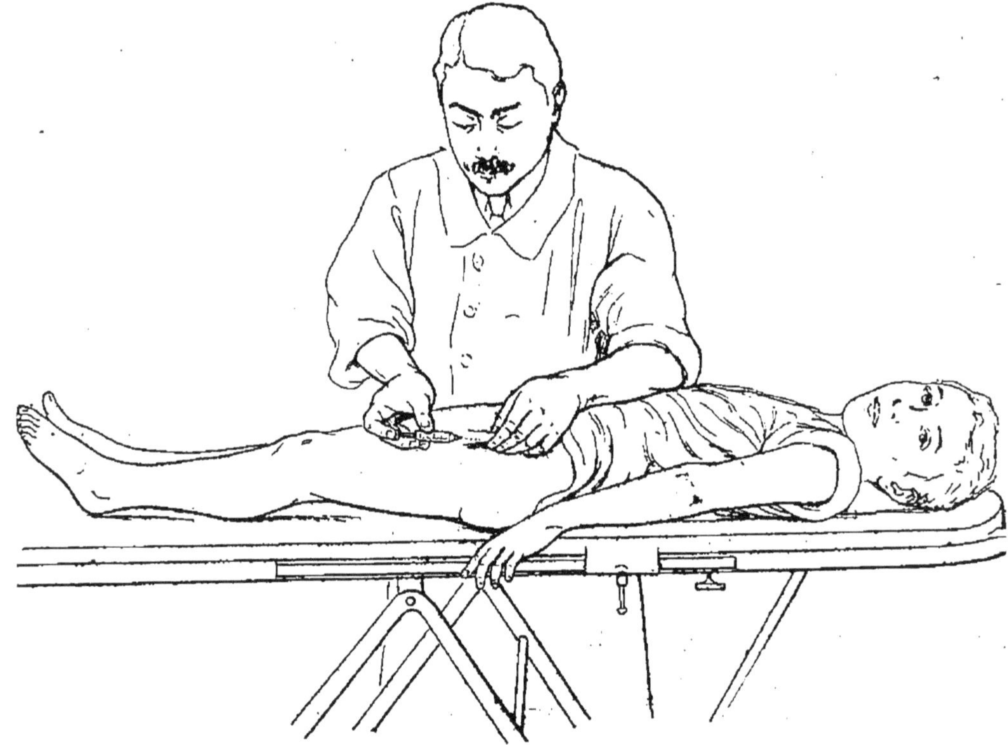

Fig. 108. — Injection hypodermique.

cision et rapidité pour ne pas déterminer de douleur ; chez les sujets nerveux, on pourra insensibiliser la peau avec un jet de chlorure d'éthyle.

Il importe alors de s'assurer que la piqûre ne sera pas faite sur le trajet d'une grosse veine superficielle, ce qui pourrait entraîner une petite hémorragie. Avec un peu d'attention, on reconnaîtra sous la peau, le cordon bleuâtre formé par les veines.

Lorsque l'aiguille est enfoncée, on pousse doucement le piston jusqu'au bout de sa course ; la seringue étant alors vide, on retire, d'un mouvement bien net, la seringue et son aiguille.

On applique sur le point de la piqûre soit un tampon d'ouate imbibé de teinture d'iode, soit ce qui vaut mieux, un petit pansement aseptique.

Le malade, après l'injection, restera en général au repos pendant quelques instants.

Injections intra-musculaires. — Les injections peuvent se faire aussi en pleine masse musculaire. On dirige l'aiguille perpendiculairement à la peau. Comme on ne peut savoir si elle n'a pas pénétré dans un vaisseau, on peut l'enfoncer seule, observer s'il ne s'écoule pas de sang, et ajuster ensuite la seringue sur elle.

C'est surtout dans la région fessière qu'on fait les injections intra-musculaires.

Elles sont souvent douloureuses.

Injections intra-veineuses. — Il arrive que pour avoir une action thérapeutique plus rapide et plus énergique, le médecin décide de faire une injection intra-veineuse.

On choisit pour cela, presque toujours, une veine du pli du coude ou une veine du membre inférieur (V. saphène). Pour faire cette injection, à l'aide d'un lien en caoutchouc de la grosseur du petit doigt on comprime le membre au-dessus du point choisi, suffisamment pour arrêter le sang dans les veines superficielles, trop peu pour annihiler toute la circulation du membre.

La veine gonflée fait alors une saillie bleuâtre sous la peau. Après avoir pris les plus grandes précautions antiseptiques, on la pique avec l'aiguille et on laisse échapper par celle-ci quelques gouttes de sang qui prouve qu'on se trouve bien dans l'intérieur de la veine. On ajoute alors la seringue en veillant à ce qu'elle ne contienne pas d'air car l'introduction d'air dans la veine pourrait être dangereuse. On enlève le lien puis on pousse doucement l'injection.

On peut encore inciser la peau ou inciser la veine et y introduire une petite canule en verre ou en métal.

Injection intra-rachidiennes. — Opération précédée en général de la ponction du liquide céphalo-rachidien. Elle se fait à la partie toute inférieure de la région lombaire. Il faut pénétrer entre deux lames et piquer dans la cavité du rachis une longue aiguille de 10 centimètres de long (aiguille de Tuffier).

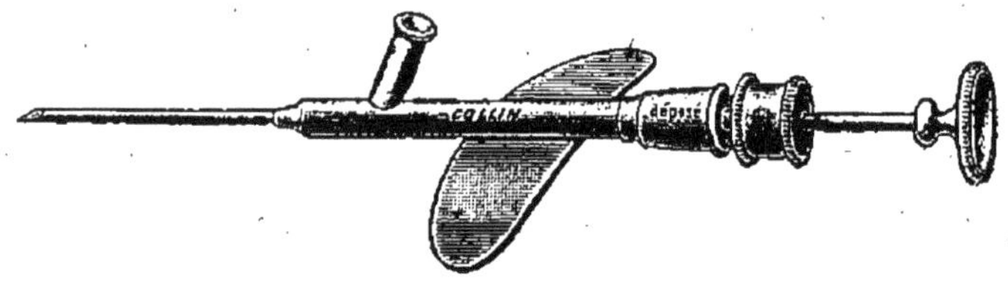

Fig. 109. — Aiguille de Bayeux pour injection intra-veineuse.

Injections de sérums. — Il nous reste à parler maintenant du sérum artificiel. On désigne sous ce nom une solution de sel marin (chlorure de sodium) dans l'eau, à la dose de 7 grammes environ de sel par litre d'eau. On a pu constater que cette solution, qui a, à peu près, la même composition que le sang, avait pour propriété d'être un stimulant de premier ordre, et de reconstituer le sang chez des sujets affaiblis par une maladie grave ou par une forte perte de sang.

Le sérum artificiel doit se faire à fortes doses. On injecte chez l'enfant, suivant l'âge, 200, 400, 600 centimètres cubes et chez l'adulte on va jusqu'à un litre par 24 heures. Comme nous l'avons dit, on prendra garde de ne pas injecter de trop grandes quantités de sérum chez un blessé qui a subi une très grave hémorragie.

On ne saurait employer pour ces injections, les seringues dont nous avons parlé, il faut un dispositif spécial.

Matériel. — On s'appuie, pour faire les injections de sérum, sur le rôle de la pression atmosphérique et de la pesanteur ; le dispositif le plus simple est le suivant : On prend un bock-laveur, auquel est joint un tuyau de caoutchouc assez long qui se termine par une aiguille. On suspend ce bock à une distance notable au-dessus du plan du lit du malade. On introduit l'aiguille, à travers la peau, dans le tissu cellulaire sous-cutané et c'est la pression atmosphérique qui pousse peu à peu le liquide dans ce tissu cellulaire. Dans la pratique, ce dispositif est mauvais, parce que :

1° Le bock est difficile à stériliser et que le liquide qu'il contient est en large contact avec l'air ;

2° Pour verser ce liquide directement dans le bock, on risque de compromettre son asepsie. Aussi emploie-t-on habituellement de grosses ampoules de sérum, de 100, 200 centimètres cubes et plus.

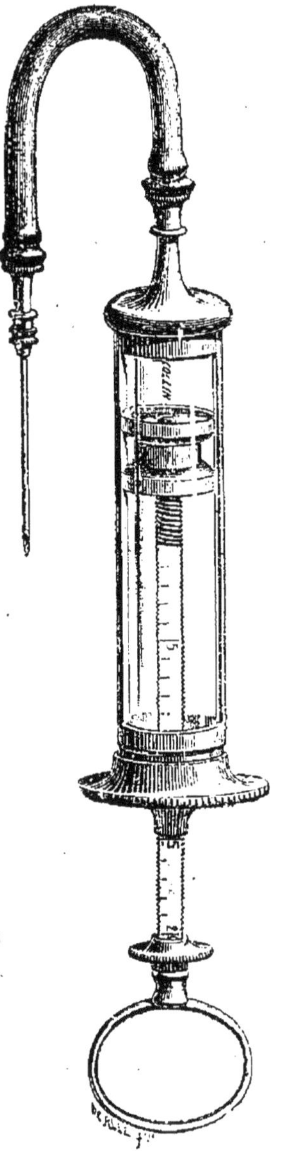

Fig 110. — Seringue de Roux.

Deux tubes de verre fermés, l'un supérieur, l'autre inférieur terminent l'ampoule. On sectionne le tube inférieur pour y adapter le tuyau de caoutchouc stérilisé, le liquide reste dans l'ampoule.

Vient-on alors à sectionner le tube supérieur, l'air pénétrera dans l'ampoule, et la pression atmosphérique se faisant sentir, le liquide coulera par l'aiguille. On n'enfoncera celle-ci sous la peau que lorsque le jet du liquide se sera produit, chassant l'air contenu dans le tuyau.

Le *manuel opératoire* de cette injection comprend :

1° Stérilisation du caoutchouc et de l'aiguille ;

2° Asepsie de la région où doit se faire l'injection, et des mains de l'opérateur.

3° Protection de la région avec une gaze stérilisée (cette précaution est nécessaire pour éviter que pendant la période de passage du liquide sous la peau, période qui est très longue, les draps du malade, ses mains, ou des objets septiques ne viennent toucher l'aiguille et la petite plaie qu'elle détermine).

4° Passage de l'ampoule de sérum dans l'eau chaude pour amener la solution à une température voisine de celle du corps (37 degrés).

5° Montage de l'appareil.

6° Introduction de l'aiguille qui se fait avec les mêmes précautions que pour les injections hypodermiques ordinaires.

7° Surveillance de l'injection. Le liquide doit passer lentement pour ne pas déterminer de douleurs. S'il cesse de couler, il suffira de malaxer la région déjà tendue par une petite quantité de liquide pour voir disparaître cet arrêt.

8° Lorsque l'injection est terminée, retirer l'aiguille, laver antiseptiquement et mettre un pansement aseptique.

Lorsque l'on doit faire successivement plusieurs injections de sérum, il est bon de changer de région.

On emploie souvent le sérum en injections intraveineuses.

Le sérum de Quinton qui n'est que de l'eau de mer isotonique, à la dose de 30 à 50 centimètres cubes s'injecte comme le sérum ordinaire.

Nous avons déjà parlé du sérum de Locke (sérum

glucosé). Il s'injecte aux mêmes doses que le sérum ordinaire.

On ajoute maintenant fréquemment au sérum pour stimuler rapidement le malade soit de l'alcool soit de la caféine ou de l'adrénaline.

CHAPITRE XXV

RÉVULSION. — CAUTÉRISATION
PONCTION. — ASPIRATION

Révulsion. — La révulsion c'est l'emploi de moyens qui déterminent un appel de sang à la surface de la peau ou dans certains organes.

Toutes les substances irritantes déterminent une révulsion, et c'est ainsi qu'en médecine, on a été amené à employer les *vésicatoires*, les *cataplasmes sinapisés*, la *teinture d'iode*, les *frictions* à la térébenthine et que, parmi les agents physiques, l'*électricité* et la *chaleur*, sous forme de compresses d'eau chaude, de sable chaud, d'air chaud, ont pu êtr préconisées.

Le mécanisme de cette action peut-être celui-ci : ou bien la congestion intense déterminée en un point par la révulsion, appelle le sang d'une région voisine congestionnée, ou bien la révulsion se fait directement au profit de la région malade où le sang apporte en plus grande quantité des éléments de nutrition, des moyens de défense. C'est ainsi qu'on a été amené à régler l'emploi de la révulsion pour des cas qui semblent tout à fait différents les uns des autres.

Les *ventouses* nous intéressent peu au point de vue chirurgical ; rappelons seulement qu'elles sont basées sur la raréfaction de l'air déterminée par la chaleur dans un petit globe de verre, qui aspirera ainsi la peau et fera venir au-dessous d'elle une quantité notable de sang. La ventouse de Junod ou de Bier employée dans les inflammations, n'est qu'une application de ce principe.

La *compression circulaire* faite au-dessus d'un point malade, déterminera la stagnation du sang en ce point ; c'est le principe de la « *méthode de Bier* ».

Enfin l'emploi des cautères chimiques c'est-à-dire de l'action directe du feu sur la peau ou sur les tissus, constitue un moyen des plus énergiques de révulsion ; mais il s'agit là, à proprement parler, de cautérisation.

Air chaud. — Depuis quelques années on a reconnu à l'air chaud, au contact de la peau ou de certaines plaies, une valeur thérapeutique de premier ordre. Dans les arthrites par exemple, l'air chaud fait une révulsion très efficace. Dans les vieilles plaies, les brûlures, les escarres à une température de soixante à quatre-vingt-dix degrés, il active la cicatrisation.

On l'emploie soit à l'aide de boîtes chauffées en dessous et qui enferment le membre ; soit à l'aide d'appareils « pistolets » où un courant électrique fait à la fois le chauffage et la projection de l'air. Certains de ces appareils permettent d'obtenir une température de plusieurs centaines de degrés et deviennent alors des agents de cautérisation.

Héliothérapie. — Signalons encore comme moyen de révulsion les rayons solaires qui, en dehors de l'action sur les plaies tuberculeuses, ont eu une très heureuse influence sur les plaies de guerre atones et cicatrisant mal.

Cautérisation. — La cautérisation se faisait autrefois à l'aide de tiges métalliques qu'on portait au rouge, en les plaçant sur un foyer ardent et qu'on appliquait sur la peau et dans l'épaisseur des tissus.

Cette méthode a été remplacée actuellement par l'emploi d'appareils spéciaux, le thermo, le galvanocautère.

Le principe du *thermo-cautère* est celui-ci : Le platine chauffé, et mis en présence de vapeurs inflammables, est porté au rouge. Dans le thermo cautère on emploie, pour cela, un dispositif qui est le suivant :

1° Le couteau du thermo-cautère est constitué par une tige métallique creuse et dont il existe plusieurs formes et plusieurs dimensions ;

2° L'appareil producteur des vapeurs inflammables est représenté par un récipient en verre contenant de l'essence minérale. Un bouchon en caoutchouc le ferme, qui, par deux tubulures, communique d'une part avec une soufflerie, de l'autre avec un tube de caoutchouc s'adaptant à la partie inférieure du couteau du thermo-cautère.

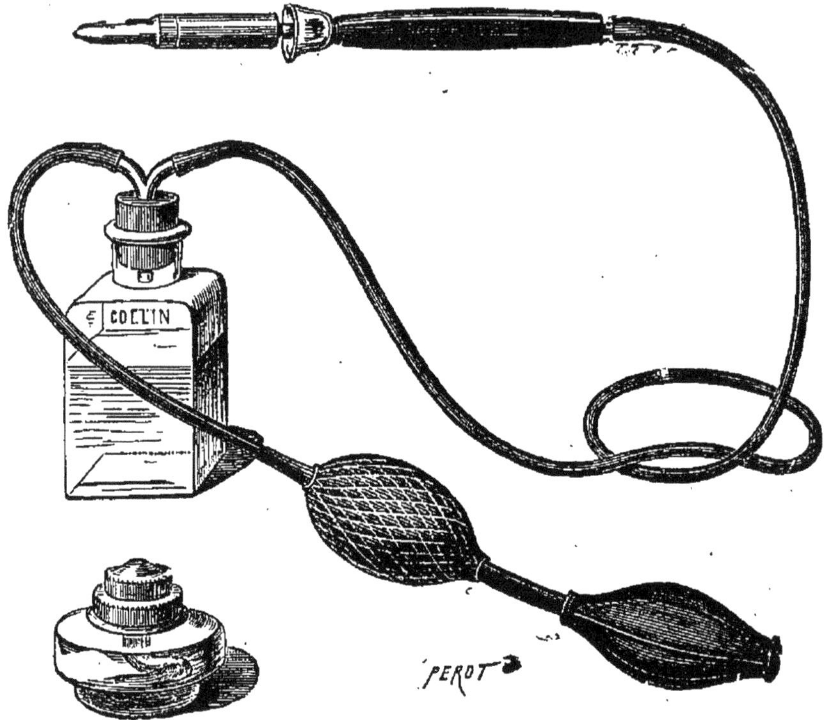

Fig. 111. — Thermocautère (d'après CHAVASSE).

Ainsi, lorsque l'appareil est monté, il comprend : la double poire en caoutchouc et le tube de la soufflerie, le flacon à essence, le tube de caoutchouc qui fait communiquer ce flacon avec le couteau, enfin le couteau.

Manœuvre du thermo-cautère. — Pour employer le thermo-cautère, il faut commencer par le monter ainsi que nous venons de le dire ; il faut veiller avec le plus grand soin à ce que le flacon réservé à l'essence en contienne suffisamment (sans quoi il n'y aurait pas assez de vapeurs) et n'en contienne pas trop (car dans ce cas l'essence coulerait dans le tuyau de caoutchouc et, projetée dans la cavité du couteau, empêcherait l'appareil de fonctionner).

Il faut, pour remplir ces conditions, que le flacon soit rempli aux $^2/_3$ de sa hauteur environ.

Lorsque l'appareil est monté, on porte l'extrémité en platine du couteau sur la flamme de la lampe à alcool, et c'est la partie supérieure de cette flamme, qui, seule, peut chauffer suffisamment le platine.

Lorsque le platine est rouge, et *seulement à ce moment-là*, on fait marcher la soufflerie : le platine reste incandescent et il suffit de presser de temps en temps sur la poire en caoutchouc pour maintenir cette incandescence.

Lorsque l'emploi du thermo-cautère est terminé, la première précaution à prendre est d'activer quelque temps la soufflerie pour détruire tous les corps étrangers qui ont pu s'attacher au couteau. Puis on séparera le manche de son tube en caoutchouc afin que des vapeurs d'essence ne viennent pas encrasser le platine pendant qu'il refroidit ; enfin on séparera les différentes pièces de l'appareil.

La manœuvre du galvano-cautère nécessite une installation électrique spéciale, son principe est le même. Un courant établit l'incandescence du couteau.

A l'aide des cautères, on fait soit des cautérisations

superficielles (pointes de feu, raies de feu) soit des cautérisations profondes.

Dans les deux cas, il ne faut pas oublier qu'une cautérisation détermine une plaie, et qu'il faudra la traiter comme telle, en la recouvrant toujours au moins d'une gaze aseptique avec ou sans interposition de talc stérilisé et quelquefois même d'un véritable pansement.

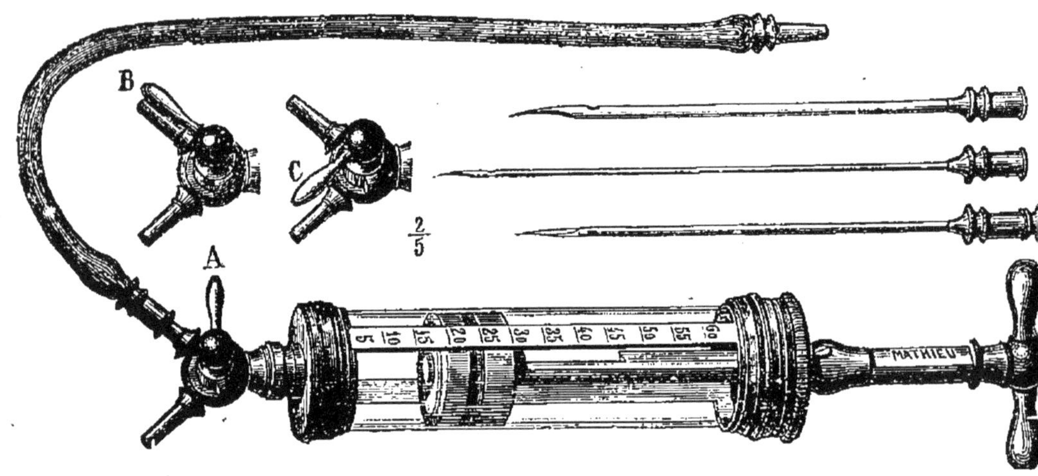

Fig. 112. — Appareil de Dieulafoy (d'après Chavasse).

Ponction. — La ponction consiste à faire pénétrer un instrument piquant à travers la peau ou la paroi d'un organe, soit dans une cavité naturelle du corps, soit dans une cavité de nouvelle formation (abcès) pour reconnaître la nature de son contenu (ponction exploratrice) ou pour en faire l'évacuation (ponction évacuatrice).

La ponction exploratrice se fait avec une seringue

à injections hypodermiques, avec un trocart, avec un bistouri, avec une sonde cannelée, etc.

Ordinairement quand on fait une ponction exploratrice, on cherche seulement à acquérir la certitude que la cavité contient du liquide. On se contente d'en retirer quelques gouttes ou quelques grammes à l'aide d'une seringue.

On prendra pour cette ponction les mêmes précautions que pour une injection hypodermique, c'est-à-dire qu'on stériliser a la seringue et l'aiguille et qu'on fera l'antiseptie de la région à ponctionner et des mains de l'opérateur.

Ponction évacuatrice. — Par la ponction évacuatrice, on cherche à vider totalement ou partiellement la cavité qui contient du liquide ; pour cela, on se sert en général de ce qu'on appelle *trocart.*

Un *trocart* se compose : 1° D'une tige métallique pleine, terminée à une de ses extrémités par une pointe effilée ; à l'autre, par une partie renflée ou par un véritable manche.

2° D'une canule également métallique dans lequel la tige pleine pénètre à frottement et qui a, à peu près, la même longueur, la pointe seule dépassant l'extrémité de la canule. L'autre extrémité de cette canule est élargie de façon à recevoir, si besoin est, l'ajutage métallique d'un tube en caoutchouc ou d'une seringue aspiratrice.

Manœuvre du trocart. — Pour se servir d'un trocart, il faut, bien entendu, qu'il soit stérilisé. La peau du malade, les mains de l'opérateur ayant été soigneusement lavées, on enfonce le trocart engainé dans sa canule en bonne place ; puis la tige métallique est retirée, la canule reste seule et le liquide s'écoule à l'extérieur, en passant par son canal. Lorsque l'évacuation est terminée, la canule est retirée, la plaie est soigneusement lavée (avec une solution antiseptique) et recouverte soit d'un peu d'ouate collodionnée, soit, ce qui vaut mieux, d'un véritable pansement antiseptique.

Dans certains cas, l'évacuation se fait difficilement, et pour la rendre plus facile ou plus complète, on y joint ce qu'on appelle l'*aspiration*.

L'*aspiration* consiste à aller, à l'aide d'un appareil spécial, pomper, pour ainsi dire, le liquide dans la cavité qui le renferme.

Appareils d'aspiration. — On se sert, pour faire l'aspiration, d'une simple seringue (seringue de Luer, seringue de Calot), mais on emploie aussi des appareils plus compliqués (appareil de Dieulafoy, appareil de Potain).

Nous décrirons simplement ce dernier. Le principe de cet appareil est le suivant : faire le vide dans un récipient en communication avec la cavité qu'il faut vider par suite de ce vide, le liquide sera aspiré dans le récipient en question.

L'appareil se compose :

1° D'un corps de pompe contenant un piston ordinaire et, présentant à son extrémité inférieure deux robinets : un robinet latéral par où se fait l'aspiration, un robinet terminal qui prolonge le corps de pompe et par où l'air, chassé par le piston, s'échappe au dehors.

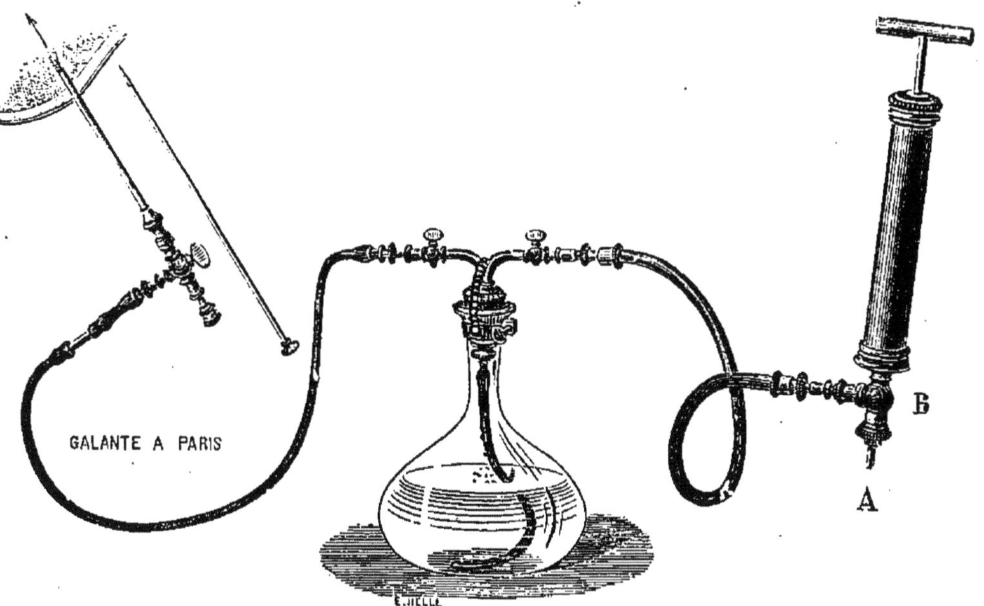

Fig. 113. — Appareil de Potain (d'après CHAVASSE).

2° Une bouteille ou un récipient solide où il est facile de faire le vide.

3° Un bouchon en caoutchouc pour fermer ce récipient, bouchon dit à deux tubulures. Il est traversé par deux tubes métalliques, établissant une communication entre la cavité du récipient et l'extérieur, et présentant : une partie verticale qui plongera dans la bouteille, une partie horizontale qui recevra les deux tubes de caoutchouc dont nous allons parler. Sur cette portion horizontale, un robinet qui permet de fermer le tube.

4° Enfin, s'adaptant à ces tubes métalliques, deux tubes en caoutchouc qui se fixent : d'une part, l'un sur le trocart, l'autre sur le robinet latéral du corps de pompe.

L'appareil complet est constitué, ainsi que le montre la figure 113.

Pour le mettre en action, on doit :

1° Faire le vide. Pour cela on ferme le robinet n° 2, oblitérant la communication entre le récipient et la canule du trocart. On ouvre, au contraire, le robinet n° 1, établissant ainsi la communication entre le récipient et le corps de pompe. En faisant manœuvrer plusieurs fois le piston, on aspire l'air contenu dans le récipient, et on obtient le vide.

2° Pour faire l'évacuation, on ferme le robinet n° 1, on ouvre le robinet n° 2 : le liquide est aspiré dans le récipient.

Il suffit de changer celui-ci lorsqu'il est plein. Il est, bien entendu, nécessaire de faire le vide chaque fois qu'on le vide ou qu'on le change.

Injection de liquides. — Quelquefois, après la ponction, il est nécessaire d'injecter dans la cavité des liquides qui modifient les parois de celle-ci.

On se sert encore quelquefois d'une seule seringue qui d'abord aspire le liquide (sérosité ou pus) qu'on vide, et qui, ensuite, remplie du liquide médicamenteux, sert à l'injecter dans la cavité.

Actuellement, on sépare entièrement l'aspiration et l'injection.

On emploie pour celle-ci une seringue spéciale bien stérilisée et qui peut s'adapter sur le trocart. On tend de plus en plus du reste, pour éviter les ulcérations fréquentes de la peau à la suite de l'emploi de gros trocarts, à se servir de fines aiguilles et de seringues pour faire aspiration et ponction.

Les principaux liquides qu'on injecte ainsi sont :

L'*éther iodoformé*, l'*éther iodé*, la teinture d'iode pure ou dédoublée, etc.

Quel que soit le liquide, il doit toujours être injecté à faible pression, et il faut toujours prendre après l'injection les plus grandes précautions antiseptiques.

Un pansement légèrement compressif aide souvent à l'action du liquide modificateur.

A signaler aussi l'emploi de pâtes plus ou moins liquides à chaud et injectées avec une seringue spéciale (pâte bismuthée de Beck, etc.).

CHAPITRE XXVI

LE MATÉRIEL D'IMMOBILISATION ET D'EXTENSION CONTINUE

Certaines affections des articulations et des os (fractures, épanchements articulaires, arthrites chroniques) nécessitent l'immobilisation des os et des articulations dans une position favorable, soit pour amener la guérison d'une inflammation, soit pour hâter et diriger la consolidation de la fracture.

Deux méthodes sont surtout employées, celle de l'immobilisation dans des appareils rigides (et on emploie maintenant presque uniquement, les appareils plâtrés), celle des tractions constantes, sur un membre ou sur le corps : c'est l'extension continue.

APPAREILS PLATRÉS. — **Matériaux nécessaires pour faire un appareil plâtré.** — Pour faire un appareil plâtré il faut se procurer de très bon plâtre. Le meilleur est le plâtre à modeler, plâtre de Paris, qui doit être très fin, ne pas présenter de grumeaux et qu'il faudra maintenir dans un endroit sec et dans une boîte en fer blanc bien fermée afin qu'il ne s'évente pas. Il faudra avoir à sa disposition une certaine quantité d'eau non calcaire, des cuvettes et une pièce de tarlatane apprêtée qui servira à faire l'appareil.

Façon de faire un plâtre. — Pour faire un plâtre, (l'appareil de tarlatane ayant été coupé avec les dimensions qu'il doit avoir), on prépare en général une bouillie plâtrée que l'on peut faire de deux manières.

Dosage. — Ou bien (*première méthode*) on verse dans une cuvette un nombre donné de verres d'eau et de verres de plâtre dont on fait le mélange. Dans ce cas on saura que pour 3 verres d'eau par exemple, il faudra mettre 4 verres de plâtre ; que pour 5 verres d'eau il faudra mettre environ 7 verres de plâtre, ce qui du reste est assez variable suivant l'épaisseur que l'on veut donner à la bouillie plâtrée.

On pourrait presque dire qu'il faut en volume un quart de plâtre de plus que d'eau.

Effleurage. — Ou bien (*seconde méthode*) on verse dans une cuvette une quantité d'eau donnée, puis lentement on met dans cette eau des poignées de plâtre jusqu'à ce que celui-ci vienne former à la surface de l'eau un monticule qui ne s'effondre plus. On fait alors le mélange avec les mains.

C'est ce qu'on appelle la méthode de l'*effleurage*.

Quel que soit le procédé employé la bouillie plâtrée doit avoir la consistance et l'apparence de la crème, crème épaisse, si le plâtre doit être appliqué rapidement, crème légère si le temps d'application doit être long.

La bouillie étant ainsi préparée on y trempe l'armature de tarlatane, on l'imbibe bien de cette bouillie et on en fait l'application.

Façon d'appliquer le plâtre. — On peut appliquer un appareil plâtré, soit directement sur la peau, soit sur un pansement qui l'isole de la peau.

Lorsqu'on l'applique directement sur la peau, il faud a veiller à ce que l'appareil n'adhère pas lorsqu'il se consolide, et pour cela, ou bien on rasera la peau, ou bien on l'enduira d'un peu d'huile ou de vaseline.

Le mieux est d'envelopper le membre d'une bande de crépon ou de coton très modérément serrée ou encore d'employer le *tube* de coton élastique sous forme de maillot pour le corps, de manchon pour le membre.

Ceci fait, on appliquera l'appareil plâtré, en veillant à ce qu'il ne fasse pas de plis dont les saillies, en séchant, détermineraient des ulcérations ; de même il faudra éviter un contact trop direct du plâtre avec les surfaces osseuses placées immédiatement sous la peau et interposer entre elles et l'appareil une bonne couche de coton cardé.

Cette pose de l'appareil terminée avec l'aide d'assistants vigilants, on applique d'ordinaire sur l'appareil, pour le maintenir en place, une ou plusieurs bandes de toile qui sont laissées jusqu'à ce que la dessiccation du plâtre soit complète. Celle-ci demande quelquefois plusieurs heures. Lorsqu'elle est faite, on retire les bandes de toile, et on les remplace, soit par d'autres bandes bien sèches, soit par des bandes de tarlatane humides qui, en séchant, forment un complément rigide à l'appareil plâtré ordinairement ouvert en forme d'attelle ou de gouttière.

Principaux appareils plâtrés. — Nous avons décrit un type d'appareils plâtrés ; il existe un grand nombre de façons de faire les plâtres, suivant les habitudes de chaque chirurgien et aussi suivant la région où on les applique. Les principaux appareils se font de la façon suivante :

a) *Bandes ou attelles de tarlatane apprêtée.* — C'est l'appareil que nous avons partiellement décrit. On prend un certain nombre de couches de tarlatane apprêtée (nombre qui varie suivant la consistance que l'on veut donner au plâtre) entre six et quinze feuilles de tarlatane. On forme de ces feuilles, soit de longues bandelettes (bretelles, étriers), soit des gouttières qui enveloppent presque complètement un membre. Après les avoir imbibées de plâtre, on exprime entre les deux mains la bouillie qui est en excès et on applique l'appareil.

b) *Bandes roulées.* — Dans certains cas et, en particulier, pour faire les corsets plâtrés, on se sert de bandes de tarlatane humides qu'on imprègne, à mesure qu'on les roule avec les mains, d'une bouillie plâtrée préparée préalablement dans une cuvette. Ainsi, entre chaque tour de bande se trouve une couche de plâtre.

c) *Bandes plâtrées*. — Dans ce dernier cas, on prépare d'avance des bandes de tarlatane sèche en les saupoudrant, lorsqu'on les roule, d'une certaine quantité de plâtre sec.

Au moment de s'en servir, on les trempe pendant quelques instants dans un récipient rempli d'eau. Pour que ces bandes soient bonnes et s'imbibent bien, il faut quelles soient très modérément serrées lorsqu'on les prépare.

De plus, il faut qu'elles ne soient ni trop longues (5 mètres en moyenne) ni trop étroites sous peine de former cordes.

On établit, avec ces bandes plâtrées, des appareils qu'on roule circulairement autour du membre. On peut les laisser tels, ou bien on les ouvre, en y pratiquant des fenêtres, ou encore (ainsi que nous l'avions indiqué *avant la guerre*, pour permettre l'héliothérapie) on réunit deux manchons, ou deux bracelets de plâtre par des tiges, ayant ainsi un appareil ouvert à tiges ou à *anses*.

Nous verrons le parti qu'on a tiré de ces appareils dans la chirurgie de guerre.

Il ne suffit pas de mettre un appareil plâtré, il faut aussi le finir et le surveiller. — *Finir* un appareil, c'est d'abord lui donner une apparence de propreté et d'élégance qui a son importance.

Ou bien, on peut enfermer le plâtre complètement dans le tissu de coton élastique qui forme le maillot ou le manchon autour du membre et masquer ainsi le plâtre, où bien on peut en le lissant et le frottant doucement avec un linge mouillé alors qu'il sèche, lui donner l'aspect brillant et net d'un moulage.

On complète cette action en comblant les creux et en arrondissant les arêtes avec un peu de bouillie plâtrée appliquée avant la dessiccation.

Finir un plâtre c'est aussi « ébarber » ses bords, les arrondir de façon à éviter la pression de leur arêtes tranchantes avec la peau, c'est pratiquer où il le faut, les ouvertures, les fenêtres.

Une fois l'appareil fait et presque sec, on demande au chirurgien d'indiquer, à l'aide d'un crayon, les « recoupes nécessaires » et on les opère non pas avec la cisaille à plâtre qui arrache tout appareil qui n'a pas la dureté définitive mais avec un couteau coupant bien. Le mieux est d'employer la petite serpette à pointe rabattue, avec laquelle, sans crainte de léser la peau sous-jacente, on peut couper hardiment toute l'épaisseur du plâtre. Pour faire cette coupe nette et rapide, il ne faut pas enlever couche par couche les épaisseurs superposées de tarlatane plâtrée, mais faire en un point une longue encoche, saisir à pleins doigts de la main gauche l'un de ses bords, et, du tranchant chant de la serpette, pendant que la main gauche tire énergiquement, sectionner suivant la ligne indiquée toute l'épaisseur de l'appareil.

L'infirmière apprendra à bien faire cette recoupe et à choisir pour cela le moment favorable où le plâtre est assez pris et où il n'a pas encore la dureté définitive.

Il faut ensuite surveiller le plâtre, s'inquiéter de savoir s'il est gênant ou s'il détermine des douleurs en un point.

Si les douleurs persistent, on glissera une couche de coton cardé (une *couche* bien étalée, et non pas un *tampon* formant bosse) ; au besoin on ouvrira une petite fenêtre (talon, par exemple).

Enfin on saura qu'un appareil n'est bien supporté que s'il reste propre. On le protègera donc contre l'urine, les matières, le pus, le sang, et on pratiquera autant que possible le nettoyage de la peau au-dessous du plâtre, le long de ses bords. Avec un peu d'eau alcoolisée, un séchage complet de la peau et l'application fréquente de talc, on évite bien des escarres.

Si malgré toutes ces précautions, des escarres se produisent, on dégagera largement la peau tout autour en coupant le plâtre, on évitera la pression du corps en ce point, on appliquera des poudres antiseptiques telles que la poudre de Lucas Championnière.

Enfin on fera des applications d'air chaud qui ont la meilleure influence sur la cicatrisation.

Extension continue. — Le principe de l'extension continue est, nous l'avons dit, la traction opérée sur le corps tout entier ou sur un membre à l'aide de poids. C'est pour rendre efficace l'action de ses poids

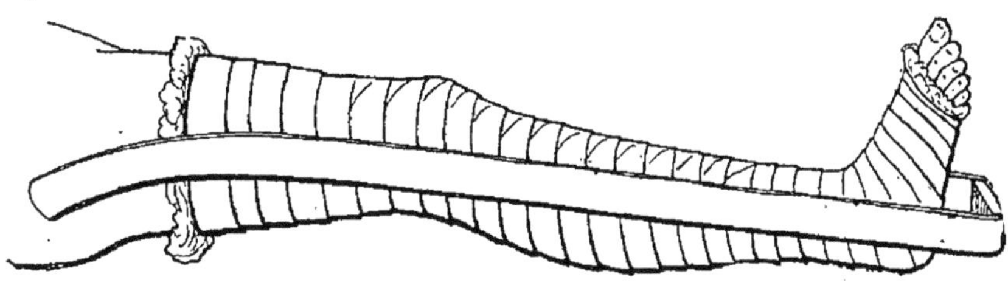

Fig. 114. — Extension continue (1er temps).

qu'on établit un système de traction dont nous pouvons prendre comme type l'appareil à extension continue mis chez les enfants au cours d'une coxalgie.

Pour faire cet appareil, on commence par rouler, depuis l'extrémité des orteils jusqu'à la racine de la cuisse une épaisse couche d'ouate ordinaire. Cette couche d'ouate doit être renforcée au niveau des chevilles et au niveau des talons, où la pression de l'appareil se fait particulièrement sentir.

On roule autour de cette couche d'ouate une bande de tarlatane humide, ou de coton également sur toute la longueur du membre. Cette bande doit exercer une bonne compression pour ne pas glisser.

On prend alors une bandelette de diachylon ayant environ deux fois et demie la longueur du membre et deux à trois doigts de large et on l'applique, sa face adhérente tournée du côté du membre, de telle façon que son milieu vienne former une anse sous la plante du pied, anse éloignée de la plante du pied de quelques centimètres. Les deux extrémités de la bande qui, à la racine de la cuisse, la dépassent, l'une en dehors, l'autre en dedans, sont soigneusement relevées. Une seconde bande de tarlatane vient alors maintenir en place la bandelette de diachylon, placée bien symétriquement sur les côtés du membre, en dehors et en dedans. Ceci fait, les extrémités de cette bandelette sont recourbées le long de la cuisse et de nouveau appliquées par une bande de tarlatane, de sorte que tout glissement de la bande de diachylon devient impossible. L'appareil étant ainsi préparé, on passe dans l'anse qui occupe la région plantaire, une petite planchette de bois qui empêche la pression trop directe du diachylon sur les bords du pied, et c'est à un crochet que porte cette planchette qu'on fixera les poids qui doivent établir l'extension. Ces poids peuvent être constitués par des sacs de sable ou de grains de plomb ; il faut les mettre progressivement ; ils sont essentiellement variables suivant l'âge et la force de l'enfant. L'appareil est complété par une poulie fixée au pied du lit permettant à la corde qui supporte ces poids de se réfléchir, sans perdre aucunement de sa force de traction.

Ici encore, nous avons modifié l'appareil à extension afin de l'adapter aux conditions de la chirurgie de guerre (voir fractures).

Surveillance de l'appareil. — Pour qu'un appareil

à extension continue soit bien fait, il faut tout d'abord qu'il exerce sa traction exactement suivant l'axe du membre ; cela dépend de la bonne ou de la mauvaise position donnée à la bandelette de diachylon.

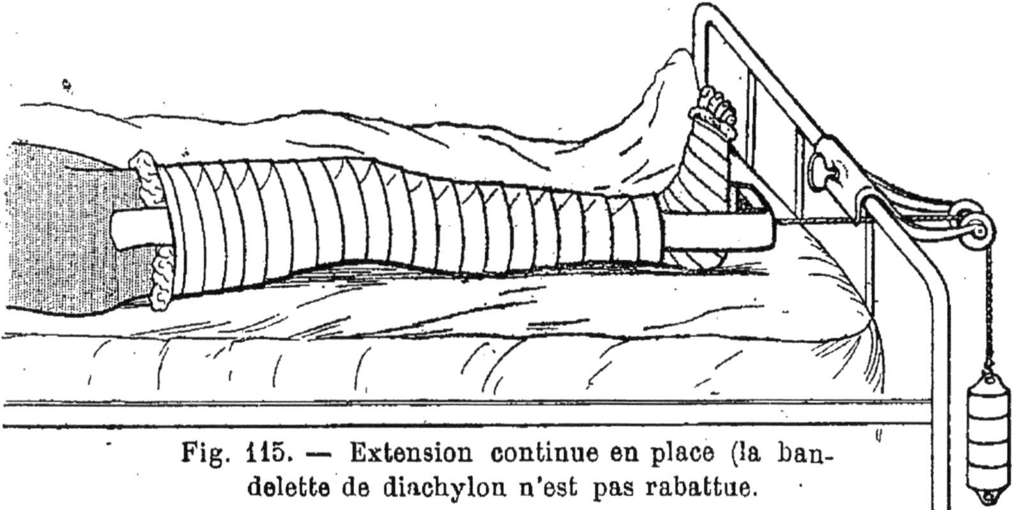

Fig. 115. — Extension continue en place (la bandelette de diachylon n'est pas rabattue.

Il faut aussi que le pied soit absolument libre au-dessus de l'anse de traction, qu'il ne soit ni comprimé ni dévié ; il faut enfin, pour que la traction soit bonne, que le corps ne soit pas entraîné par l'appareil et qu'il soit dans une position exactement horizontale.

De ces deux conditions, la première est remplie par le port d'un petit corselet thoracique qu'on fixe à l'aide de bandes à la partie supérieure du lit ; la seconde par l'interposition, sous le matelas de ce lit, d'une planche rigide qui empêche le poids du corps de creuser une dépression au niveau du bassin, et d'entraîner par là la flexion du corps qui annihilerait tout l'effet.

CHAPITRE XXVII

TRAITEMENT DES FRACTURES

Définition. — On appelle fracture la solution de continuité qui se produit dans l'étendue d'un os.

Classification. — Une fracture peut être *simple* quand il y a seulement lésion de l'os, *compliquée* quand la peau ayant été atteinte, il y a communication entre le foyer de fracture et l'air extérieur. La fracture peut être *complète* si toute l'épaisseur de l'os avec son périoste est sectionnée, *incomplète* si le périoste maintient encore les fragments. Enfin il y a de nombreux degrés suivant l'importance du traumatisme. La *fêlure* ou la *fissure*, la *fracture sans déplacement* dans laquelle les fragments restent en place, la *fracture avec déplacement* où ces fragments, soit sous l'influence du choc, soit par suite de la contracture des muscles voisins perdent le contact, s'éloignent ou chevauchent en déterminant un raccourcissement plus ou moins marqué du membre.

Dans la *fracture simple*, l'os, à l'abri des microbes commence rapidement son travail de réparation sous l'influence du périoste comme nous l'avons dit [1]. Dans la *fracture* compliquée, il y a infection microbienne, inflammation, suppuration, la consolidation est plus lente et plus difficile.

Traitement dans la pratique du temps de paix. — Les fractures sont presque toujours simples et l'unique préoccupation du chirurgien est de mettre en bonne position les fragments de l'os ou des os fracturés et de leur permettre par l'immobilisation immédiate une consolidation rapide avec retour complet (sans impotence ou boiterie), du fonctionnement du membre.

Pour cela, on fait immédiatement, dans les jours qui suivent la fracture, dès que le gonflement dû à l'épanchement de sang a disparu, l'*immobilisation* du membre dans un appareil qui est presque toujours maintenant un appareil plâtré. Ce sera un appareil en gouttière, avec anses, en attelles, rarement un appareil fermé enveloppant tout le membre.

Dans certains cas, on emploie l'appareil silicaté (bandes trempées dans le silicate de potasse).

Dans d'autres, on se sert uniquement d'appareils à extension continue, mais on peut dire qu'actuellement toutes les fois que le plâtre peut être choisi, on le prend.

(1) Ch. I, *Anatomie*.

Dans la pratique de guerre, la situation est tout autre. En dehors de quelques fractures accidentelles, toutes les fractures dues à des projectiles sont des fractures compliquées. De plus la pénétration jusqu'au niveau de l'os, d'un projectile qui entraîne avec lui des débris de vêtements, de la terre, etc., est, comme nous l'avons dit, la presque certitude d'une grave infection par le streptocoque et les microbes anaérobies.

Le chirurgien aura donc une double préoccupation : lutter contre l'infection, immobiliser la fracture : ces deux termes se contredisent trop souvent.

Lutter contre l'infection. — Pour lutter contre l'infection, il sera dans l'obligation d'inciser largement les parties molles, d'aller à la recherche des projectiles, des débris, des « esquilles » osseuses infectées, véritables corps étrangers ; il lui faudra, chaque jour surveiller le membre dans la crainte d'une gangrène, d'une hémorrhagie ; il devra faire des pansements fréquents, des irrigations.

Tout cela va mal avec une immobilisation qui, d'autre part, sera gênée ou retardée par le gonflement, l'œdème du membre. Il nous a donc fallu transformer complètement notre action.

Immobilisation. — L'immobilisation d'une fracture de guerre sera du reste différente aux différentes étapes que parcourt le blessé. Ce sera successivement une immobilisation de fortune pour le premier transport, une immobilisation incomplète lors des premiers soins, une immobilisation définitive lorsque l'état de la blessure le permettra à l'hôpital.

a) *Immobilisation de fortune.* — Il s'agit avant tout de donner un *tuteur* au membre, de lui fournir une *attelle.* Tout objet suffisamment rigide, ayant la longueur et la rectitude voulues, pourra faire cette attelle : (étui de baïonnette, bâton, fusil, etc.), à la double condition d'être matelassé d'ouate ou d'étoffe avant d'être appliqué le long du membre et d'être fixé à celui-ci par des bandes ou de nombreuses bretelles sur toute sa longueur. Parmi les attelles improvisées, signalons les morceaux de store en bois qui enveloppent facilement et utilement un membre et qu'on peut tailler à volonté.

b) *Immobilisation première à l'ambulance ou à l'hôpital.* — Nous ne nous arrêtons pas aux différentes gouttières proposées et employées qui toutes ont des inconvénients et des avantages.

Les *gouttières en aluminium* plus légères, plus souples, qu'on peut retailler à souhait sont préférables mais on les modifie chaque jour ce qui ne prouve pas leur perfection. Le *store* trouve encore ici son emploi, mais il a le grand inconvénient de ne permettre qu'une immobilisation en rectitude, alors que bien souvent il est nécessaire, pour le membre supérieur notamment, de fléchir le membre pour l'immobiliser.

Le chirurgien d'hôpital ne peut malheureusement songer à faire cette immobilisation tant qu'il est dans

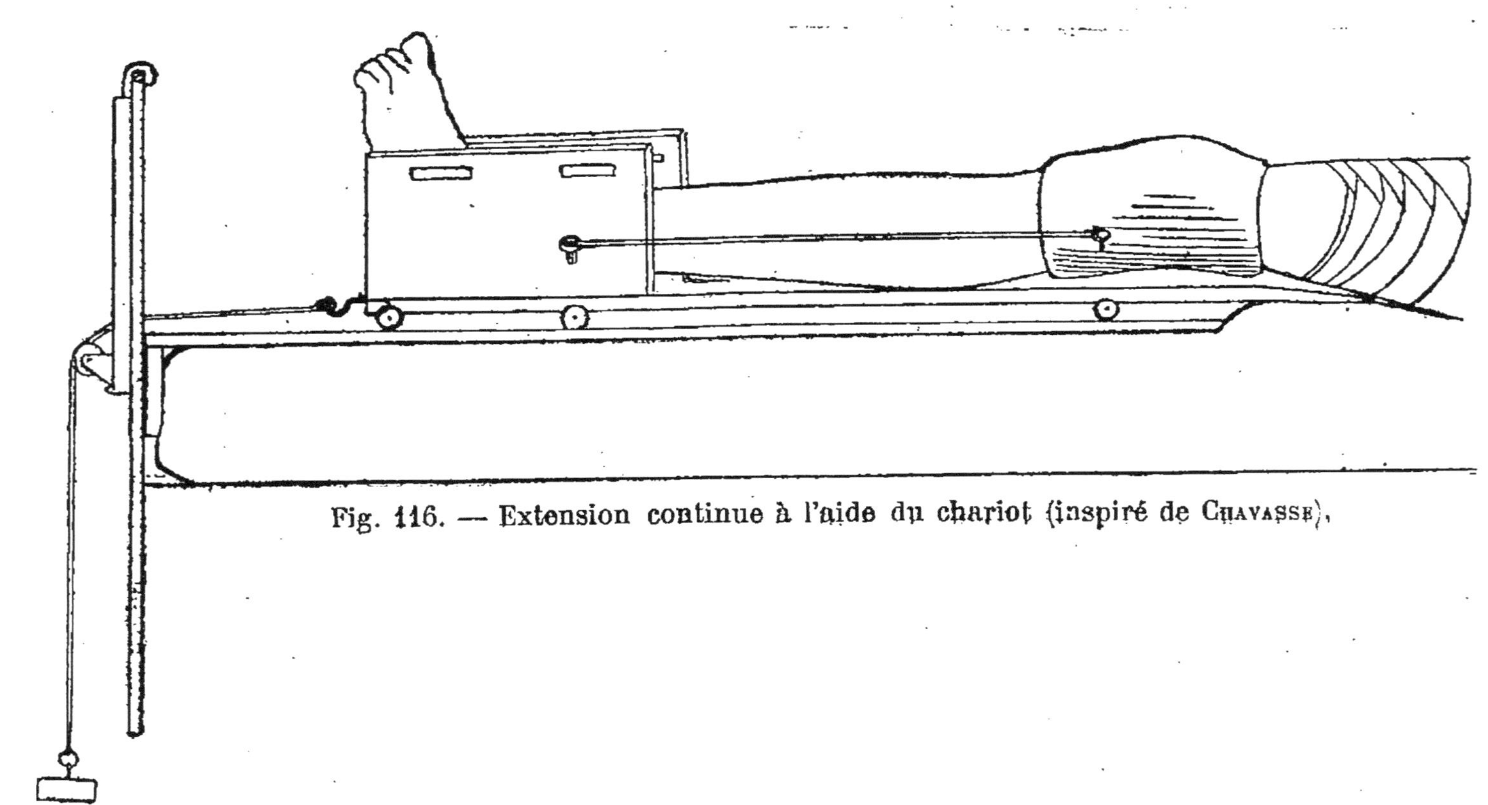

Fig. 116. — Extension continue à l'aide du chariot (inspiré de CHAVASSE).

l'obligation de surveiller *la vitalité de tout le membre* qui porte une grosse fracture.

Dans d'autres cas, il ne peut mettre un appareil parce que le membre est le siège d'un œdème souvent considérable dont il doit attendre la disparition.

L'emploi de certaines méthodes de traitement qui suppriment ces œdèmes (liquide Dakin, chlorate de magnésie, etc.), permettra une immobilisation plus rapide.

Enfin, il arrive que la multiplicité des plaies, ou des plaies trop considérables interdisent l'application d'un appareil définitif. Il faut cependant que le membre soit immobilisé afin d'éviter autant que possible le raccourcissement, de favoriser le travail de réparation osseuse et aussi d'exercer l'influence bienfaisante de l'immobilisation sur toute suppuration osseuse. C'est alors qu'on emploiera l'*extension continue*.

D'une façon générale, nous employons cette extension dans toutes les grosses fractures du membre inférieur pendant la période des grands accidents d'infection et de suppuration et nous évitons ainsi le raccourcissement.

Malheureusement l'appareil que nous avons décrit et qui est classique (appareil de Bardenheuer) ne peut s'appliquer qu'aux fractures très haut placées sur la cuisse puisqu'il prend point d'appui jusqu'à la racine du membre. C'est pourquoi nous avons généralisé l'usage de l'appareil à extension continue préconisé par M. Chavasse et qu'a perfectionné et décrit un de nos collaborateurs (1).

(1) Bab lliot, *Progrès Médical*, juillet 1905.

Cet appareil consiste en un chariot qui glisse sur une planche creusée de deux rails au moyen de roulettes.

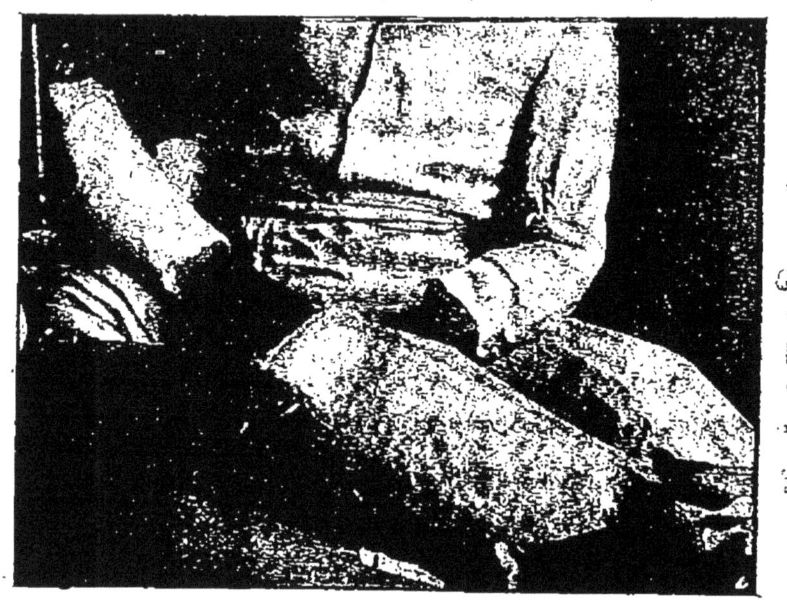

Fig. 117. — Appareil à tiges droites (1re manière).

Très longue la planche inférieure remonte jusqu'à la racine de la cuisse, son bord supérieur taillé en biseau ne forme pas arête sous le membre qui ne se déviera pas en crosse comme dans les gouttières en fil de fer. A sa partie inférieure elle se soude à angle droit avec une planchette qui la fixera entre le matelas et le lit.

C'est sur cette planche que le chariot, à peine surélevé, glissera. Il supporte le membre et, à sa partie inférieure, se termine par une véritable boîte ouverte en haut où se p'acera le pied qui sera maintenu dans la position voulue.

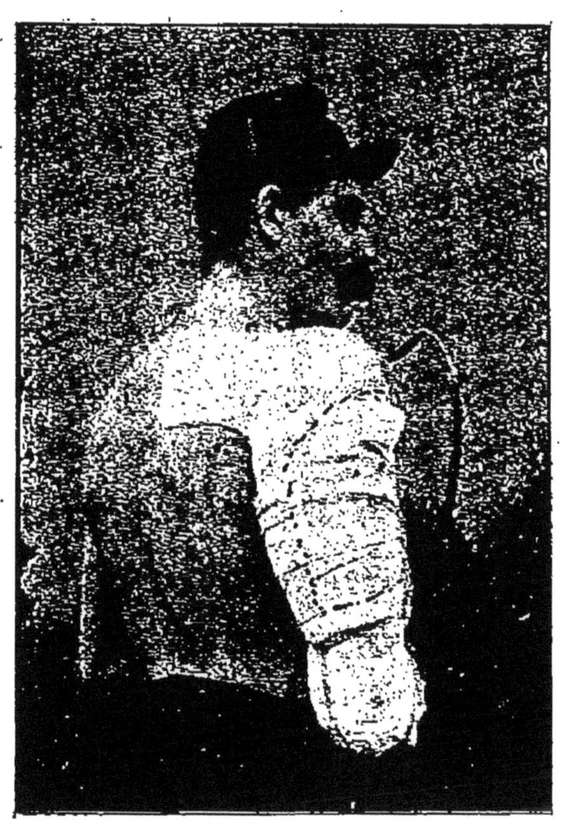

Fig. 118. — Appareils à anses (2e manière).

Un crochet placé à la partie inférieure du chariot permet de fixer la corde de traction.

Enfin, sur les côtés, deux pitons recevront les tiges métalliques où les liens qui iront, d'autre part, se fixer sur un manchon plâtré qui enveloppe le genou et par le moyen duquel sera pratiquée l'extension (1).

A

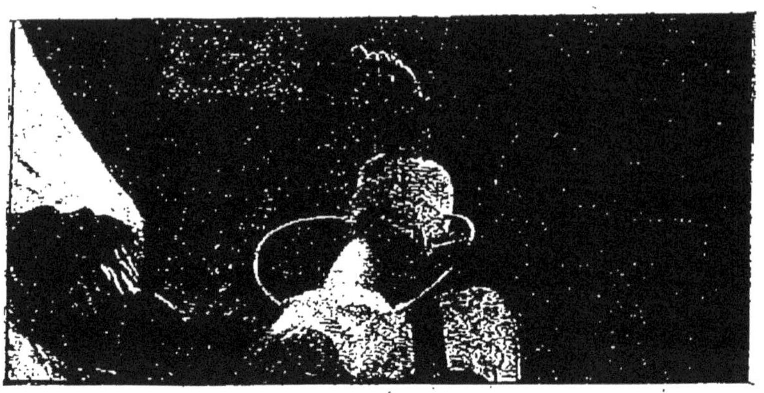

B

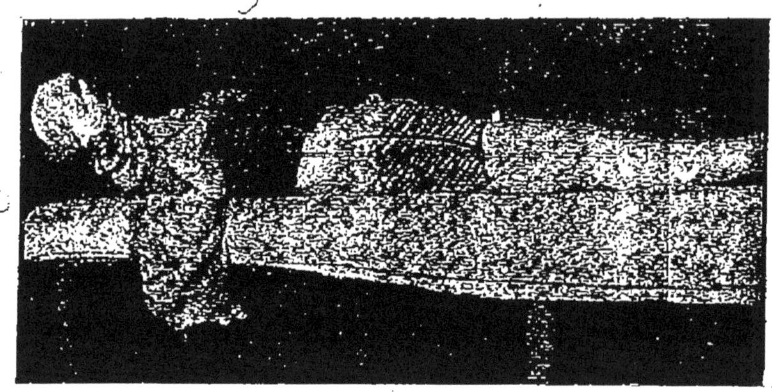

Fig 119. — Appareils à anses (2e manière).
En A, le pied est dégagé parce qu'il présente une large plaie de la région interne. Il devrait être pris complètement dans le plâtre.

(1) On peut aussi, et cela est souvent préférable, prendre toute la jambe depuis le genou et le pied dans une botte plâtrée sur laquelle est établie la traction et qui repose dans le chariot.

On aproposé aussi des apparcils à extension progressive, à ressort (P. Delbet) (1) ou à vis qui ne sont malheureusement pas toujours très bien supportés.

c) *Immobilisation définitive.* — Certains spécialistes qui, de l'arrière. jugent notre pratique par la leur qui est si différente, n'hésitent pas à conseiller *dès les premiers jours* l'emploi d'appareils plâtrés *fermés* présentant de *petites ouvertures* au niveau des plaies.

Cette technique non seulement doit être rejetée, mais, dans les hôpitaux et ambulances de l'avant, elle doit être reconnue et proclamée *très dangereuse.* C'est par son emploi qu'on voit, des membres gonflés par des fusées purulentes lorsqu'on enlève le plâtre. Trop souvent alors le chirurgien n'a qu'une ressource : réséquer ou amputer.

L'appareil utile et incapable de nuire est l'appareil largement ouvert.

Après avoir essayé, comme nous l'avons dit, les appareils à tiges métalliques, à attelles de bois, à anses plâtrées, nous avons adopté définitivement le plâtre à anses métalliques qui répond à toutes les indications.

Les anses employées (que nous représentons) en forme d'arceaux de jardins et qui sont en acier doux

(1) Les appareils du Professeur Delbet, appareils à extension progressive, sont excellents quand on sait les mettre et guérissent sans raccourcissement tout en permettant la marche dès les premiers jours dans la fracture du fémur.

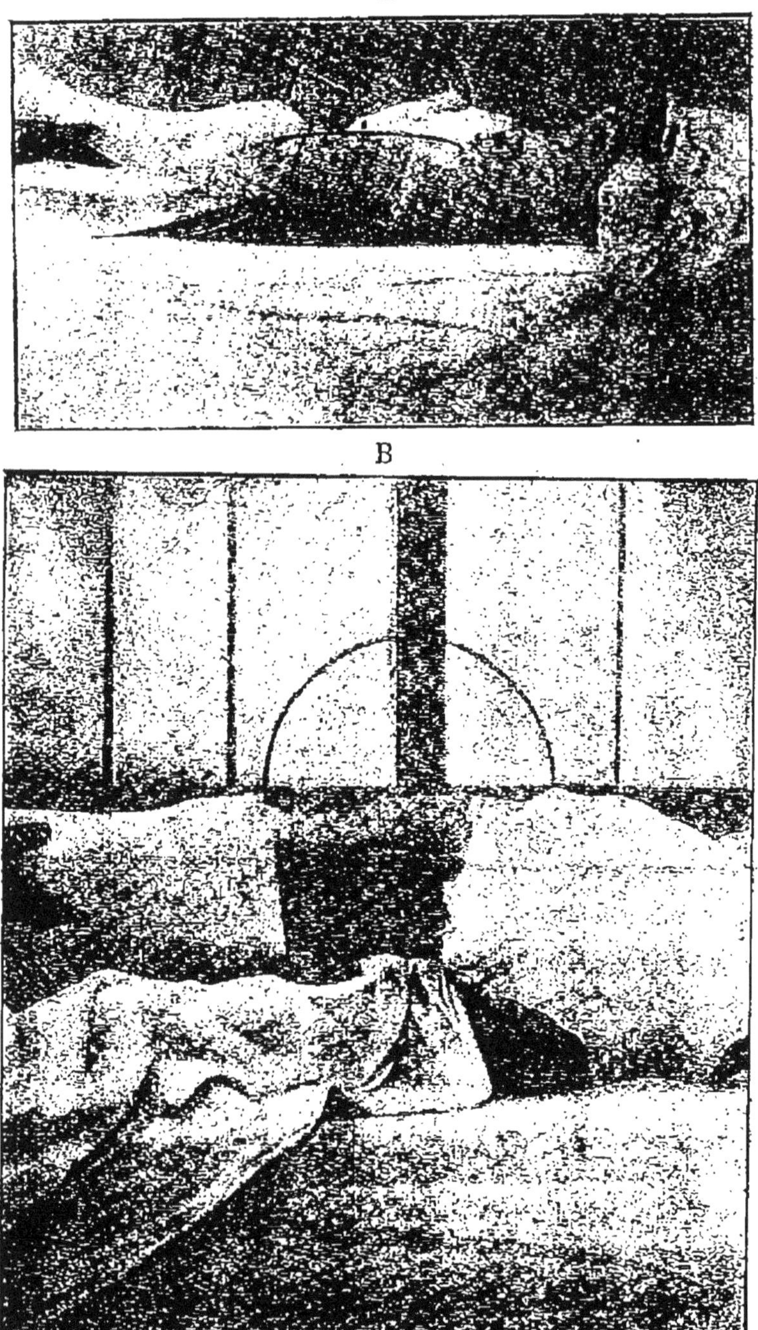

Fig. 120. — Appareils à anses (3e manière).
A. Face antérieure.— B. Face postérieure

de diamètre variable suivant la taille de l'anse, présentent, à leurs deux extrémités, une petite plaquette de zinc, entaillée en tous sens, de façon à pouvoir

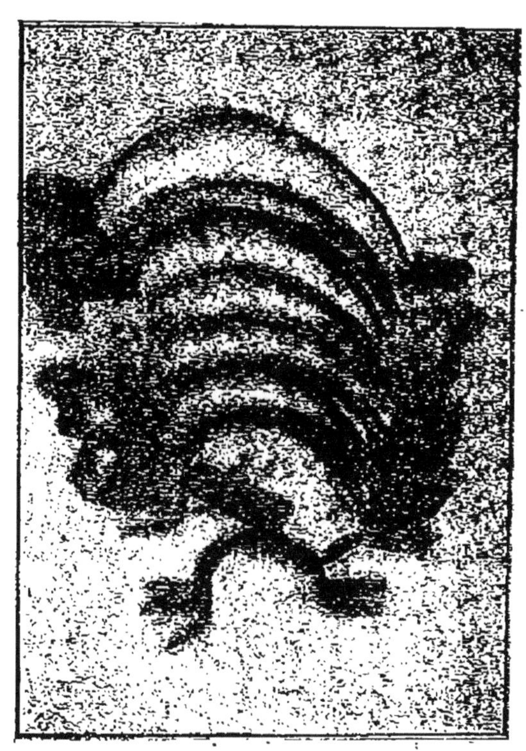

Fig. 121. — Jeu d'anses de différentes tailles préparé dans la salle des plâtres.

accepter la courbure qu'on leur demandera. Elles sont fixées dans l'intérieur d'un plâtre de la façon suivante : On enroule sur le membre atteint, au-dessus et au-dessous, en respectant très largement la région de la blessure et *en prenant toute la longueur du membre* et *sa racine* (épaule pour le bras, bassin pour la cuisse), un certain nombre de bandes plâtrées de façon à mettre six épaisseurs de tarlatane plâtrée sur toute l'étendue recouverte. On place alors sous chaque palette de l'anse ou des anses une galette d'étoupe trempée dans une bouillie plâtrée. Sur cette base, on établit les palettes en leur donnant la forme voulue pour qu'elles ne présentent ni tranchant dirigé sur le membre, ni saillies portant à faux sur l'étoupe.

Une seconde galette d'étoupe vient enrober la partie supérieure de chaque palette, en épousant la saillie de ses bords.

On fixe alors l'armature ainsi établie, à l'aide de nouvelles bandes plâtrées qui s'entrecroisent autour de la base des anses. On obtient ainsi des appareils très solides et si on a soin de prendre le membre sur toute sa longueur, en immobilisant les articulations de voisinage, on possèdera un excellent moyen d'immobilisation où le membre *ne flottera pas.*

Les pansements seront faciles et non douloureux.

Le seul inconvénient de ces plâtres à anses dans les fractures très étendues avec broiement du membre et perte d'une certaine longueur de l'os, est qu'entre les deux manchons de plâtre et malgré la solide armature antérieure et latérale, la cuisse ou la jambe tend à s'infléchir en arrière au niveau de la fracture, par suite de la pesanteur.

Nous avons remédié à cet inconvénient de la façon suivante : deux tiges métalliques droites de petit calibre sont engainées de tubes de caoutchouc sur une grande partie de leur longueur, leurs deux extrémités restant libres et aplaties en patte de canard.

Lors de l'application de l'appareil à anses, on les applique en même temps que ces anses, mais alors que celles-ci occupent les parties antérieures et latérales de l'appareil, les deux tiges caoutchoutées sont placées en arrière, laissant entre elles, un intervalle, une sorte de lit où repose la face postérieure du membre. Ainsi, celui-ci est parfaitement maintenu et le caoutchouc qui ne gène en rien l'application des pansements et supporte l'action des antiseptiques, évite en même temps les escarres que le contact du métal déterminerait certainement. Mieux que la description des appareils, la reproduction photographique des différents types, suivant le membre atteint, montrera les usages et les avantages de cette méthode.

CHAPITRE XXVIII

MASSAGE

Définition. — On appelle massage l'ensemble des moyens mécaniques employés à travers la peau pour consolider, fortifier ou assouplir les tissus.

Action. — Si, en effet, nous examinons l'action du massage sur les tissus, nous voyons qu'en faisant disparaître rapidement les épanchements de sang, les dépôts de sérosité dans le tissu cellulaire (qu'on appelle œdèmes) il permet à ces tissus de reprendre leur vie normale ; qu'à la suite d'une raideur articulaire il rend la souplesse aux articulations ; qu'après une atrophie des muscles, il arrive à les fortifier très rapidement. Nous sommes donc conduits à nous demander :

1° Quand le massage peut être employé.

2° En quoi il consiste.

Quand le massage peut-il être employé ? — Le massage peut être hygiénique, il peut être aussi thérapeutique.

a) *Massage hygiénique.* — On emploie le massage hygiénique soit chez des sujets bien portants, pour favoriser la sécrétion des glandes, pour activer la circulation, pour stimuler l'action musculaire ; on l'emploie surtout après une fatigue sportive, car dans ce cas il combat les contractions musculaires et évite la courbature ; enfin chez des sujets qui ont une fâcheuse tendance à l'obésité il favorise d'une façon très nette la résorption du tissu adipeux.

b) *Massage thérapeutique.* — On employe le massage au point de vue thérapeutique pour activer la convalescence de certaines maladies.

Les maladies internes qui durent des semaines et qui immobilisent longtemps les malades, détruisent le tissu musculaire et entraînent une perte considérable des forces.

Le massage rétablit très rapidement les fibres musculaires en leur état primitif.

Mais c'est surtout dans la convalescence des accidents et des plaies que le massage a pu être employé.

Dans les *fractures*, quand l'appareil d'immobilisation a été enlevé, le malade accuse souvent de vives souffrances, le membre est œdémateux, faible, il est le siège de raideurs articulaires et d'atrophies musculaires.

Dans les *luxations*, il y a également des raideurs et des atrophies musculaires qui réduisent les mouvements.

Dans les *inflammations des articulations* (arthrites) dans les inflammations anciennes des veines (*phlébite*) qui immobilisent longtemps un membre, il existe une impotence plus ou moins marquée.

Dans tous ces cas, le massage a donné d'excellents résultats. De là à le prendre comme traitement de début pour certaines maladies, il n'y avait qu'un pas et c'est ainsi qu'on a été amené à l'employer dans certaines fractures sans déplacement, dans les entorses ; dans certains épanchements ; dans les inflammations des muscles et des tendons (synovites) ; enfin dans les varices.

Le massage est cependant tout à fait contre indiqué dans les plaies et dans les inflammations aiguës. Il peut être également nuisible toutes les fois qu'une inflammation n'est pas parfaitement éteinte, en particulier dans les lésions osseuses et articulaires.

Technique générale du massage.

Le massage comprend trois ordres de manœuvres :

1° Le massage proprement dit ;

2° La mobilisation passive ;

3° La mobilisation active.

1° Massage. — Le massage consiste à faire, dans la

plupart des cas, à l'aide des mains, des pressions plus ou moins vives ou plus ou moins localisées, sur les groupes musculaires d'un membre, sur un muscle déterminé, ou encore sur les ligaments d'une articulation, ou bien enfin sur un organe, pour en rétablir le fonctionnement.

Le massage le plus important, celui qui nous occupera, c'est le massage musculaire. Pour le faire, il faut, avant tout, que les muscles soient relachés.

S'il n'y a pas de relâchement musculaire, il est, en effet, impossible de déterminer des mouvements des muscles et il est aussi impossible d'agir sur la circulation du sang, la masse rigide des muscles contractés s'opposant aux pressions profondes.

Le relachement musculaire étant obtenu, l'opérateur doit se placer à son aise le plus près possible du malade ; il doit, s'il le peut, être assis, afin de ne pas éprouver de fatigue, afin d'avoir un point d'appui solide et de ne pas accomplir de faux mouvements pendant les manœuvres de massage.

Pour favoriser le glissement des mains sur la peau et afin de ne pas irriter celle-ci, on emploie un certain nombre de substances.

Les principales sont :

La vaseline stérilisée, l'huile stérilisée, la poudre de talc, mais à la rigueur on peut se contenter d'un corps gras quelconque ou même d'eau savonneuse.

Pour faire le massage, il faut toujours commencer doucement, suivre le cours du sang veineux c'est à-dire pour les membres, aller de l'extrémité vers la racine et toujours dépasser les limites du mal. Pour mieux préciser, il faut toujours, étant donné un muscle ou un groupe musculaire, ne pas se contenter de masser une partie, mais masser toute l'étendue du muscle ou du groupe musculaire. Dans une lésion d'une articulation, on massera au-dessus et au-dessous de l'articulation et non l'articulation même.

Différentes manœuvres du massage. — Ces différentes manœuvres s'appellent :

L'*effleurage* qui consiste en frottements doux, faits progressivement soit avec toute la main, soit avec l'extrémité des doigts pendant cinq à dix minutes ;

Les *pressions* n'ont pas besoin d'être définies ; elles se font sur les tendons, les muscles, les ligaments.

Elles sont, soit rectilignes et se font sur une longueur assez considérable, soit circulaires et s'opèrent alors sur un espace restreint.

Ces pressions se font à l'aide d'un pouce, si la région à masser est étroite, à l'aide des deux pouces si elle est large.

Le *pétrissage* s'emploie surtout pour les muscles atrophiés. Il consiste à saisir le muscle soit entre le pouce et l'index, soit entre les deux pouces et à le faire rouler comme une pâte qu'on pétrit.

Les *percussions* se font, soit avec le poing demi fermé, soit avec le bord cubital des deux mains, soit avec le bord des doigts qui restent flasques. Cette dernière manœuvre est la *flagellation*.

2° Mobilisation passive. — La mobilisation passive consiste à déterminer des mouvements des articulations malades, lentement, sans secousse, progressivement, sans permettre au sujet de faire, à l'aide de ses muscles, un seul effort pour aider ou contrarier la manœuvre.

Cette mobilisation dans des mains maladroites ou brutales a fait souvent beaucoup de mal.

Employée avec force, elle a même pu, par la réapparition de l'infection, déterminer la mort à la suite de la rupture d'ankyloses.

Base de la mécanothérapie, méthode aveugle, elle est rejetée dans la pratique de guerre, par beaucoup de chirurgiens spécialistes en chirurgie osseuse.

3° Mobilisation active. — La mobilisation active consiste à permettre au malade l'usage de ses muscles et de ses articulations et à favoriser la contraction de ses muscles en la dirigeant de telle ou telle façon.

Les mouvements doivent se faire lentement, l'effort doit être léger et le sujet doit s'arrêter aussitôt qu'il sent la fatigue.

S'il est difficile, sans une surveillance constante, d'obtenir du blessé qu'il songe à tout instant à faire ces mouvements, il faudra veiller à ce qu'ils soient faits très fréquemment. C'est là la véritable méthode de restauration articulaire et musculaire. Lorsque les premiers mouvements auront été faits (pour le membre supérieur, par exemple) on interdira au blessé l'usage du bras sain, afin de l'habituer à se servir du membre malade.

C'est là une pratique qui donne des résultats surprenants.

Les applications du massage varient à l'infini suivant les régions, suivant que ces régions sont douloureuses ou ne le sont pas.

Les différentes pratiques du massage doivent se combiner entre elles.

Après chaque massage il faudra prescrire le repos, l'immobilisation, souvent une bonne compression ouatée.

Ajoutons enfin, qu'on peut combiner le massage avec l'action de la chaleur, soit sous la forme de bains chauds et prolongés, soit sous la forme de compresses chaudes, de sable ou de courant d'air chaud.

On se trouvera bien également de l'emploi combiné et prudent, sous la surveillance directe du médecin, de l'électricité et du massage.

Mais il sera interdit à l'infirmière de se servir sans ordres précis, de courants électriques qui pourraient avoir une influence très fâcheuse sur la vitalité des muscles et des nerfs.

CHAPITRE XXIX

INDICATIONS SPÉCIALES TIRÉES DU SIÈGE OU DE LA GRAVITÉ DE CERTAINES BLESSURES

Pour toutes les blessures, l'infirmière se reportera aux indications générales que nous avons données précédemment, mais dans certains cas, elle aura besoin de savoir d'une façon plus précise quelle sera son action. Nous allons lui donner ces indications spéciales en passant en revue les différentes régions.

Blessures de tête. — Dans *toute plaie de tête par projectile*, il faut craindre une lésion du crâne et de son contenu (méninges, cerveau). Le chirurgien presque toujours, débridera la plaie pour assurer son diagnostic.

S'il y a *plaie du crâne*, il fera la trépanation, et si le cerveau est atteint, il ouvrira largement la boîte osseuse pour enlever toutes les esquilles et draîner.

L'infirmière surveillera de très près un tel blessé dont les chances de guérison sont très réduites, surtout lorsque le projectile est resté dans la masse cérébrale.

Même si son état s'améliore, il faut savoir qu'il reste pendant longtemps à la merci du moindre choc

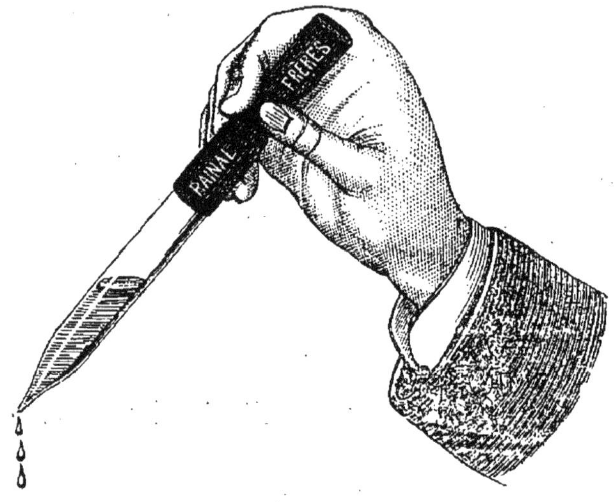

Fig. 122 — Compte-gouttes (d'après CHAVASSE).

physique ou moral et que trop souvent la méningo-encéphalite l'emporte en quelques jours. Il convient donc de lui éviter toute fatigue : la marche, la suralimentation et surtout l'excès de boissons, les conversations trop longues, la venue inopinée de sa famille peuvent avoir de fâcheuses conséquences.

Dans le cas où le cerveau n'est pas atteint, qu'il y ait ou non enfoncement du crâne, il peut exister des fissures qui, partant de la voûte, descendent jusqu'à la base du crâne. Or, les *fractures de la base du crâne* ouvrant parfois une communication entre les cavités de l'oreille ou du nez et les méninges, se terminent trop souvent par une méningite. On peut la prévoir et l'éviter en faisant une antisepsie soignée du nez et des oreilles. Dans toute lésion de la tête, l'infirmière mettra, après nettoyage, dans ces cavités, des tampons imbibés d'une huile antiseptique (huile ou glycérine phéniquée pour les oreilles, huile goménolée ou résorcinée pour le nez et le pharynx).

Elle maintiendra ces précautions pendant une huitaine de jours.

Blessures de la face. — Si *l'œil* est atteint ou menacé, il sera nécessaire de le traiter par des antiseptiques spéciaux (argyrol, etc.). L'infirmière apprendra à verser sous la paupière à l'aide du compte-goutte la solution prescrite.

Elle surveillera avec soin l'œil qui n'est pas atteint et signalera immédiatement au médecin les troubles fonctionnels ou les douleurs dont il serait le siège.

Lorsqu'il y a *fracture du maxillaire*, la bouche remplie de microbes communique largement avec le foyer. Il faut donc la désinfecter souvent.

La solution d'eau oxygénée à 3 volumes ou celle de chloral au centième qui désodorise très rapidement ces plaies fétides nous donne de bons résultats.

Il peut arriver que l'ouverture de la bouche étant impossible, le blessé soit incapable de s'alimenter seul. On le nourrira alors à l'aide de liquides introduits par une sonde qui passe par la narine et descend jusqu'au pharynx.

Dans les *plaies de l'arrière-bouche*, du larynx et du pharynx il faut craindre avec l'inflammation, l'*œdème de la glotte* qui par le gonflement du larynx obstrue les voies aériennes et peut déterminer l'asphyxie. Il faut alors préparer tout ce qui sera nécessaire à l'opération de la trachéotomie.

Plaies de poitrine. — Les plaies de poitrine qui peuvent donner des hémorragies très graves, des épanchements de sang ou de pus dans la plèvre, des inflammations du poumon peuvent souvent, surtout si elles sont dues à des balles, se traduire (malgré la perforation de la poitrine de part en part) par des symptômes très légers. Il ne faut pas en conclure que le sujet est hors de danger et qu'on peut cesser de le surveiller, le faire lever ou le faire voyager. Ce n'est qu'après trois semaines ou un mois de repos que la surveillance pourra devenir moins sévère et qu'on *évacuera le blessé de poitrine.*

Dans les *épanchements pleuraux*, on drainera souvent en reséquant une ou plusieurs côtes et en mettant dans la cavité pleurale des drains qui vont au fond de cette cavité. Trop souvent le drainage est imparfait et on est amené à faire l'aspiration continue.

Nous représentons le petit appareil très simple qui permet à l'infirmière trois ou quatre fois par jour, plus ou moins, suivant l'importance de l'écoulement, de faire le vide dans le flacon qui contient le pus par quelques pressions sur la poire de l'énéma. Cette aspiration qui réalise l'assèchement de la cavité pleurale et active la guérison, présente cet autre avantage de rendre moins fréquents les pansements et

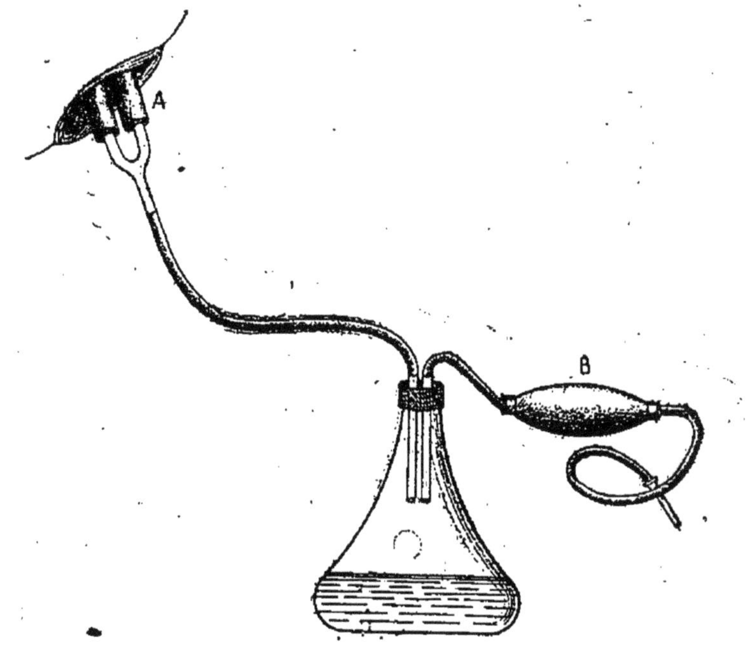

Fig 123. — Appareil d'aspiration pour les épanchements pleuraux.

d'éviter à ce pansement et au lit du blessé d'être inondés de pus.

Plaies de l'abdomen. — Dans toute plaie de l'abdomen on peut craindre une lésion du péritoine, de l'intestin, du foie, du rein, de la vessie. En général le blessé atteint ou menacé de *péritonite* sera immobilisé tout à fait à l'avant. Cependant, il conviendra chez tout homme qui présente une plaie de la région abdominale de surseoir à l'alimentation et même à l'emploi des boissons, de l'immobiliser dans son lit et, s'il présente des vomissements, une fièvre élevée ou d'autres symptômes alarmants, de faire avertir le

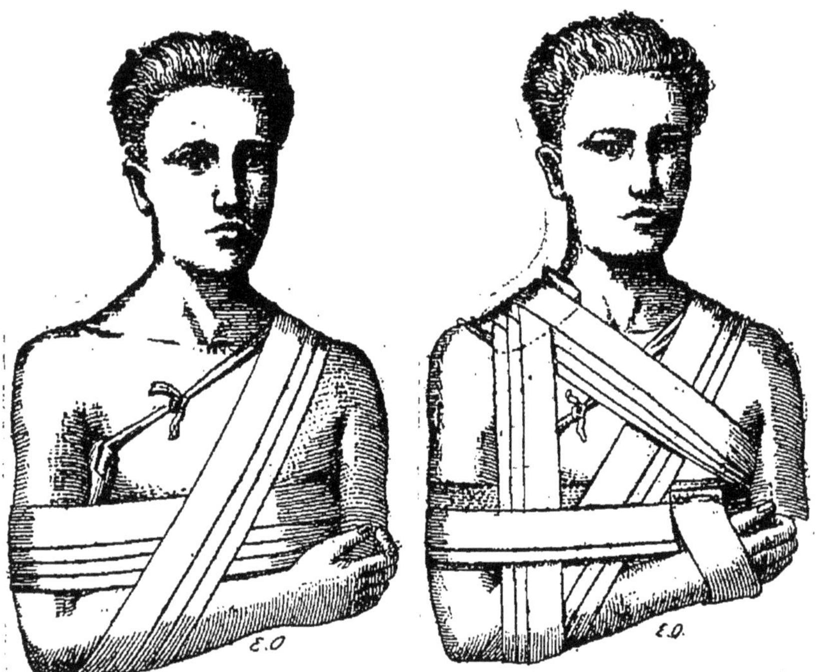

Fig. 124. — Bonne position de la main dans l'immobilisation du membre supérieur (d'après Chavasse).

chirurgien. Dans les jours qui suivent, l'infirmière pourra constater dans le pansement la présence de matières fécales (perforation de l'intestin), de bile (lésion du foie), d'urine (blessure de la vessie). Elle gardera le pansement pour le montrer au chirurgien et suivra ses indications. Enfin, elle surveillera les urines qui seront conservées dans un bocal, s'il y a plaie de la région rénale et si le liquide lui paraît très hémorragique, elle sollicitera l'avis du médecin.

Blessures des membres. — En dehors des indications tirées de la plaie, de la présence d'une fracture, il est bon de savoir qu'un membre blessé est toujours douloureux et que s'il est mal placé, le malade en souffrira bien plus cruellement. Il faudra s'ingénier à disposer des coussins, des bandes, des écharpes pour que la position du membre soit bien supportée. Dans les blessures du membre supérieur, l'avant-bras doit être en flexion sur le bras, le pouce étant *au-dessus* des autres doigts ; dans les plaies du membre inférieur, la jambe doit être en extension et continuer l'axe de la cuisse. Le pied, au contraire, sera maintenu à angle droit sur la jambe et ne sera jamais tombant.

Appeler l'attention du chirurgien sur une impotence absolue (plaie possible d'un nerf) ou de violentes douleurs irradiées (névrite).

Prescriptions générales. — L'infirmière, lorsqu'elle devra toucher un pansement sale, mettra toujours des gants en caoutchouc (gants de Chaput) préparés spécialement à cet effet. En protégeant ses mains contre les microbes, elle songera non seulement à elle qui se doit aux blessés, mais à ceux qu'elle pourrait contaminer avec des mains infectées.

L'infirmière ne prendra aucune initiative personnelle, *sauf en cas de danger immédiat.* Elle s'en rapportera uniquement aux ordres qu'elle aura reçus et, en particulier, malgré les supplications du blessé, elle ne donnera ni morphine, ni stupéfiant sans les indications du médecin.

L'infirmière fera très complètement son devoir mais elle ménagera ses forces et s'interdira de continuer son service en dehors des heures prescrites et de faire aucune veille qui ne lui sera pas ordonnée.

L'infirmière bannira toute préoccupation autre que celles de son service. Si un danger survient (incendie, bombardement), elle ne songera qu'au transport de ses blessés et restant au milieu d'eux, elle les calmera et les rassurera jusqu'à ce que tout péril ait disparu.

CHAPITRE XXX

QUELQUES INDICATIONS POUR LES CAS D'URGENCE EN ATTENDANT L'ARRIVÉE DU MÉDECIN (DANS LA PRATIQUE CIVILE)

Accidents graves. — (*Syncope. Choc traumatique*, etc.).

Faire étendre et déshabiller le malade.

Frictions sur tout le corps avec de l'alcool et un linge rude.

Faire respirer de l'éther.

Boissons alcooliques.

Emploi de briques ou boules chaudes aux extrémités.

Injections intra-musculaires d'éther. Injections d'huile camphrée.

En cas de *syncope vraie*, application du marteau de Mayor. — Respiration artificielle. — Tractions rythmées de la langue.

Alimentation d'un malade.

(*Fiévreux*).

Diète hydrique.

Cordiaux et lait si le médecin l'ordonne.

Opéré.

A) *La veille de l'opération* alimentation légère. Diète depuis minuit.

B) *Le jour de l'opération* (avec emploi de chloroforme).

Diète absolue. Petits morceaux de glace. Un peu d'eau de Vichy et de champagne vingt heures après l'opération, s'il n'y a pas de vomissements.

C) *Les jours suivants :*

Le lendemain un peu de champagne et d'eau de Vichy.

Progressivement, lait, potages.

Attendre le fonctionnement de l'intestin pour donner une alimentation sérieuse.

Asphyxie. — (*Moyens de traitements immédiats*),

Asphyxie par insuffisance d'oxygène.

Respiration artificielle.

Tractions rythmées de la langue.

Frictions chaudes sur tout le corps.

Emploi des ballons d'oxygène.

Asphyxie par engorgement du poumon par pleurésie, par maladies de cœur.

Décongestionner par l'emploi de ventouses, de cataplasmes sinapisés.

Asphyxie par oblitération incomplète ou obstruction du larynx (croup, faux croup, etc.).

Isolement.

Mettre en permanence dans la chambre, sur une lampe à alcool, de l'eau qui s'évapore, créant une chambre de vapeur.

En cas de croup, injection de 10 centimètres cubes de sérium antidiphtérique.

Asphyxie par gaz délétères ou asphyxiants.

Respiration artificielle et tractions rythmées. Injections d'atropine (sur les indications du médecin).

Révulsion thoracique.

Asphyxie des nouveau-nés.

Enlever mucosités de la bouche et de la gorge.

Titiller la luette.

Frotter tout le corps à l'alcool ou donner un bain sinapisé

Asphyxie des noyés.

Déshabiller, coucher sur le dos, un peu sur le côté droit.

Enlever avec un linge les mucosités de la gorge.

Réchauffer avec de la laine chaude, des frictions à l'alcool.

Faire la respiration artificielle et les tractions rythmées.

Faire l'expression du thorax.

Enfin injections sous-cutanées d'éther.

Asphyxie par oxyde de carbone, gaz d'éclairage, gaz asphyxiants.

Inhalations d'oxygène, de vapeurs balsamiques.

Frictions, respiration artificielle.

Préparer ce qu'il faut pour une saignée et une injection si le médecin l'ordonne.

Asphyxie des pendus (moyens généraux).

Si la respiration revient, éviter la congestion des centres nerveux.

Brûlures.

Brûlures très superficielles.

Applications d'alcool à 90 degrés.

Brûlures intéressant profondément le derme et douloureuses.

Liniment oléo-calcaire :

Puis gaze stérilisée, ouate ordinaire, bande.

Huile goménolée à 10 °/₀.

Brûlures profondes.

Emploi du phlyctol ou pyroléol.

Emploi d'une solution d'acide picrique à 5 °/₀₀ sur des compresses (avec prudence).

Brûlures anciennes ne cicatrisant pas.

Pansement au protective stérilisé. Pansement aux huiles balsamiques (pyroléol).

Air chaud.

Doses des Médicaments.

La dose d'un adulte doit être moitié moins forte pour un enfant de dix ans, quatre fois moindre pour un enfant de cinq ans, huit fois moindre pour un enfant de trois ans. Une cuillerée à café d'une solution aqueuse représente 5 grammes. Une cuillerée à soupe d'une solution aqueuse représente 15 grammes.

Empoisonnements :

1° Dans tout empoisonnement donner si cela est possible un vomitif (2 grammes d'ipéca dans de l'eau tiède pour débarrasser l'organisme du poison).

2° Combattre les effets du poison.

Acides corrosifs. Diluer le poison en faisant boire du lait, de l'eau albumineuse, de l'eau de chaux.

Tisanes émollientes ; Injections de morphine.

Aconit. Stimulants (alcool, vin, éther). Poudre de charbon.

Frictions chaudes ; Sinapismes.

Ammoniaque. Limonade citrique ou tartrique très diluée. Eau vinaigrée.

Injections de morphine.

Arsenic. Magnésie calcinée diluée dans 20 parties d'eau et donner par cuillerées à soupe (3 tous les $^1/_4$ d'heure).

Atropine. Café, stimulants, frictions.

Champignons. Café, stimulants, frictions.

Ciguë. Café, stimulants, frictions.

Cocaïne. Café à hautes doses.

Acide cyanhydrique. Poison foudroyant. Si survie

injection de un milligramme d'atropine — Respiration artificielle. Injection d'éther.

Cuivre, vert de gris. Eau albumineuse, (blancs d'œufs,) lait.

Iode. Eau amidonnée, colle de farine, magnésie calcinée.

Nitrate d'argent. Solution de sel de cuisine à volonté, vomitifs.

Sel d'oseille. 20 à 30 grammes de chlorure de magnésium dans un litre d'eau.

Permanganate de potasse. Eau légèrement acide, café, thé.

Acide phénique. Donner souvent un peu de la solution suivante :

Sulfate de soude	30 grammes
Eau	750 grammes

Lavages d'estomac avec une solution de magnésie, huile d'olive, stimulants.

Phosphore. Eau albumineuse, eau de chaux, lait.

Strychnine. Café, thé, solution de tanin à 1 °/₀. Bromure à forte dose.

Sublimé. Eau albumineuse, farine dans de l'eau.

Entorse :

Bains de pieds chauds fréquents, compression ouatée. Massage.

Epanchement dans une articulation :

Immobilisation, compression.

Erysipèle :

Isolement. — Pansements humides. Pulvérisations continuelles avec du sublimé très faible, une solution d'hypochlorite de soude.

Escarres :

Supprimer la cause de pression ou de frottement.

Application de poudre de Championnière puis pansement sec.

Air chaud. — Héliothérapie.

Fièvre :

Repos au lit. Diète. Lotions fraîches sur tout le corps. Chercher la cause de la fièvre.

Fractures et luxations :

Transport avec précautions sans mouvement du membre.

Immobilisation avec appareils improvisés (manche à balai, branche, serviettes, mouchoirs).

Si les fragments traversent la peau ne pas tenter leur réduction ; laver antiseptiquement et mettre un pansement humide.

Hémorragie artérielle (voir chapitre hémorragies) :

a) Pansement compressif avec une épaisse couche d'ouate et une bande de toile bien serrée.

b) Application du garrot ou de la bande d'Esmarch au-dessus du point qui saigne.

Hémorragie veineuse :

Compression directe. Pansement compressif. Compression au-dessous du point qui saigne.

Hémorragie capillaire :

Compression.

Hémorragie nasale :

Tampon antiseptique dans la narine. Tampon imbibé d'une solution d'antipyrine ou d'adrénaline.

Hémorragie pulmonaire :

Repos au lit. Glace sur la poitrine. Glace de temps à autre comme unique boisson.

Hémorragie du tube digestif (estomac, intestin) :

Repos au lit. Diète absolue jusqu'à l'arrivée du médecin. Glace à l'intérieur. Vessie de glace sur la région abdominale.

Inflammation. Lymphangite :

Pansement humide avec des compresses de gaze trempées dans de l'eau bouillie à 45 degrés. Renouveler ces compresses tous les 1/4 d'heure.

Cataplasmes antiseptiques très chauds.

Inflammations des articulations :

Immobilisation au lit. Surveillance des appareils (gonflement du membre si l'appareil est trop serré). S'il s'agit d'un appareil plâtré, glisser du coton sous ses bords (escarres).

Inflammation de la peau (surtout par les antiseptiques) :

Pommade avec :

Oxyde de zinc . .	10 grammes.
Vaseline, Lanoline	de chaque 45 grammes.

Glycérolé d'amidon (contre démangeaisons ou rougeurs).

Injections hypodermiques (Voir pour la technique, le chapitre correspondant).

Sérum artificiel :

Chlorure de sodium . . .	7 grammes.
Eau stérilisée . . . . ,	1.000 grammes.

Le liquide stérilisé avec le plus grand soin doit être injecté à la température de 38 à 40 degrés.

Caféine :

Par dose de 0 gr, 20. Par 24 heures, trois injections au plus.

Huile camphrée :

Jusqu'à quarante ou cinquante centimètres cubes par jour de la solution à 10 %.

Cocaïne :

Employer la solution au $^1/_{200}$.
C'est le médecin seul qui doit faire les injections.

Morphine :

Bien savoir si la solution est au $^1/_{100}$ ou au $^1/_{50}$ et suivre scrupuleusement les prescriptions, médicales.

Piqûres :

Insecte : Ammoniaque. Une goutte sur la région piquée. Ou bien en pansement humide à raison de quelques gouttes dans un verre d'eau.

Insecte suspecté d'être charbonneux :

Débrider un peu et cautériser la plaie.
Emploi de la teinture d'iode.

Objet sale (écharde, épingle, épine, clou, etc.). Bain antiseptique prolongé.
Pansement humide.
Injection antitétanique, si piqûre du pied par un clou, etc.

Phlébite :

Immobilisation absolue.

Plaie :

Plaie non infectée récente.

a) Lavage à l'eau et au savon.

b) Puis lavage au sublimé ou application de teinture d'iode.

c) Pansement sec :

Gaze stérilisée, ouate hydrophile stérilisée, ouate ordinaire, bande.

Plaie infectée récente :

Lavage. Bain prolongé. Pansement humide ordinaire au sublimé ($^1/_{200}$) au liquide de Dakin, au chlorate de magnésie.

Plaie souillée de terre :

Même pansement. Injection de sérum antitétanique.

Plaie profonde, béante :

Même pansement.

Drainage avec mèche ou mieux avec drain en caoutchouc.

Plaie ancienne bourgeonnante :

Cautérisation des bourgeons charnus avec le crayon de nitrate d'argent ou la teinture d'iode.

Pansement sec ou pansement agglutinatif à l'emplâtre de Vigo.

Air chaud.

Révulsion :

Cataplasmes sinapisés. — Teinture d'iode.

ou mélange : { Glycérine / Teinture d'iode } Parties égales.

Tétanos :

Forte dose de chloral.

Isolement au calme dans l'obscurité.

Injections préventives de 10 centimètres cubes de sérum antitétanique renouvelées si les craintes sont sérieuses.

Injections de sérum antitétanique à hautes doses (60, 80 centimètres cubes si tétanos confirmé).

Traitement de Bacelli.

Vomissements :

Diète. Repos au lit. Surveillance des autres symptômes de l'affection causale.

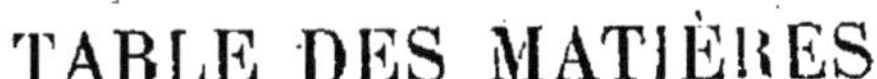

TABLE DES MATIÈRES

TABLE DES MATIÈRES

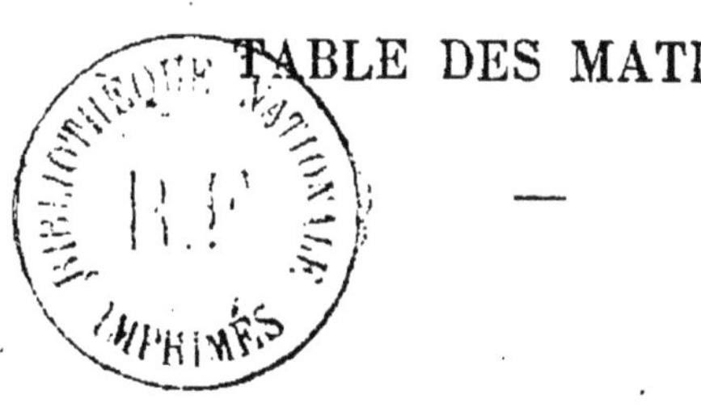

PREMIÈRE PARTIE

Anatomie et physiologie élémentaires.

CHAPITRE PREMIER

Le squelette. Les articulations.

CHAPITRE II

Les muscles.

CHAPITRE III

Le tube digestif et ses annexes.

CHAPITRE IV

L'appareil circulatoire.

CHAPITRE V

L'appareil respiratoire.

CHAPITRE VI

Appareils d'excrétion. Le rein. La peau.

CHAPITRE VII

Système nerveux. Organes des sens.

CHAPITRE VIII

Etude des régions.

DEUXIÈME PARTIE

Chirurgie.

—

LIVRE I

L'installation chirurgicale de guerre.

CHAPITRE IX

La chirurgie actuelle.

CHAPITRE X

Les antiseptiques.

CHAPITRE XI

Le matériel de pansements.

CHAPITRE XII

Les instruments.

CHAPITRE XIII

Stérilisation

CHAPITRE XIV

Le service des opérations.

CHAPITRE XV

Les locaux et le matériel d'un hôpital temporaire pour blessés.

LIVRE II

L'action chirurgicale.

CHAPITRE XVI

Soins à donner au blessé à son arrivée à l'hôpital.

CHAPITRE XVII

Les pansements.

CHAPITRE XVIII

Soins à donner à un blessé avant, pendant après l'opération.

CHAPITRE XIX

Anesthésie générale. Anesthésie locale.

CHAPITRE XX

Syncope. Asphyxie.

CHAPITRE XXI

Traitement des plaies. Inflammation. Suppuration.

CHAPITRE XXII

Les complications des plaies. Les brûlures.

CHAPITRE XXIII

Traitement des hémorragies.

CHAPITRE XXIV

Technique des injections hypodermiques et des injections de sérum.

CHAPITRE XXV

Révulsion. Cautérisation. Ponction. Aspiration.

CHAPITRE XXVI

Le matériel d'immobilisation et d'extension continue.

CHAPITRE XXVII

Traitement des fractures.

CHAPITRE XXVIII

Massage.

CHAPITRE XXIX

Indications spéciales tirées du sige ou de la gravité de certaines blessures

CHAPITRE XXX

Indications pour les cas d'urgences.

SAINT AMAND (CHER). — IMPRIMERIE BUSSIÈRE

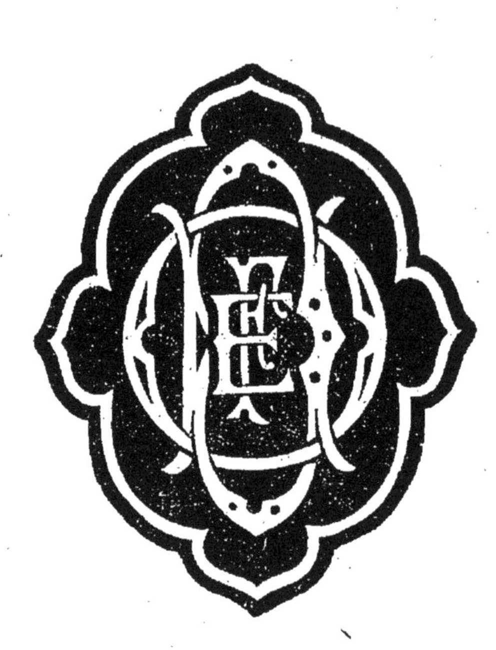

www.ingramcontent.com/pod-product-compliance
Ingram Content Group UK Ltd.
Pitfield, Milton Keynes, MK11 3LW, UK
UKHW020318200726
13857UKWH00001B/200

9 782013 485890